ビジュアルレクチャー

神経理学療法学

潮見 泰藏　編著

コアカリ準拠

医歯薬出版株式会社

＜編　集＞

潮見泰藏　北海道千歳リハビリテーション学院理学療法学科

＜執筆者＞（執筆順）

望月　久　文京学院大学保健医療技術学部理学療法学科

潮見泰藏　北海道千歳リハビリテーション学院理学療法学科

臼田　滋　群馬大学大学院保健学研究科保健学専攻リハビリテーション学講座理学療法学

臼田由美子　群馬県立小児医療センターリハビリテーション課

This book was originally published in Japanese
under the title of：

BIJYUARU REKUCHA-SHINKEI RIGAKURYOUHOUGAKU
（Visual Lecture-Neurological Physical Therapy）

Editor：

SHIOMI, Taizo
　Professor, Hokkaido
　Chitose Institute of Rehabilitation Technology

©2017 1st ed

ISHIYAKU PUBLISHERS, INC.
　7-10, Honkomagome 1 chome, Bunkyo-ku,
　Tokyo 113-8612, Japan

理学療法学を学ぶ皆さんへ

　日本に理学療法士が誕生したのは1965年です．理学療法士は，まだまだ若い専門職ですが，誕生以来着実に成長してきました．

　特に，1990年台以降は成長が加速し，ここ20年間で理学療法士の有資格者は約10倍の人数まで増加しました．それと同時に，理学療法士が関与する領域も拡大しています．初期には，ほとんどの理学療法が病院内で行われていましたが，現在では，地域社会で生活する人たちの健康問題にもかかわるようになりました．

　また，疾患としても内科系疾患が加えられ，それに起因する機能障害への対処や予防といった領域まで含まれるようになりました．さらに，理学療法は科学に基づく学問領域ですので，科学の進歩に伴ってこれからも発展的に変化し続ける宿命を負っています．つまり，理学療法士に必要とされる知識も増え続けます．

　したがって皆さんは，学生時代のみならず，卒後も生涯にわたり学習していかなければなりません．では，学校教育のなかでカバーしなければならない理学療法の知識・技術はどの範囲なのでしょうか？　この問題について，理学療法士の職能団体である日本理学療法士協会は継続的に検討を行っており，2011年4月に「理学療法卒前教育モデル・コア・カリキュラム」を示しました．理学療法教育における"コア・カリキュラム"とは，理学療法士としてのスタートラインに立つために必要な最小限の知識と技術の範囲を示すものです．

　本テキストシリーズは，この"コア・カリキュラム"に準拠して作成されました．また，本シリーズは，ここを足がかりにして，さらに自己学習を進めていただきたいという願いから，「図表を駆使して視覚的に捉えやすく」，「理解しやすく，明快な文章で」，「実際の症例に即して問題意識を喚起する」というコンセプトで書かれています．

　皆さんが目指そうとしている理学療法士は，これからも大いに発展する可能性を秘めた専門領域です．希望をもって学習に取り組んでいきましょう．本テキストシリーズが，皆さんの知的好奇心に応え，将来におけるさらなる成長の助けになることを願っています．

　2011年12月

シリーズ編者一同

序

　神経疾患は理学療法の主要な対象疾患です．特に中枢神経疾患では，慢性・進行性・再発・再燃性を呈するものも少なくありません．これらは，いわゆる慢性疾患とよばれるものが多数を占めています．そして，慢性疾患に共通する特徴として，不可逆的な変化を伴い障害が残存し，罹患期間が長期にわたることが挙げられます．したがって，慢性疾患への介入戦略としては，代償機能を発達させたり，獲得された機能を可及的に維持したりするとともに，周囲からの支援体制を強化し，QOL（生活の質）を高めることが重要となります．

　中枢神経障害では多種多彩な症状・徴候を認め，複数の病型を認めることが多いため，まずは診断の確定が重要な課題となります．私たち理学療法士は患者に診断を下すことはありませんが，「失われた機能をどのように（再）獲得するか」，あるいは「どのようにしたら残存機能を高めたり，維持したりすることができるのか」，そうした判断が的確にできなくてはなりません．そのためには，疾患の概要（病態生理）を理解したうえで，適確な評価に基づいて患者の障害構造を正しく把握するとともに，その病期に応じた最も適切な介入を進めていくことが必要となります．

　本書は，初めて神経障害に対する理学療法を学ぶ人たちのために，理学療法の対象となる主要な神経疾患を取り上げ，「疾患の概要」，「一般的治療」，「理学療法評価および理学療法の実際」という構成のもと，その基本的かつ標準的な内容について解説しています．幸い，各章とも，その領域では経験豊富な実績のある先生方に執筆していただくことができました．

　なお，本書はビジュアルレクチャーシリーズのなかの1冊として刊行されたものであり，その内容は日本理学療法士協会によって作成された『理学療法教育ガイドライン』に準拠したものとなっています．本書を通じて，神経障害に対する理学療法に関する基礎的な知識を身につけ，臨床経験を重ねて，さらに理解を深めていただきたいと思います．

　最後に，発刊にあたり長期にわたって本書の編集に多大なご協力をいただきました医歯薬出版編集担当者に深く感謝申し上げます．

2017年2月

編者　潮見泰藏

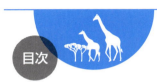

ビジュアルレクチャー 神経理学療法学

目次

1章 神経系理学療法学総論
望月 久

I. 中枢神経系理学療法の理解に必要な基礎知識 ………2
1. 神経系の機能と成り立ち ………2
2. ニューロンのはたらき ………2
3. ニューロンのネットワークによる情報表現と神経系の可塑性 ………5
4. 神経可塑性のメカニズム ………5

II. 脳の構造と機能 ………9
1. 神経系の全体的構造 ………9
2. 随意運動の成り立ち ………10
3. 随意運動にかかわる神経機構 ………11
4. 感覚の伝導路 ………25
5. 運動発現に関連する神経経路のまとめ ………26

2章 脳血管障害
潮見泰藏・臼田 滋

I. 脳血管障害の基礎知識 ………30
1. 病態と治療 ………30
2. 脳梗塞 ………31
3. 脳出血 ………34
4. 脳血管障害に対するリハビリテーションの過程 ………36
5. 機能回復のメカニズム ………38
6. 脳血管障害による片麻痺者の運動障害の特徴 ………40

II. 脳血管障害に対する評価 —意義・目的・方法— ………43
1. 運動麻痺 ………43
2. 痙縮 ………45
3. 包括的機能障害評価 ………48
4. 高次脳機能 ………48
5. 日常生活活動 ………51

III. 脳血管障害に対する理学療法 —急性期— ………54
1. 理学療法評価 ………54
2. 臨床思考過程 ………54
3. 脳血管障害の急性期における理学療法の目標と予後予測 ………55
4. 脳血管障害の急性期におけるリスク管理 ………57
5. 脳血管障害急性期における理学療法介入 ………58

IV. 脳血管障害に対する理学療法 —回復期— ………66
1. 目標設定 ………66
2. リスク管理 ………66
3. 機能改善（関節可動域，筋力，随意運動）の進め方 ………66
4. 補装具の利用 ………70
5. 基本動作の獲得方法 ………71
6. ADL に関連する種々のトレーニング方法 ………72

V. 脳血管障害に対する理学療法 —維持期— ………77
1. 目標設定 ………77
2. リスク管理 ………77
3. 機能改善（関節可動域，筋力，随意運動） ………78
4. 歩行補助具・補装具の使用状況の確認 ………78
5. 基本動作を含む ADL 指導 ………78

6	機能の維持・管理方法の指導……………78	
7	維持期における理学療法プログラムのポイント……………79	

VI. 高次脳機能障害とその対応……81
- 1 高次脳機能障害とは？……………81
- 2 注意障害……………81
- 3 半側空間無視（失認）……………83
- 4 半側身体失認……………84
- 5 観念失行……………84
- 6 観念運動失行……………84
- 7 プッシャー現象（プッシャー症候群）……85

VII. ケーススタディ……………86

3章 パーキンソン病
望月　久

I. パーキンソン病の病態と治療……94
- 1 大脳基底核の機能とは？……………94
- 2 パーキンソン病の病態とは？……………95
- 3 パーキンソン病の診断は？……………99
- 4 パーキンソン病の治療は？……………99

II. パーキンソン病に対する評価
　─意義・目的・方法……………100
- 1 評価の意義と目的は？……………100
- 2 パーキンソン病の重症度を示す評価指標……………100
- 3 ICF にそったパーキンソン病の評価とは？……………101

III. パーキンソン病に対する理学療法……110
- 1 目標設定・予後予測は？……………110
- 2 機能改善（関節可動域，筋力，姿勢，バランス）……………111
- 3 基本動作練習は？……………116
- 4 ADL 指導は？……………120

IV. ケーススタディ……………122

4章 脊髄小脳変性症・多系統萎縮症
望月　久

I. 脊髄小脳変性症・多系統萎縮症の病態と治療……128
- 1 脊髄小脳変性症・多系統萎縮症の分類は？……………128
- 2 脊髄小脳変性症・多系統萎縮症の機能障害は？……………130
- 3 脊髄小脳変性症・多系統萎縮症に対する治療は？……………134

II. 脊髄小脳変性症・多系統萎縮症に対する評価─意義・目的・方法─……135
- 1 脊髄小脳変性症の重症度分類は？……………135
- 2 心身機能・身体構造の評価……………135
- 3 活動制限の評価……………141
- 4 参加制約，QOL の評価……………143

III. 脊髄小脳変性症・多系統萎縮症に対する理学療法……144
- 1 目標設定・予後予測は？……………144
- 2 脊髄小脳変性症・多系統萎縮症の代表的な 2 つのタイプとは？……………144
- 3 脊髄小脳変性症に対する理学療法の効果は？……………144
- 4 理学療法の実際……………145
- 5 基本動作練習は？……………149
- 6 ADL 指導は？……………151

IV. 進行段階に応じた理学療法……152

vii

5章 頭部外傷・脳腫瘍

潮見泰藏

I. 頭部外傷 156
1 頭部外傷とは？ 156
2 外傷性脳損傷の発生メカニズム 156
3 頭部外傷による症状は？ 157
4 頭部外傷（特に二次性脳損傷）に対する
治療は？ 157
5 頭部外傷に対する理学療法の目的と
考え方は？ 157
6 頭部外傷に対する理学療法評価 157
7 理学療法介入は？ 158

II. 脳腫瘍 160
1 脳腫瘍の分類と病態は？ 160
2 予後は？ 160
3 脳腫瘍に対する治療は？ 160
4 脳腫瘍に対する理学療法の考え方は？ 161
5 脳腫瘍に対する理学療法評価 162
6 理学療法介入は？（開頭による腫瘍摘出術を
行った場合） 162

III. ケーススタディ 165

6章 筋ジストロフィー症

臼田由美子

I. 筋ジストロフィー症の病態と治療 170
1 筋ジストロフィー症とは？ 170
2 筋ジストロフィー症の分類は？ 170
3 デュシェンヌ型筋ジストロフィー症 171
4 筋ジストロフィー症の治療 172
5 「難病の患者に対する医療等に関する法律」の
指定難病に 172
6 施設から在宅へ 172

II. 筋ジストロフィー症に対する評価
　─意義・目的・方法─ 174
1 評価の意義は？ 174
2 評価の目的は？ 175
3 評価の方法は？ 175
4 筋ジストロフィー機能障害度の厚生省分類
（新分類） 176

5 上肢機能障害度分類 176

III. 筋ジストロフィー症に対する理学療法
177
1 目標設定・予後予測は？ 177
2 機能改善の方法は？ 178
3 基本動作練習は？ 179
4 ADL 指導は？ 181
5 装具療法 183
6 呼吸リハビリテーション 184
7 リスク管理（過用症候群等） 185
8 その他の筋ジストロフィー症の理学療法
186
9 家族指導 187

IV. ケーススタディ 188

7章 筋萎縮性側索硬化症

臼田　滋

I. 筋萎縮性側索硬化症の病態と治療 194
1 筋萎縮性側索硬化症の症状は？ 194

2 筋萎縮性側索硬化症の診断は？ 195
3 筋萎縮性側索硬化症の治療は？ 195

Ⅱ．筋萎縮性側索硬化症に対する評価
―意義・目的・方法― 197
1 重症度の評価は？ 197
2 機能障害の評価は？ 198
3 活動・参加レベル，QOL の評価は？ 200

Ⅲ．筋萎縮性側索硬化症に対する理学療法
202
1 目標設定は？ 202

2 筋力増強・維持運動は？ 202
3 関節可動域運動は？ 203
4 呼吸に対する介入は？ 204
5 基本動作練習は？ 204
6 日常生活活動，参加，QOL に対する支援
205

Ⅳ．ケーススタディ 206

8章 多発性硬化症
臼田 滋

Ⅰ．多発性硬化症の病態と治療 212
1 多発性硬化症の症状は？ 212
2 多発性硬化症の病巣は？ 212
3 多発性硬化症の分類は？ 213
4 多発性硬化症の診断は？ 213
5 多発性硬化症の治療は？ 213

Ⅱ．多発性硬化症に対する評価
―意義・目的・方法― 217
1 重症度の評価は？ 217
2 機能障害の評価は？ 217
3 疲労の評価は？ 217

4 活動・参加レベル，QOL の評価は？ 218

Ⅲ．多発性硬化症に対する理学療法 221
1 目標設定は？ 221
2 疲労の管理は？ 222
3 機能障害に対する介入は？ 222
4 基本動作練習は？ 223
5 日常生活活動，参加，QOL に対する支援は？
223

Ⅳ．ケーススタディ 224

9章 ギラン・バレー症候群（ニューロパチー）
臼田 滋

Ⅰ．ギラン・バレー症候群の病態と治療
230
1 ニューロパチーとは？ 230
2 ギラン・バレー症候群とは？ 230
3 ギラン・バレー症候群の症状は？ 231
4 ギラン・バレー症候群の診断は？ 231
5 ギラン・バレー症候群の治療は？ 231

Ⅱ．ギラン・バレー症候群に対する評価
―意義・目的・方法― 233
1 重症度の評価は？ 233

2 機能障害の評価は？ 233
3 活動・参加レベル，QOL の評価は？ 234

Ⅲ．ギラン・バレー症候群に対する理学療法
235
1 目標設定は？ 235
2 呼吸機能障害に対する介入は？ 236
3 疼痛の管理は？ 236
4 二次的障害の予防は？ 236
5 筋力増強運動は？ 237
6 基本動作練習は？ 237

7　日常生活活動，参加に対する支援は？……238

Ⅳ. ケーススタディ ……………………… 239

10章　末梢神経損傷

潮見泰藏

Ⅰ. 末梢神経損傷の病態と治療 ……… 244
　1　末梢神経損傷とは？ ……………………… 244
　2　末梢神経損傷の病態と治療は？ ………… 246
　3　顔面神経麻痺 …………………………… 249

Ⅱ. 末梢神経損傷に対する評価
　─意義・目的・方法─ ……………… 253
　1　評価の方法は？ ………………………… 253

Ⅲ. 末梢神経損傷に対する理学療法 ……… 255
　1　目標設定・予後予測は？ ……………… 255
　2　関節可動域，知覚，筋力の改善方法は？
　　……………………………………………… 255
　3　基本動作練習は？ ……………………… 256

Ⅳ. ケーススタディ ……………………… 258

11章　脳性麻痺

臼田由美子

Ⅰ. 脳性麻痺の病態と治療 ……………… 262
　1　脳性麻痺の定義は？ …………………… 262
　2　脳性麻痺の発症率は？ ………………… 262
　3　脳性麻痺の病態は？ …………………… 263
　4　脳性麻痺の診断は？ …………………… 264
　5　脳性麻痺の治療は？ …………………… 265

Ⅱ. 脳性麻痺に対する評価
　─意義・目的・方法─ ……………… 268
　1　評価・目標設定・治療計画立案の流れ…… 268

　2　脳性麻痺に用いられる評価表 ………… 270

Ⅲ. 脳性麻痺に対する理学療法 …………… 272
　1　理学療法アプローチ …………………… 272
　2　脳性麻痺の病型と理学療法 …………… 274
　3　発達期（ライフステージ）と理学療法…… 279

Ⅳ. ケーススタディ ……………………… 283

コラム目次

1章

①グリア細胞の種類とはたらき 4
②ニューロンでの情報処理のしくみ.......................6
③神経系の部位の表し方 11
④脳内の神経連絡...14
⑤予測的姿勢調節..16
⑥視床のはたらき 19
⑦中枢性パターン発生器 26

2章

①高血圧性脳出血に好発部位があるのはなぜか？ ..34
②高血圧性脳出血が起こる原因は？ 35
③併存疾患とは？...38
④通過症候群 38
⑤ Nudo 博士の「神経可塑性説」.........................39
⑥連合反応（associated reaction）.......................43
⑦共同運動（synergy）..43
⑧強剛（固縮）..45
⑨遂行機能障害 48
⑩前頭葉機能障害 48
⑪プッシャー症候群...50
⑫基本的 ADL（BADL）と手段的 ADL（IADL）.....51
⑬統合と解釈とは？...55
⑭機能回復に影響を与える要件 57
⑮急性期におけるリスク対応 58
⑯リハビリテーション介入の目的........................60
⑰片麻痺者の筋力..62
⑱脳血管障害急性期における脳循環障害...............62
⑲バランス障害 63
⑳麻痺側上肢への対応 67
㉑膝折れや反張膝への対応 71
㉒課題指向型トレーニング...................................75

3章

①遂行機能...94
② Braak 仮説 96
③パーキンソン病とパーキンソニズム 96
④パーキンソン病患者の死亡原因........................97
⑤腰曲がり現象と首下がり現象 103
⑥ Pull test...104
⑦母指さがし検査..105
⑧二重課題と歩行の自動性................................105
⑨パーキンソン病患者の起居移動動作の背景に
　あるものは？ 106
⑩パーキンソン病における体幹伸展筋力増強運動
　..113
⑪予測的姿勢調節..115

⑫バランス運動としてのダンス 116

4章

①トリプレットリピート病.................................128
②多系統萎縮症の分類..129
③協調運動障害と運動の自由度 133
④運動失調にみられる筋の過緊張......................142

5章

①脳低温療法 157
②がん患者に対するトレーニングの可否 163

6章

①多くの疾患が含まれる "筋ジストロフィー症" ...171
②家族への支援 171
③デュシェンヌ型筋ジストロフィー症 171
④デュシェンヌ型筋ジストロフィー症の
　代表的な症状 173
⑤福山型筋ジストロフィー症
　（Congenital muscular dystrophy：CMD）......173
⑥フロッピーインファント（floppy infant）.........177
⑦過用性筋力低下（overwork weakness）..........179
⑧機能低下予防のコツ 179
⑨なぜ栄養状態の維持が大切か？ 182
⑩咳の最大流量（cough peak flow：CPF）
　の検査方法 184
⑪器械的咳介助法..184
⑫非侵襲的陽圧換気（Non-invasive positive
　pressure ventilation：NPPV）........................186
⑬福山型筋ジストロフィー症の理学療法 187
⑭子どもの自己肯定感を育もう 187

7章

①筋萎縮性側索硬化症の疫学 194
②脊髄性筋萎縮症の分類.....................................194
③告知 202
④過用性筋損傷 203
⑤筋萎縮性側索硬化症に対する装具の活用..........205

8章

①多発性硬化症の疫学 212
②痙縮に対する電気刺激療法 215
③疲労に関連する要因 219

9章

①ギラン・バレー症候群の疫学 231
②フィッシャー症候群 231

③ギラン・バレー症候群の予後 231
④免疫調整療法の副作用 232

10 章
①腕神経叢 245
②ワーラー変性（Waller degeneration）..............247
③顔面筋の病的共同運動への対応 252
④筋力増強トレーニングを実施する際の注意点 ...256

11 章
① NICU におけるハイリスク児への早期介入 265

②ボトックス療法 266
③髄腔内バクロフェン療法
　（Intrathecal baclofen therapy, ITB）................267
④理学療法診療ガイドライン 272
⑤脳性麻痺の病型分類 276
⑥小児期の電動車椅子 278
⑦重症心身障害児の理学療法評価 278
⑧成人脳性麻痺者のライフステージに応じた支援
　..281
⑨精神遅滞（知的障害）児の理学療法 281

コラムマークの見方

補足説明
関連知識や発展的内容

用語解説
キーとなる用語をもう
一歩ふみこんで解説

豆知識
知っておくと役に立つ
事柄

コーヒーブレイク
本文に関連した息抜き
になる読み物

1章

神経系理学療法学総論

Ⅰ．中枢神経系理学療法の理解に必要な基礎知識
Ⅱ．脳の構造と機能

Ⅰ. 中枢神経系理学療法の理解に必要な基礎知識

到達目標

- 神経系の主な機能を説明できる.
- ニューロンの構造と機能について説明できる.
- ニューロンの回路のはたらきについて説明できる.
- 神経可塑性の生理的基礎について説明できる.

神経疾患の理学療法を実施する際に，神経科学の基礎的な理解は必須です．神経疾患によって生じる機能障害の理解，神経疾患に対する理学療法評価の解釈，神経系の可塑性に基づく理学療法の実施のすべてが神経科学に結びついています．

神経系の機能は，私たちが環境に適応して生活していくために必要な情報の処理・生成・伝達です．これらには，①自律神経系を中核とする生命維持のための機能（ホメオスタシス），②環境や自己の状態を感受し，認識する感覚・認知機能，③環境に適応する行動を計画し，運動指令を効果器である骨格筋に伝達する運動機能が含まれています．理学療法では身体機能の障害を対象とすることが多いので，本章では神経疾患による随意運動の障害を理解するために必要な，運動機能に関する神経科学を中心に解説します．

1 神経系の機能と成り立ち

神経系は**末梢神経系**（peripheral nervous system：PNS）と**中枢神経系**（central nervous system：CNS）から成り立っています（図1）．末梢神経系は，脊髄からの運動指令をそのまま骨格筋に伝えたり，皮膚や軟部組織にある感覚受容器からの情報をそのまま脊髄に伝えたりする伝線としての役割を担っています．一方，中枢神経系は脳と脊髄からなり，末梢神経を通して伝達された感覚情報を統合して環境や自己の状態を把握したり，環境に適した行動を計画して実行したりする役割を担っています．このような役割を実行するために，中枢神経系には多くの**ニューロン**（神経細胞）が集まり，複雑なネットワークを形成しています．

脳には1,000億個ものニューロンがあり，この膨大な数のニューロンのネットワークにより神経系の機能が担われています．また，神経系にはニューロンの10倍以上の数のグリア細胞（神経膠細胞，**コラム①**）があり，グリア細胞が神経系の構造や機能の維持に重要な役割を担っています．さらに，ニューロンに栄養を供給する血管系，神経系を保護する硬膜・クモ膜・軟膜などの膜系や脳脊髄液などもニューロンの機能の維持に関連しています．そのため，脳出血や脳梗塞などの脳血管障害，水頭症などの脳脊髄液の循環異常は，神経系の機能に大きな影響を及ぼします．

2 ニューロンのはたらき

神経系が伝達・処理・生成を行う情報はニューロンの電気的な活動に担われています．そして，多数のニューロンがつながって神経回路をつくり，複雑な情報の処理や生成を行っています．神経系をコンピュータに例えると，ニューロンはコンピュータの素子（回路を構成する基本的な部

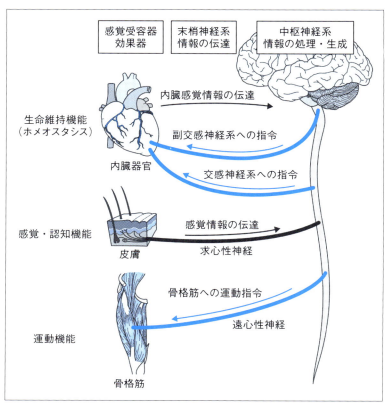

図1　神経系が担う3つの機能[1]より改変

品)になります.

　ニューロンはさまざまな形をしていますが，共通する構造として**樹状突起** (dendrite) **細胞体** (soma)，**軸索小丘** (axon hillock)，**軸索** (axon)，**軸索終末** (axon terminal) があります (図2)．樹状突起は細胞体から木の枝のように伸びる突起です．樹状突起は他のニューロンからの情報を電気的な信号として受け取ります．細胞体は膨らんだ形をもち，核があり，ニューロンの維持や情報を伝達するために必要なエネルギーや化学物質が合成されます．細胞体にも他のニューロンからの情報が直接伝わります．樹状突起や細胞体に伝えられた情報は，細胞体の膜電位を変化させます．軸索小丘は**軸索起始部**ともよばれ，**活動電位** (action potential) が発生する閾値が他の細胞体部分の細胞膜より15～20mV低く，活動電位が発生しやすくなっています．軸索小丘の電位変化が一定の値(閾値)を超えると活動電位が発生し，軸索を伝わり軸索の末端まで伝達されます．活動電位はスパイク型の電位変化を示し，電位変化の大きさは一定で，活動電位の発生頻度が情報を担っています．軸索の末端は膨らんだ形をもち，**軸索終末** (axon terminal) とよばれます．

　軸索終末と別のニューロンや筋細胞，分泌細胞が接する部分は**シナプス** (synapse) とよばれ，軸索により伝達された活動電位が引き金となって軸索終末のシナプス小胞に蓄えられていた**神経伝達物質**が，**シナプス間隙**に放出されます．放出された神経伝達物質が次のニューロンの細胞膜の表面にある**受容体**に結合すると，次のニューロンの膜電位の変化が起き，活動電位を発生しやすくしたり，活動電位を発生しにくくしたりします．シナプスにおいて，次のニューロンの膜電位を上げて活動電位の発生を促進する場合を**興奮性シナプス後電位** (excitatory postsynaptic potential：EPSP)，膜電位を下げて活動電位の発生を抑える場合を**抑制性シナプス後電位** (inhibitory postsynaptic potential：IPSP) とよびます．

コラム① グリア細胞の種類とはたらき

　グリア細胞には，オリゴデンドロサイト（乏突起膠細胞），ミクロサイト（小膠細胞），アストロサイト（星状膠細胞）があります．グリア細胞はニューロンが正常にはたらくために重要な役割を担っています．最近では，グリア細胞も神経伝達物質を遊離して，ニューロンの活動を調節していることが明らかになっています．

表　グリア細胞のはたらき

グリア細胞の種類	主なはたらき
オリゴデンドロサイト	・中枢神経系のニューロンの軸索を囲み，髄鞘を形成する（末梢神経系では，シュワン細胞が髄鞘を形成する）
ミクロサイト	・異物を貪食して除去したり，免疫反応に関わる物質の分泌や抗原の提示などを行ったりする
アストロサイト	・ニューロンを支持し，ニューロンのネットワークの形態を維持する ・アストロサイトの突起先端がシート状になり，ニューロンとニューロンが連絡する部分であるシナプスを覆い，シナプス間の神経伝達物質の量を調節する ・脳血管からニューロンへの選択的な物質の移動にはたらく（血液脳関門）

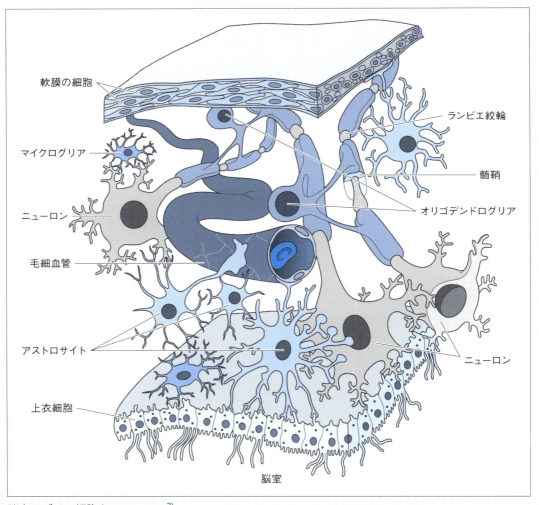

脳内のグリア細胞とニューロン[2)]

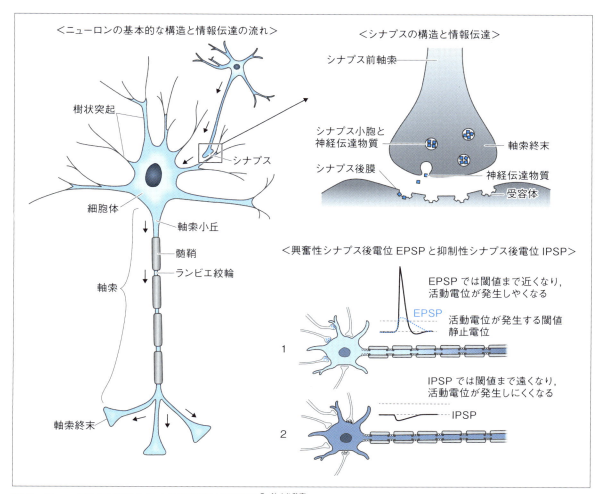

図2 ニューロンの構造とシナプスでの情報伝達[3, 4)より改変]

3 ニューロンのネットワークによる情報表現と神経系の可塑性

現在では，個々のニューロンが1つの情報をもつのではなく，特定のニューロンの集団が機能的に同調して活動する状態が情報（「おばあさんの顔」や「イヌ」，「学校」などの概念）や情報処理過程（「計算をする」，「物をつかむために手を伸ばす」などの情報処理の遂行過程）を表現すると考えられています（コラム②）．このような考え方をセル・アセンブリ仮説（cell assembly theory）といいます（図3）．

特定のニューロンの集団が形成されるためには，集団を形成するニューロン間のシナプスの結合が強まること，言葉を変えると特定のシナプスの伝達効率が高くなり，それ以外のシナプスの伝達効率が低くなる必要があります．このシナプスでの伝達効率の変化が神経系の可塑性や学習の基本的な過程になると考えられています．

理学療法士が患者さんの動作練習を試行錯誤しながら行っているとき，患者さんの脳の中ではさまざまな組み合わせのニューロンの集団が活動しています．試行錯誤の中でよい動作方法がみつかり，その方法で練習を繰り返すと，そのときに活動しているニューロン間のシナプスの伝達効率が高まり，ニューロンの結合様式が固定化され，よい動作方法が学習されると考えることができます．

4 神経可塑性のメカニズム

学習が行われる際のニューロンの活動する条件

コラム② ニューロンでの情報処理のしくみ

　ニューロンは電気的な変化で情報の伝達・処理・生成を行っています．軸索は，活動電位（インパルス）の発射頻度で情報を伝えます．活動電位の電気信号は，シナプスで神経伝達物質を介して接続するニューロンの細胞体に小さな膜電位の変化を起こします．この膜電位の変化には，膜電位を上げる場合（EPSP）と膜電位を下げる場合（IPSP）があります．活動電位の発火頻度が高いと，1つの活動電位による細胞体の膜電位の変化が元に戻る前に次の活動電位による膜電位の変化が起こるので，より大きく膜電位が変化します．

これを**時間的加重**とよびます．また，1つのニューロンには何千，何万という軸索が接続しているので，多くの軸索が同時に活動すると，より大きな細胞体の膜電位の変化が起きます．これを**空間的加重**とよびます．そして，細胞体の膜電位の変化が軸索小丘における活動電位発生の閾値を超えると活動電位が発生し，軸索を伝わり，次のニューロンに情報が伝達されます．このようなしくみで，多くの軸索からの情報が細胞体で統合され，情報が処理・生成・伝達されます．

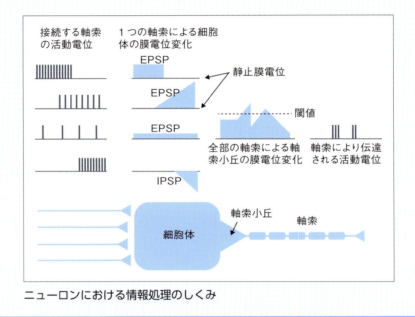

ニューロンにおける情報処理のしくみ

を示したのが**ヘブの学習則**（Hebbian Learning Rule）です．ヘブの学習則は「ニューロンAの発火がニューロンBを発火させると，2つのニューロンの結合が強まる」という仮説です．「ニューロン間の結合が強まる」ことは，「ニューロン間のシナプスの伝達効率が高まること」と同じ意味です．反対に，ヘブの学習則は「ニューロンAの発火がニューロンBの発火を伴わないと，2つのニューロンの結合が弱まる」ことも意味しています．この繰り返しが，シナプス間の伝達効率を変化させ，神経系の可塑性や学習につながると考え

られています（図4）．

　シナプスの伝達効率を高める要因の1つに，神経伝達物質を受け取る受容器の増加，およびそれに伴う樹状突起の棘の増加や棘の肥大があります．また，ニューロン同士の新たな接続には，軸索の側芽形成と伸長による新たなシナプスの形成があります（図5）．これらの現象は，脳損傷からの回復過程にも関わっています．

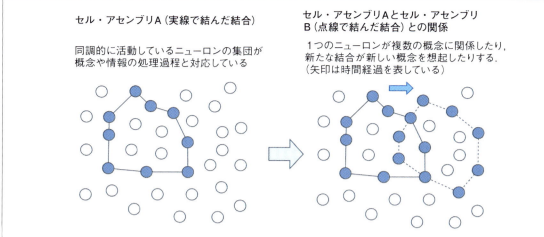

図3 脳内の情報処理におけるセル・アセンブリ仮説

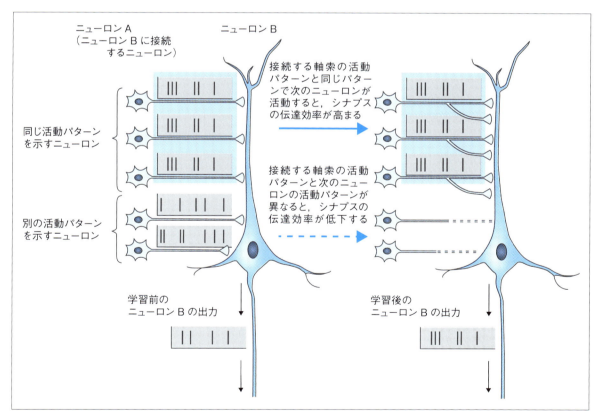

図4 ヘブの学習則

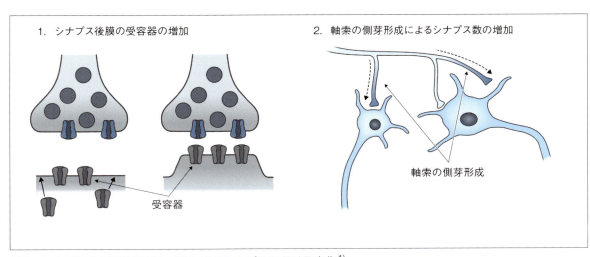

図5 シナプスの伝達効率が上がるときのシナプスにおける変化[4]

Ⅱ. 脳の構造と機能

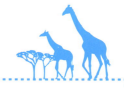

> **到達目標**
> - 神経系を構成する主な部位の位置と機能を説明できる．
> - 随意運動の流れを説明できる．
> - 随意運動における大脳基底核と小脳の機能を説明できる．
> - 随意運動における脳幹部と脊髄の機能を説明できる．
> - 随意運動に関係する主な神経路について説明できる．

　神経系の機能はニューロンのネットワークに担われており，神経系の部位ごとに同じようなはたらきをもつニューロンが集まっています．これらの部位は，大脳皮質では皮質領野（cortical area）とよばれ，その以外では神経核（nucleus）とよばれています．神経系の疾病や外傷による症状や機能障害を理解するためには，①ニューロンが集まっている部位の位置，②それぞれの部位が担っている情報の処理・生成に関する役割，③それぞれの部位間のつながり（神経経路）についての知識が必要になります．

1 神経系の全体的構造

　はじめに中枢神経系を中心に神経系全体の構造を見てみましょう．神経系は中枢神経系と末梢神経系に分かれます．中枢神経系は，脳（大脳，小脳，脳幹（中脳，橋，延髄））と脊髄（頚髄，胸髄，腰髄，仙髄，尾髄）から構成されます．末梢神経は，脳神経12対（嗅神経と視神経は，本来は中枢神経に含まれる），頚神経8対，胸神経12対，腰神経5対，仙骨神経5対，尾神経1対に分けられます（図6）．

　大脳の表面には大脳溝（sulcus）が走っており，この溝によって大脳の皮質領野が区分されています．溝と溝の間のやや隆起した部分を大脳回

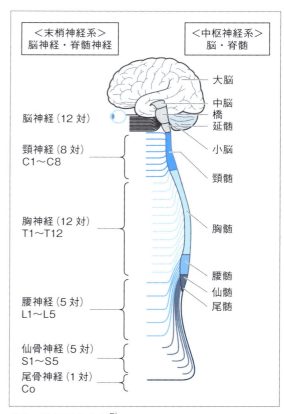

図6　神経系の全体[5]

（gyrus）とよびます．大脳は中心溝と外側溝，および内側にある頭頂後頭溝により，前頭葉，側頭葉，頭頂葉，後頭葉に分けられます．大脳皮質は組織学的に6層構造をしており，大脳皮質の構築学的な違いによって細かく区分されています（ブ

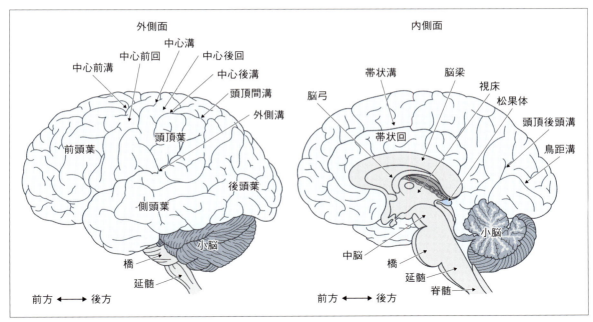

図7　脳の構造

ロードマン Brodmann の皮質領野）．中心溝の前方に運動の中枢（一次運動野）がある中心前回，中心溝の後方に感覚の中枢（一次感覚野）がある中心後回があります．外側溝の下に隠れて，味覚，内臓覚，痛覚，平衡感覚と関係する島皮質があります．大脳を矢状断で左右に分けると，進化的に古い皮質である**帯状回**，左右の脳を結ぶ**脳梁**などがみられます．脳の深部には大脳基底核，視床や視床下部を含む間脳があり，その下方に中脳，橋，延髄からなる脳幹があります．橋の後方に，大脳に一部隠れて小脳が位置しています．延髄の下方に脊髄がつながっています．（図7，コラム③）．

2　随意運動の成り立ち

ここからは，随意運動の発現に関わる神経系の機能について解説します．随意運動の発現には，①運動の動機や目的の形成，②運動計画・運動プログラムの作成，③運動指令の伝達と実行の3つの段階があります（図8）．

運動の動機や目的の形成は，身体の内部からの情報（お腹が空いた，友人に会いたい）や外部の環境からの情報（前方から自動車が近づいてくる，インターネットのグルメサイトに出ていたレストランが近くに見えるなど）を快不快の感覚や過去の経験などから判断して，行動を起こそうとするまでの段階（前から車が近づいてきたので脇に避けよう，お腹が空いているのでネットで見たレストランに入って食事をしようなど）にあたります．この段階には，身体の内部や環境からの情報を受容して認識する感覚・知覚系，情動をつかさどる辺縁系，それらを総合して解釈し，その状況に適した行動を決定する大脳連合野が関連します．

運動の計画・プログラムの作成は，行動目標を達成するためにどのような順序で運動を行うか，その運動を達成するためにどの筋を，どのタイミングで，どの程度の強さで収縮させればよいかを決定する段階になります．この段階には，運動関連領野（補足運動野，運動前野，一次運動野など），大脳基底核，外側小脳などが関連しています．

運動指令の伝達と実行は，大脳からの情報が脳幹部を経て脊髄を下行し，シナプスを介して脊髄の前角にある運動ニューロン（末梢神経）に伝達され，骨格筋が収縮して運動が起こるまでの段階になります．脊髄の運動ニューロンには，大脳からの情報に加えて，脳幹部の神経核からの情報，

コラム③　神経系の部位の表し方

　神経系を構成する皮質領野，神経核，軸索の束である神経路などの位置を示すために，「前」「後」，「腹側」「背側」「吻側」「尾側」などの言葉が用いられます．これらはネコやラットなどの四足動物を基準にしています．吻側は口に向かう向きや口に近い位置を表します．四足動物では脊髄の伸びる向きと脳の向きはほぼ平行ですが，直立したヒトでは脳と脊髄がほぼ垂直に位置します．そのため，脳と脊髄の部位を表す際に，空間上は同じ向きでも，解剖学的な用語は異なるので注意しましょう．

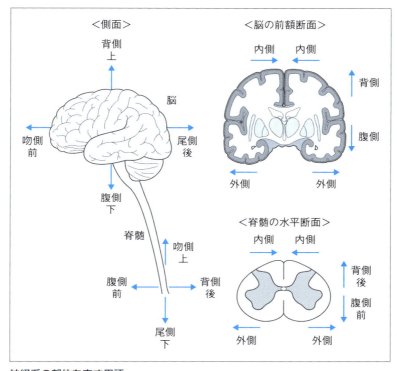

神経系の部位を表す用語

筋紡錘やゴルジ腱器官，皮膚からの感覚情報などが集まり，筋活動の最終的な指令が決定されます（図9）．

　運動が実行されると身体と環境の関係が変化します．変化したことの情報は感覚器を通して脊髄，脳幹，小脳，大脳にフィードバックされ，運動の修正が行われたり，1つの行動が終了して次の行動が企画されたりします．感覚のフィードバックは運動制御に重要な情報になっており，感覚のフィードバックがないと運動の基準や運動している身体の位置関係がわからないので，正確性や敏捷性が低下する感覚性の運動失調が現れます．

3　随意運動にかかわる神経機構

① 大脳連合野

　大脳連合野には前頭連合野，頭頂連合野，側頭連合野があります．視覚，体性感覚，前庭・迷路感覚からの情報は，それぞれの一次感覚野や二次感覚野から頭頂連合野に集まり，知覚として認識されます．頭頂連合野には身体図式が表現されており，前頭野の活動も加わり運動のイメージが形成されます．

　後頭葉には視覚の一次，二次感覚野がありま

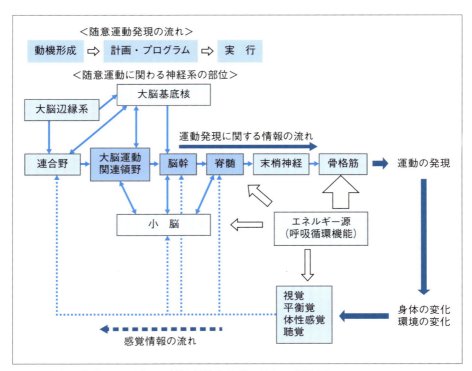

図8 随意運動発現に関連する神経部位と情報の流れの概略図
随意運動の発現には，①運動の動機や目的の形成，②運動計画・運動プログラムの作成，③運動指令の伝達と実行の3つの段階があり，感覚系によるフィードバックが重要である．大脳運動関連領野には，補足運動野，運動前野，一次運動野などが含まれる．一次運動野から末梢神経までの神経経路が損傷されると運動麻痺が起きる．大脳基底核や小脳が障害されると，運動麻痺は起きないが運動の調節が上手くできず，運動失調症やパーキンソニズムなどの特有の運動障害が現れる．

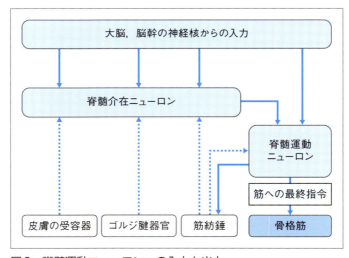

図9 脊髄運動ニューロンへの入力と出力
脊髄運動ニューロンには多数の感覚神経からの情報や運動指令の情報が入力し，それらを総合した神経活動によって筋へ最終的な指令が出力される．

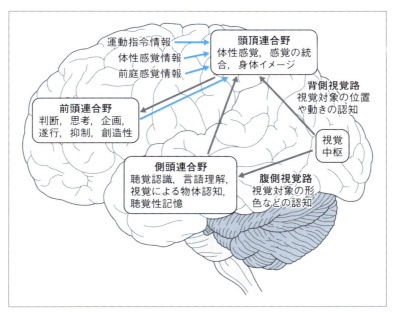

図10 随意運動の発現に関わる大脳連合野の機能

す．視覚の認知経路には，後頭葉から側頭葉に至る腹側視覚路と，後頭葉から頭頂葉に至る背側視覚路があります．腹側視覚路では物体の形や色などが認識され，背側視覚路では物体の空間における位置や動きが認識されます．側頭葉には聴覚の一次感覚野があり，側頭連合野は物体の色や形の認知に加えて，ヒトの言語も含めた聴覚的な認知機能を担っています．

　前頭連合野は環境に適した行動を決定し，計画的に遂行する機能をもっています．前頭連合野は自己を統制し，創造的な活動を遂行する脳部位であり，ヒトで最も発達しています．前頭連合野が損傷を受けると，遂行機能障害，人格障害，注意障害などが現れます（図10，コラム④）．

② 運動関連領野

　運動関連領野には，補足運動野（supplementary motor area：SMA），運動前野（premotor area：PMA），一次運動野（primary motor area：M1），帯状皮質運動野などがあり，現在ではさらに詳細な区分がなされています（図11）．運動関連領野は前頭連合野で決定された行動に適した運動指令を計画・プログラムする機能を担っています．補足運動野は動作の自発的な開始，運動の時系列上の構成（運動リズム），両側動作の形成，予測的姿勢調節などを行っています．運動前野は感覚情報による動作の誘導，感覚情報と動作の連合，抽象的動作プランから具体的動作への変換，予測的姿勢調節などを行っています（コラム⑤）．また，他者の動作を観察するときに活動するミラーニューロンも運動前野に存在します．一次運動野は，筋出力の制御，運動方向の制御，特定の運動に必要な複数の筋活動の制御などを行っています（表1）．一次運動野には背内側から腹外側方向に向かって，足部→下腿→大腿→腰部→体幹→上腕→前腕→手→手指→頸部→顔面→舌の運動を支配する運動ニューロンが配置しています（運動のホムンクルス，運動の脳内再現）．一次運動野が損傷すると，脳の損傷と反対側に中枢性の運動麻痺が生じます．

③ 運動の下行路

　大脳の運動関連領野から発せられた運動指令は脳幹，脊髄，末梢神経を経て骨格筋に伝わり運動が起こります．この運動指令を末梢神経に伝える経路が運動の下行路です．

●大脳から下行する神経路

　大脳の運動関連領野から下行する神経路には，**外側皮質脊髄路，前皮質脊髄路，皮質延髄路（皮質核路）**があります（図12，13）．外側皮質脊髄

コラム④　脳内の神経連絡

大脳の皮質領野ではそれぞれ異なる情報処理機能を担っていますが，大脳の皮質領域同士は数多くの神経線維によって連絡されています．左右の脳を連絡する神経線維を交連線維，脳の前後方向を連絡する神経線維を連合線維とよびます．交連線維には前交連，後交連，脳梁などがあり，連合線維には上縦束，下縦束，上前頭後頭束，帯状束などがあります．また，隣接する皮質領野間は短連合線維で結ばれています．また，大脳皮質から下行して他の神経部位と連結する神経線維は投射線維とよばれ，皮質脊髄路，皮質核路などが含まれます．神経系はセル・アセンブリとしてのニューロン間の連結，それらが集まって一定の機能を担っている皮質領野や神経核間の連絡による複雑なネットワークを構成しています．このような情報処理システムは並列分散処理システムとよばれ，部分的なシステムの異常を補う特性をもっています．この特性が脳損傷時の機能回復にも関係しています．

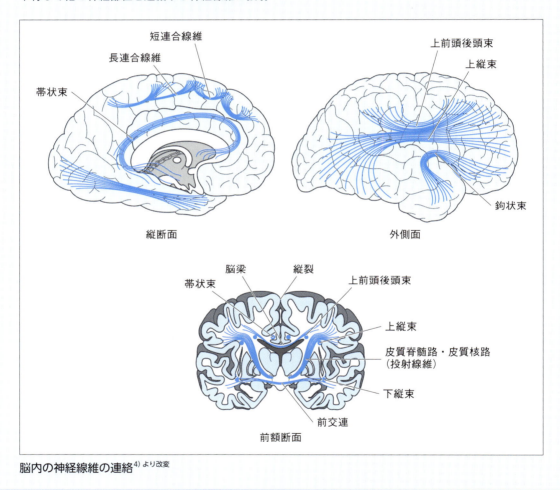

脳内の神経線維の連絡 4) より改変

路は，大脳皮質から発し，内包，中脳の大脳脚，延髄の錐体を通り，延髄と脊髄の境界部分にある錐体交叉で約90％の軸索が左右に反対側に交叉し，脊髄の側索を下行して主に四肢末梢部の骨格筋を支配する脊髄の運動ニューロンや介在ニューロンに接続します．前皮質脊髄路は，延髄の錐体で交叉せず，脊髄の前索の内側を下行し，主に体幹や四肢近位部の骨格筋を支配する脊髄の運動

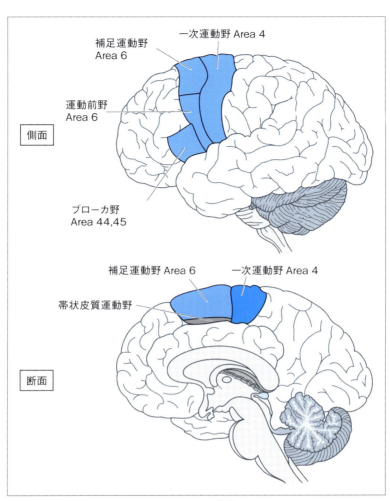

図11　運動関連領野を構成する皮質領野[3, 4]

ニューロンや介在ニューロンに接続します．皮質核路は橋と延髄の脳神経核に終始し，顔面や頸部の筋や横隔膜の動きをコントロールします．皮質核路には，橋や延髄の神経核に接続するまでに交叉するものと交叉しないものがあります．

● 外側下行神経路と内側下行神経路

運動の下行路は，下行路が脊髄の白質を通る位置によって，**外側下行神経路**（外側運動制御系，背外側系）と**内側下行神経路**（内側運動制御系，腹内側系）に分けられます．外側下行神経路には，**外側皮質脊髄路**と**赤核脊髄路**があり，四肢遠位筋による巧緻運動をコントロールする指令を伝達しています．内側下行神経路には，**前皮質脊髄路**，**前庭脊髄路**，**視蓋脊髄路**，**網様体脊髄路**（橋［内側］網様体脊髄路・延髄［外側］網様体脊髄路）などがあり，体幹や四肢近位部の筋活動による姿勢調節の指令を伝達します（図13，表2）．

④ 大脳基底核

大脳基底核（basal ganglia）は大脳の皮質下に存在する神経核群で，機能的な関連性をもつ**被殻**，**尾状核**，**淡蒼球**，**視床下核**，**黒質**から構成されます（図14）．淡蒼球は内節と外節に，黒質は**網様部**と**緻密部**に分かれます．被殻と尾状核は大脳基底核の入力部位，淡蒼球外節と黒質網様部は大脳基底核の主力部位として機能しています．大脳基底核は大脳皮質全体（前頭前野，運動領野，前頭眼野，帯状皮質など）から入力を受け，視床を経由してそれぞれの大脳皮質領野に出力する神経回路をつくっています．また，中脳歩行誘発部，脚橋被蓋核にも出力し，随意運動の発現と調

表1　運動関連領野の位置と機能

名称	位置	主な機能と機能の特徴
補足運動野	一次運動野の前方の皮質の背内側部分，Brodmannの6野に相当する	動作の自発的な開始 大脳皮質を介する反射の制御 一次運動野の入出力調整…強制把握など 運動の時系列上の構成（運動リズム） 左右の使い分け 動作の準備（予測的姿勢制御） 動作遂行と姿勢調節の協調 脊髄運動ニューロンと直接接続する場合もある 連続動作の企画と調整 複数動作の順序制御 左右差は少ない（ニューロンの活動が両側性）
運動前野	一次運動野の前方の皮質の腹外側部，補足運動野の外側下方，Brodmannの6野に相当する	感覚情報による動作の誘導 感覚情報と動作の連合 抽象的動作プランから具体的動作への変換 動作の準備（予測的姿勢制御） ミラーニューロンとしての機能 豊富な体性感覚入力 左右差は比較的少ない 背側（視覚的に誘導される運動課題に関連）と腹側（上肢の視覚と体性感覚による運動制御に関連）に分けられる
一次運動野	中心溝の前方，補足運動野・運動前野の後方，Brodmannの4野に相当する	筋出力の制御 運動方向の制御 特定の運動に必要な複数の筋活動の制御 対側支配優位
帯状皮質運動野	帯状溝周囲	報酬情報に基づく動作選択 大脳辺縁系から情報を広範に受け取る 吻側（rostral）と尾側（caudal）に分けられる

コラム⑤　予測的姿勢調節

　予測的姿勢調節（anticipatory postural adjustment：APA）は，予期的姿勢調節や先行性姿勢調整機能などとよばれ，「目的とする動作に先行して，これに最適な姿勢を提供する」しくみです．例えば，立位で重たいものを両手に持って，腕を伸ばして水平まで持ち上げるときは，重心が前方に移動します．このとき，重たいものを持ち上げる前に，下腿三頭筋を収縮させて重心を後方に移しておくと，姿勢を崩さずに重たいものを持ち上げることができます．
　予測的姿勢調節は学習によって獲得される機能で，補足運動野や運動前野が関係していると考えられています．

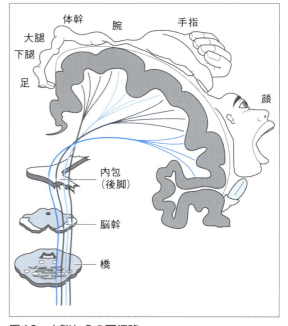

図12　大脳からの下行路
体幹は前皮質脊髄路，四肢は外側皮質脊髄路，頭部や顔面の筋は皮質核路を通り運動の指令が下行する．

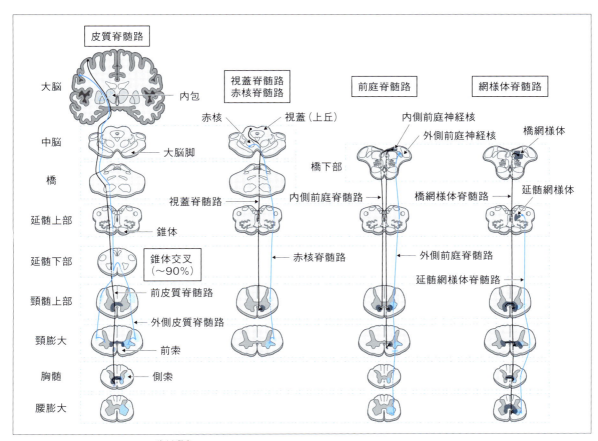

図13 運動の下行路の経路[4]より改変

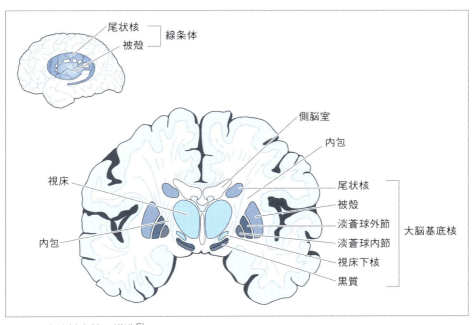

図14 大脳基底核の構造[6]

表2 脊髄を下行する神経路の整理

	名称	起始部位	支配筋	主な機能	側性・特徴
外側下行神経路	外側皮質脊髄路	一次運動野，補足運動野，運動前野，一次感覚野，頭頂連合野	四肢の末梢の筋	随意的な巧緻運動	交叉性（錐体交叉）円錐錐体で約90％の軸索が反対側に交叉するが，一部は脊髄レベルで再度交叉するものがある
	赤核脊髄路	赤核	肩，肘および手関節の外在筋	手関節，指関節の伸展，リーチ動作，上肢の素早い運動，多関節にわたる上肢運動	交叉性（腹側被蓋）他の動物と比べてヒトでは小さい
内側下行神経路	前皮質脊髄路	一次運動野，補足運動野，運動前野	体幹，頸部筋	随意的な体幹・近位部の運動	非交叉，両側性延髄錐体で反対側に交叉しなかった軸索（10％程度），脊髄レベルで反対側にも側枝を出す
	視蓋脊髄路	視蓋（上丘）	頸部，上部体幹筋	頭部と眼球の協調運動	交叉性（背側被蓋）両側性
	内側前庭脊髄路	内側前庭神経核	頸部，上部体幹筋	頸部の運動，眼球運動（前庭動眼反射による運動時の視野の固定）	両側性
	外側前庭脊髄路	外側前庭神経核	姿勢筋	直立姿勢やバランスの保持，伸筋の促通と屈筋の抑制	同側性，両側性
	橋（内側）網様体脊髄路	尾側橋網様核	体幹や四肢近位部の筋	素早い姿勢調節，粗大運動	同側性，両側性随意的な運動にも関わる
	延髄（外側）網様体脊髄路	巨大細胞性網様核	体幹や四肢近位部の筋	歩行時の中枢性パターン発生の活性化	同側性，両側性随意的な運動にも関わる
	縫線核脊髄路	縫線核	脊髄内の介在ニューロン	不安感や恐怖心などによる全身の筋緊張の亢進に関係する	両側性辺縁系が過剰に活動すると活性化する
	青斑核脊髄路	青斑核			

注1）脳幹にある神経核には，大脳皮質，大脳基底核，小脳などからの入力があり，脳幹部の核から起始する神経路はそれらの影響も受けている（皮質赤核路，皮質網様体路，皮質前庭路など）．

注2）内側下行神経路の神経路は同側性に下行して脊髄の介在ニューロンに終止するが，介在ニューロンが反対側に交叉するので両側性の支配になる．

節，歩行の開始やリズムの形成，筋緊張の調節などの役割を担っています（図15）．黒質の緻密部にはメラニンを多く含む神経細胞があり，神経伝達物質としてドパミンを放出して線条体（被殻と尾状核）の機能を調整します．

大脳基底核を侵す代表的な疾患としてパーキンソン病とハンチントン病があります．パーキンソン病は黒質のドパミン産生細胞の変性，ハンチントン病は線条体の神経細胞の変性がみられます．パーキンソン病は，安静時振戦，固縮，無動，姿勢反射障害といった特有の症状がみられ，全体的に運動が抑制（運動減少症）されます．一方，ハンチントン病では，四肢が不規則的に動く舞踏病とよばれる不随意運動が起こり，全体的に運動が過剰（運動過多症）に現れます．

⑤ 小 脳

小脳（cerebellum）は大脳の後下方に，一部大脳に隠れて位置しています．水平方向に走る小脳溝によって前葉，後葉，片葉小節葉に分けられ，垂直方向に走る窪みによって正中部の虫部と両側の小脳半球に分けられます．小脳半球の虫部に近い部分は小脳中間部（傍虫部）とよばれます．小

コラム⑥　視床のはたらき

　視床は多数の核で構成され，感覚情報，大脳基底核や小脳からの情報などを大脳に伝達するときの中継核になっています．視床部の出血では，感覚鈍麻，視床痛などの異常感覚，不随意運動などが起こります．

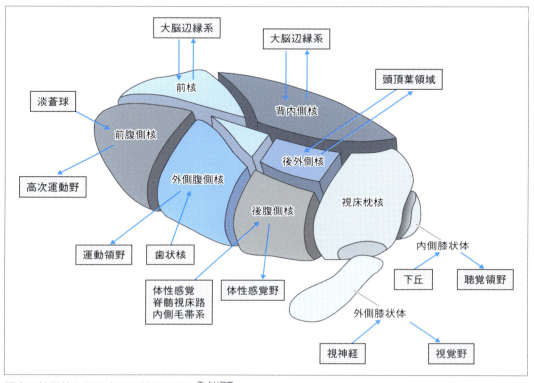

視床の神経核とを経由する情報の流れ[7]より改変

　脳の深部には，室頂核，中位核（栓状核，球状核），歯状核の3対（4対）の小脳核があり，小脳皮質と他の神経系の部位との間の入出力を中継しています．小脳と脳幹部の間は，上・中・下の3対の小脳脚によって連結されています（図16）．

　小脳は運動の調節と運動学習に重要な役割を担っています．小脳の片葉小節葉は前庭小脳とよばれ，前庭神経核からの入力を受けて眼球運動や平衡機能を調節します．虫部から小脳中間部は脊髄小脳とよばれ，脊髄からの体性感覚入力を受けて四肢体幹の粗大運動を調節します．小脳半球の外側部は大脳小脳とよばれ，四肢末梢の巧緻運動の計画や調節および認知機能などと関連します（図17）．小脳にも大脳のような身体部位による機能局在があります．

　小脳には大脳より多数のニューロンがあり，きれいな3層構造を保っています（図18）．小脳は運動学習の行われる部位と考えられており，その基本的なしくみは小脳の神経回路にあるとされています．小脳皮質に入力する神経線維には苔状線維と登上線維の2つがあります．苔状線維は大脳からの運動に関係する情報や脊髄や脳幹部の神経核からの感覚情報が入力します．苔状線維は，小脳核と接続すると同時に，小脳皮質の顆粒細胞に接続します．顆粒細胞の軸索は表面に向かって上行し，小脳表面付近で小脳の皺の方向に2つに分かれて小脳表面と平行に進み，多くのプルキンエ細胞とシナプスをつくります．1つのプルキンエ

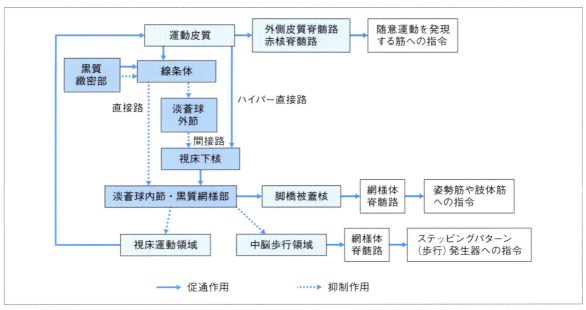

図15　大脳基底核を構成する神経核のつながりと機能

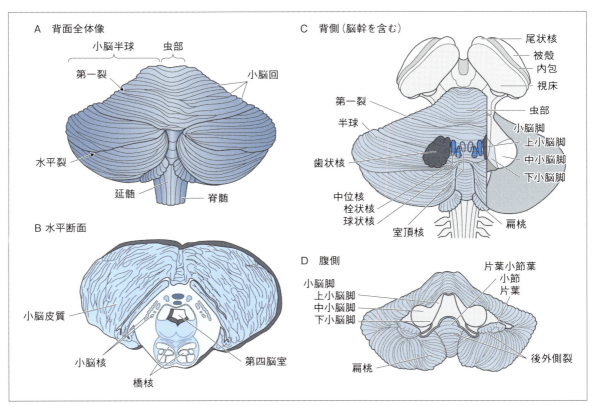

図16　小脳の構造[6, 8)]

細胞は，多数の平行線維とシナプスを形成し，その数は10万個ともいわれています．プルキンエ細胞と平行線維のシナプスは興奮性で，多くの平行線維が活動電位を伝えるとプルキンエ細胞は興奮し，活動電位を発生します．プルキンエ細胞の軸索は小脳核のニューロンにシナプスしていて，

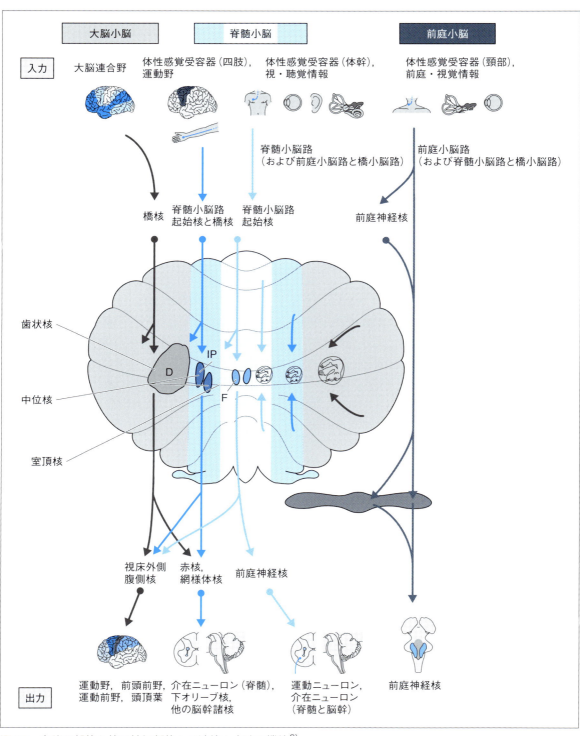

図17 小脳の部位と他の神経部位との連絡と小脳の機能[6]

小脳核のニューロンを抑制します．苔状線維の軸索が小脳核のニューロンに興奮性に作用し，プルキンエ細胞が小脳核のニューロンを抑制することで，小脳からの出力が調節されます．

もう1つの入力線維である登上線維は，下オリーブ核から起こり，プルキンエ細胞の樹状突起

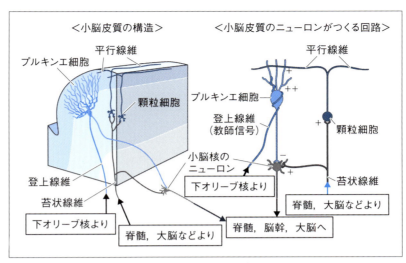

図18 小脳皮質のニューロン回路と運動学習[4]

に巻きついています．下オリーブ核からの情報は，運動の誤差の大きさを表していると考えられています．登上線維とプルキンエ細胞のシナプスは興奮性なので，運動の誤差が大きいとプルキンエ細胞はより興奮して，小脳核のニューロンの活動を抑えます．つまり，誤差の多いときはその運動は抑制し，誤差が少ないときは登上線維の活動が少ないので，その運動は残ります．この過程を繰り返すことで，適切な運動が学習され，運動学習が進むと考えられています．

小脳の損傷では，損傷側と同側に優位な四肢体幹の協調運動障害（小脳性運動失調）が起こり，筋緊張の低下や機能的な筋力の低下を伴いやすいのが特徴です．また，小脳は認知機能や情動などにも関連し，小脳損傷患者では遂行機能障害，視空間認知障害，人格変化などがみられます．

⑥ 脳　幹

脳幹は中脳，橋，延髄からなり，その下に脊髄が続いています．脳幹部には，中脳歩行誘発野，赤核，前庭神経核，視蓋（上丘），網様体核（橋および延髄），青斑核，縫線核などの神経核や多くの神経路が通り，複雑な構造をしています（図19）．脳幹の神経核から脊髄に向かう神経路（主に内側下行神経路）は，歩行や姿勢調節などをコントロールしています．脳幹に中枢がある姿勢反射として，**緊張性迷路反射**（背臥位での伸筋緊張亢進，腹臥位での屈筋緊張亢進），**対称性緊張性頸反射**（頸屈曲時の上肢屈筋・下肢伸筋の優位性，頸伸展時の上肢伸筋・下肢屈筋の優位性），**非対称性緊張性頸反射**（頸部回旋時の顔面側上下肢の伸筋優位性，反対側上下肢の屈筋優位性）などがあります．これらの脳幹レベルの姿勢反射は，健常成人では上位の中枢からの情報によってコントロールされていますが，中枢神経損傷によりそのコントロールが破綻すると，姿勢の変化に伴う筋緊張の異常として正常な運動を阻害します．

⑦ 脊　髄

脊髄は，中央に神経細胞が存在する灰白質があり，外側に上行性および下行性の神経線維が走る白質があります．脊髄を下行する神経路は外側下行神経路と内側下行神経路に分けられ，運動の指令を伝達します．上行性神経経路は感覚情報を中枢に伝達します．主な上行性神経路には，前脊髄視床路，外側脊髄視床路，薄状束，楔状束，前脊髄小脳路，後脊髄小脳路などがあります（図20）．この他にも，脊髄内の異なる髄節間を連絡する脊髄固有路があり，筋活動の調整に影響を及ぼします．

脊髄の灰白質は前角，側角，後角に分けられ，前角には運動ニューロン，後角には感覚に関連するニューロン群が存在します．脊髄には**中枢性パターン発生器**（central pattern generator）があり，歩行時の肢節間および屈筋・伸筋のリズミカルな交互活動を支えています．脊髄レベルにも，**伸張**

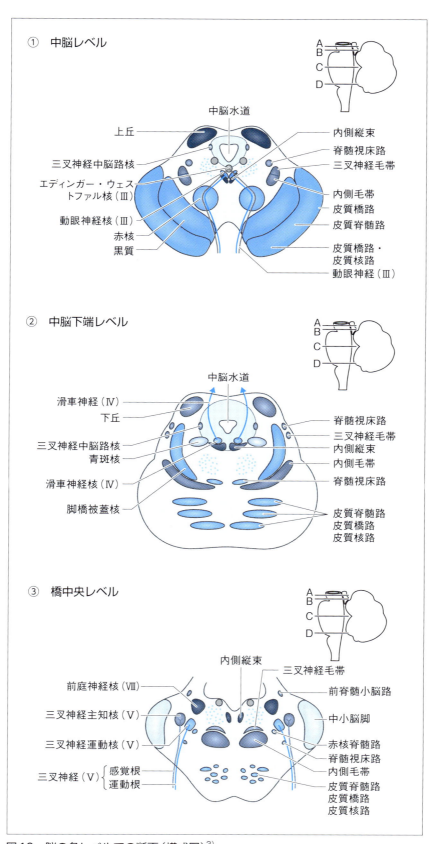

図19 脳の各レベルでの断面（模式図）[3]

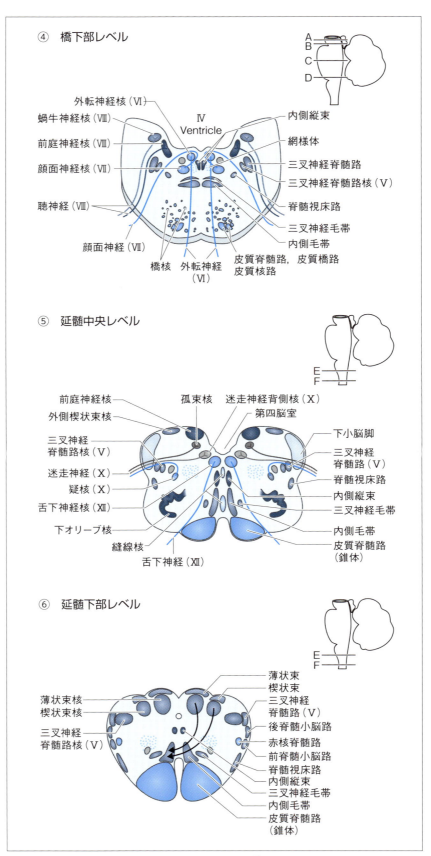

図19 脳の各レベルでの断面（模式図、つづき）[3]

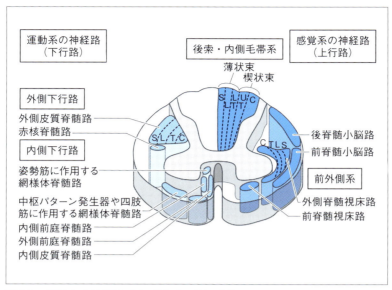

図20　脊髄を走る運動系と感覚系の神経路[3]

反射，相反性神経支配など，運動発現に必要な要素的な神経機構が備わっています．

⑧ 末梢神経

末梢神経には，運動神経，感覚神経，自律神経の軸索が含まれます．末梢神経は情報の伝達路であり，末梢神経が損傷を受けると情報の伝達が遮断されたり，不十分になったりするため，末梢性の運動麻痺や感覚麻痺（感覚鈍麻）が出現します．骨格筋への情報伝達は神経筋接合部を介して，電気的信号（神経活動電位）⇒化学的信号（アセチルコリン）⇒電気的信号（筋細胞膜の活動電位）の過程で行われます．神経筋接合部を特異的に侵す疾患として，筋の強い易疲労性を伴う重症筋無力症があります．

4　感覚の伝導路

感覚情報は環境や自分自身の状態を認識したり，適切な運動を実行したりするために不可欠です．体性感覚が鈍麻すると，運動の結果のフィードバックが低下するので，運動が適切かどうか判断できなくなります．その結果，運動が正確に実行できない感覚障害性の運動失調が現れます．

体性感覚の主な伝導路には，温痛覚を伝達する外側脊髄視床路，意識できる深部感覚を伝達する後索・内側毛帯系，筋紡錘やゴルジ腱器官からの意識できない深部感覚を伝達する脊髄小脳路があります．

温痛覚は脊髄後根から入り，脊髄の後角でシナプスを介して二次ニューロンとなり，反対側の外側脊髄視床路を上行します．視床後外側腹側核（VPL核）でシナプスを介して三次ニューロンとなり，中心後回の一次感覚野に伝達されます．意識できる深部感覚は脊髄後根から入り，同側の後索（薄束，楔状束）を上行して後索核（薄束核，楔状束核）でシナプスを介して二次ニューロンになります．二次ニューロンは反対側の内側毛帯を上行し視床の後外側腹側核（VPL核）で三次ニューロンとなり，一次感覚野に伝達されます．筋紡錘やゴルジ腱器官からの意識できない深部感覚は脊髄灰白質でシナプスを介して二次ニューロンとなり，主に同側の脊髄小脳路を上行して小脳に伝達されます（図21）．

感覚神経の伝導路が脳に達するまでに交叉する位置は臨床症状を理解するために重要です．脊髄の半側が損傷されるブラウン・セカール症候群では，障害レベルの全感覚障害が起き，障害レベルより下の損傷側と同側の深部感覚障害（意識できる深部感覚は脊髄より上位の延髄レベルで交叉す

コラム⑦　中枢性パターン発生器

屈筋を支配するニューロンと伸筋を支配するニューロンが，相互に抑制するようなニューロンの接続があると，屈筋と伸筋が交互に活動する発火パターンが生じます．このようなニューロンの回路が脊髄にあり，歩行の筋活動パターンの発生に作用しています．

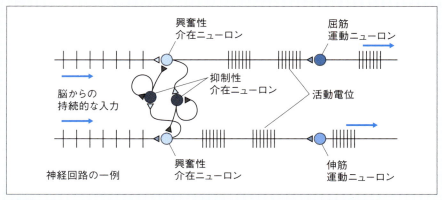

中枢性パターン発生器のしくみ（交互活動をするニューロンの結合様式）[8]

るので，障害レベルより下では同側が障害される），および反対側の温痛覚障害（温痛覚は感覚神経が入る脊髄レベルで交叉するので，障害レベルより下では反対側が障害される）が起きます．

5 運動発現に関連する神経経路のまとめ

　最後に，「棚の上にあるペットボトルを取る」という動作を例に，運動発現に関連する神経経路について整理しましょう．最初に，前頭連合野で「棚の上にあるペットボトルを取る」という動作を実行するという企画が立てられ，視覚でペットボトルの位置を確認し，運動関連領野で運動のプログラムが形成されます．上肢をペットボトルに伸ばす前に，重心位置を調整します（予測的姿勢調節）．上肢をペットボトルのある上方に到達させて，最後に手でペットボトルを握るという過程を経ます．この過程で，視蓋脊髄路はペットボトルを視覚でとらえるために頸部や眼球の位置を調整し，前庭脊髄路は抗重力伸展筋の活動を調節して立位姿勢を保ちます．前皮質脊髄路や網様体脊髄路は立位を保ちながら重心位置や四肢・体幹の運動を調節します．そして，赤核脊髄路と外側皮質脊髄路は上肢のリーチ運動や把握運動を調節します．運動の開始に大脳基底核が関係し，動作中の抗重力筋，下肢・体幹筋，上肢・手指の筋活動の調節に小脳が関連します．これらの神経路を通して骨格筋の活動が調節されることで，円滑で正確な運動が実行されると考えることができます．

　患者さんが動作を行っているときに，神経系の情報の流れを考えながら理学療法の評価や介入を行うと，症状や障害発生の理解や介入方法の検討に役立ちます．また，神経疾患の理学療法は，神経系の障害をもったなかでの動作や課題遂行の再学習になります．学習の神経科学的な基盤がシナプスでの伝達効率の変化であるとすると，理学療法を行う際は，伝達効率の変化を起こしやすい課題の内容や環境を整え，シナプスの伝達効率の変化がある程度安定するまでの時間を考慮することが重要と考えられます．

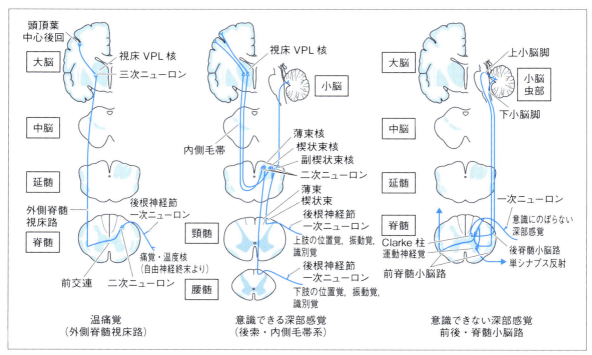

図21 感覚の伝導路[9]

1章 文献

1) Schenkman ML, Bowman JP, et al：Clinical Neuroscience foe Rehabilitation. PEARSON, 2012.
2) Kuntzman AJ, Tortora GJ：Anatomy and Physiology for the Manual Therapies. WILLY, 2010.
3) Lundy-Ekman：Neuroscience fundamentals for rehabilitation 4th ed. ELSEVIER, 2012
4) Nichols-Larsen DS ed.：Neurologic Rehabilitation. McGraw-Hill, 2015.
5) 医療情報科学研究所（編）：病気がみえる vol.7 脳・神経．メディックメディア，2011．
6) Kandel ER, 金澤一郎・他（監訳）：カンデル神経科学．メディカル・サイエンス・インターナショナル，2014．
7) ジョン・H・マーティン，野村，金子（監訳）：マーティン 神経解剖学 第4版．西村書店，2015．
8) マーク・F・ベアー・他（著），加藤宏司・他（監訳）：ベアー コナーズ パラディーソ 神経科学－脳の探求－．西村書店，2007．
9) 安藤哲朗，亀山 隆：感覚入力．Clinical Neuroscience，33：776，777，2015．

（望月 久）

2章

脳血管障害

Ⅰ. 脳血管障害の基礎知識

Ⅱ. 脳血管障害に対する評価 ─意義・目的・方法─

Ⅲ. 脳血管障害に対する理学療法 ─急性期─

Ⅳ. 脳血管障害に対する理学療法 ─回復期─

Ⅴ. 脳血管障害に対する理学療法 ─維持期─

Ⅵ. 高次脳機能障害とその対応

Ⅶ. ケーススタディ

I. 脳血管障害の基礎知識

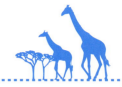

到達目標

- 脳血管障害の発症原因とそのメカニズムについて理解する．
- 脳血管障害（脳梗塞および脳出血）に対する一般的治療および医学的管理について理解する．
- 脳血管障害のリハビリテーションの過程について理解する．
- 脳血管障害後の機能回復のメカニズムについて理解する．
- 脳血管障害にみられる二次的合併症について理解する．
- 脳血管障害による片麻痺者の運動障害の特徴について理解する．

1 病態と治療

a 脳血管障害の分類ならびに発症原因とその頻度

一般に，脳血管障害は無症候性，局所性脳機能障害，血管性認知症，高血圧性脳症に分類されます（図1）．

リハビリテーションの主な対象となるのは局所性脳機能障害で，これは虚血性脳卒中（アテローム血栓性脳梗塞，心原性脳塞栓症，ラクナ梗塞，その他）と出血性脳卒中（高血圧性脳出血，脳動静脈奇形，くも膜下出血，その他）に大別されます[2]．

虚血性脳卒中は脳卒中全体の75％を占め，脳出血が17.8％，くも膜下出血が6.8％と報告されています（図2）．また，最近の報告によると，各病型の割合は，アテローム血栓性梗塞が塞栓と合わせて31％と最も高頻度で，次いでラクナ梗塞の29％，心原性脳塞栓症26％の順で，一過性脳虚血発作（TIA）は7％となっています．一方，出血性脳卒中では高血圧性脳出血が脳卒中全体の14％を占め，くも膜下出血は6％の頻度となっています[3]．

脳卒中急性期の診断および治療は，脳梗塞と脳出血では異なります．まず搬送時の身体所見や画像診断の結果から脳梗塞か脳出血のいずれかを判

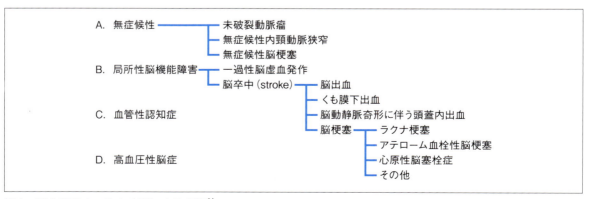

図1 脳血管障害の臨床病型による分類[1]

断することになります（図3）．脳梗塞の一部は可逆的な変化（ほぼ完全回復）が期待できるものもありますが，再発の可能性の高いものもあり，いずれも発症初期に適切な対応をすることが重要となります．

2 脳梗塞

a 発生機序による脳梗塞の分類

脳梗塞は，発生の機序によって以下の3つに分けられます．

① **血栓性**

主な原因は**動脈硬化**です．動脈硬化によって脳の主要な動脈がしだいに狭くなり，そこに糊のように粘りのある血栓が生じ，血管が詰まって脳梗塞が起こります．

② **塞栓性**

脳以外の部位で生じた血栓が，血流にのって脳内の血管を詰まらせて起こるものを塞栓性脳梗塞といいます．代表的なものに**心原性脳塞栓症**があります．これは**心臓**に何らかの原因（たとえば**心房細動**や**心筋梗塞**，**心臓弁膜症**など）で血栓ができ，それが脳内の血管を閉塞することによって脳梗塞を起こすものです．突然発症し，重症となる

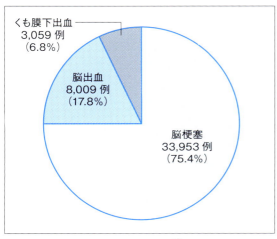

図2　原因別による脳卒中の割合[3]

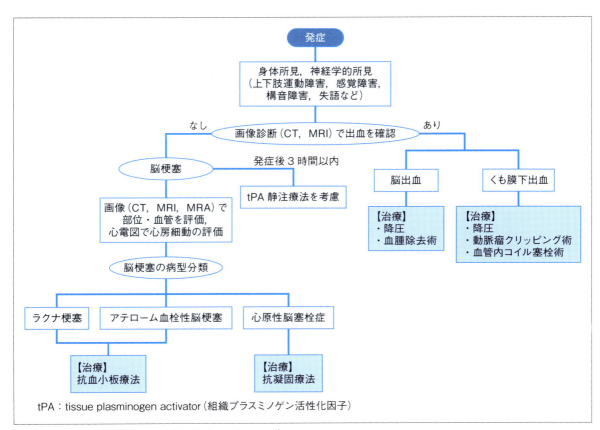

図3　脳卒中急性期における診断と治療のプロセス[4]

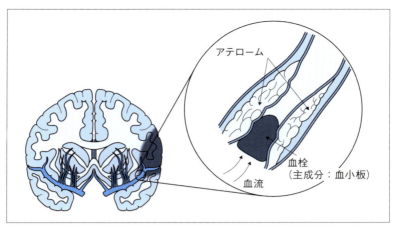

図4 アテローム血栓性脳梗塞の発生機序

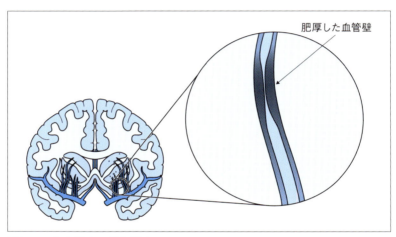

図5 ラクナ梗塞の発生機序

場合が多く，死亡率が高いのが特徴です．

③ 血行力学性

血圧低下や脱水などが原因となって，脳の血流量が低下することによって起こる脳梗塞です．もともと狭窄や閉塞が進んでいるものの脳梗塞を起こしていない状態で，血流量の減少が引き金となって起こります．

b 臨床病型による脳梗塞の分類

発生機序による分類では，前述の「血栓性，塞栓性，血行力学性」の3つに分類されますが，実際の臨床では病型によって治療方針が異なるため，以下のような臨床病型分類が使われます．

① アテローム血栓性脳梗塞

食生活の欧米化によって，この病型は増加傾向にあります．アテローム（粥状）硬化（脂肪性物質が血管内腔に付着）が原因で頸から脳の大きな動脈が50％以上狭窄または完全に閉塞してしまうものです（図4）．これは血栓性や血行力学性の原因により，比較的中等度の範囲の梗塞が起こります．

② ラクナ梗塞

これまでは，高血圧が原因の1つで日本人に多いとされていましたが，近年は減少傾向にあります．

脳梗塞の大きさが15mm未満の小さなものが該当し，穿通枝領域とよばれる脳の比較的中心部分に発生する小梗塞です（図5）．ラクナとはラテン語で「空洞」という意味で，脳の血管の閉塞により，脳の組織の一部が壊死を起こして脱落し空洞を残すことから，このようによばれています．

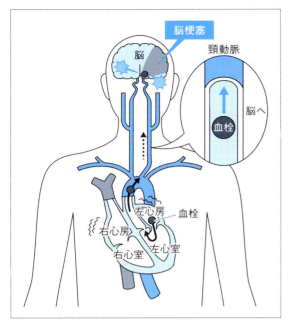

図6　心原性脳塞栓症の発生機序
左心房内の血栓が左心室に運ばれ，頸動脈を経て脳内の血管を閉塞させる（血栓の主成分：赤血球とフィブリン）

高血圧が続くことにより，穿通枝末梢部付近で経管壁の変性（リポヒアリン変性）を起こし，血管が閉塞します．また，穿通枝近位部に微小アテロームによる閉塞も起こりやすく，この場合，直径10mm以上のやや大きな梗塞となることが多いです．

③ 心原性脳塞栓症

心臓あるいは頸動脈などの太い血管内にできた血栓が脳に流れて動脈を塞ぐことで起こる梗塞です（図6）．このため，梗塞の範囲は大きな場合が多いです．代表的な原因として，**心房細動**，**急性心筋梗塞**，**心臓弁膜症**などがあります．

④ その他

上記のどの病型にも分類されないものが該当します．脳血管穿通枝入口部の微小アテロームによる閉塞から穿通枝領域全体が梗塞に陥る分枝粥腫病（BAD：Branch Atheromatous Disease）とよばれる穿通枝領域の10mmを超える縦長の梗塞や，皮質枝領域の小梗塞などがこれに分類されます．その他，大動脈から血栓が運ばれて起こる大動脈原性脳塞栓や動脈解離（血管内層の亀裂）が原因で起こるものなどが含まれます．

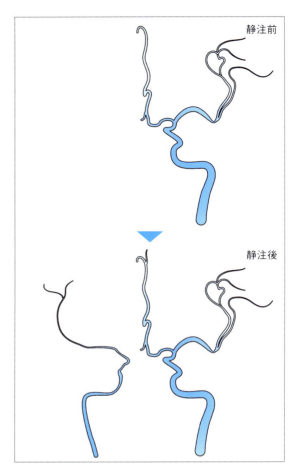

図7　tPA静注後前後のMRA画像（模式図）
静注後に血管（左）が再開通していることが確認できる

c 脳梗塞に対する一般的治療および医学的管理

① 脳梗塞の治療に使用される薬剤

脳梗塞の治療に使用される薬には急性期の治療と再発予防や後遺症対策に使われる薬剤があります．急性期の薬物療法はその治療法によって主に4つに分類されます．

● 血栓溶解療法：**tPA（組織プラスミノーゲンアクチベーター）**（例：グルトパ）は発症超早期（4.5時間以内）に脳の血管に詰まった血栓を溶かし，脳血流を速やかに再開させる再開通療法で使用される薬です（図7）．脳梗塞は発症から時間が経過すると血管が脆くなるため，tPAの使用で脳出血（**出血性梗塞**）を起こすリスクが高まります．

● 脳を保護する治療：**活性酸素（フリーラジカ**

ル)の消去剤(フリーラジカルスカベンジャー)であるエダラボンは脳保護作用が期待される薬剤で，傷害された脳細胞や脳血管から放出されるフリーラジカルを抑えて，脳梗塞の増悪を防ぐ作用があります．副作用として急性腎不全の発現に注意が必要とされています．
- 抗血小板療法：オザグレルナトリウムは血液を固まらせる働きをもつ血小板の機能を抑制して，血栓生成を予防する薬です．発症5日以内の投与が有効です．
- 抗凝固療法：この療法は，抗凝固剤を用いて血液凝固因子の働きを抑え，血液を凝固しにくくし，血栓が形成されるのを予防します．治療薬としては，ビタミンK拮抗剤や直接トロンビン阻害剤(例：プラザキサ®)などがあります．発症後48時間以内で病変最大径が15mmを超すようなアテローム血栓性脳梗塞には，選択的トロンビン阻害剤のアルガトロバンが推奨されています．

② 再発防止のための管理

再発防止のために，血圧のコントロールはもちろんのこと，高脂血症・糖尿病などを引き起こす食事の改善やワーファリンなどのアスピリン系薬剤の継続的な服用が必要となります．

3 脳出血

ⓐ 脳出血の原因とメカニズム

高血圧，脳動脈瘤，脳動静脈奇形，脳腫瘍など多くの疾患により脳血管，特に穿通枝とよばれる細い動脈に変性(壊死や小動脈瘤)が起こり，その**血管が破綻して血液が脳実質内に溜まってしまうことを脳出血といいます**．そのうちの60％を占めるのが高血圧性脳出血です．

出血を起こしやすい血管は，中大脳動脈から分かれて大脳基底核を灌流するレンズ核線条体動脈(被殻出血)，後大脳動脈から分かれて間脳(視床)を灌流する視床膝状体動脈(視床出血)などがあります．

長期にわたる高血圧症によって，脳の深い部分へ栄養を送る小動脈の動脈硬化が進み，この状態

コラム① 高血圧性脳出血に好発部位があるのはなぜか？

高血圧性脳出血の好発部位は，**被殻**，**視床**，**小脳**，**脳幹(橋)**，**大脳皮質**です．出血源は脳の深部にある**穿通枝**とよばれる細い血管です．出血部位として被殻や視床が多い理由は，脳の表面にある皮質枝から脳の深部に至る血管(穿通枝)が急激に細くなるため，この細くなった血管に高い血圧がかかり，出血しやすくなるためと考えられています．

を放置しておくと弾力性が低下し血圧の変化に耐えられなくなった血管が，血圧の上昇によって出血すると考えられています．これは**高血圧性脳出血**とよばれ，その多くで運動麻痺や感覚の異常，バランスの異常などの症状が急激に起こります(コラム①，②)．これらの症状は，脳出血によって破壊された脳の働きと，脳出血の突然の発生によって一時的にダメージを受けた脳の働きの両方を含むものと考えられています．

このタイプは脳内の深い部分(視床や被殻)に出血を起こす特徴があります．出血量が多くなると，意識障害が起こり，生命の危険を招く状態へ進むこともあります．

ⓑ 特殊なタイプの出血(重要)

脳の広い範囲の栄養血管が閉塞するタイプの脳梗塞では，数時間から数日後の間に一度詰まった血管が再開通して血液が流れるようになることがあります．ただ，再開通するまでの間に完全に脳梗塞を生じてしまった場合には，血管が非常に脆弱となっているため，血流が再開通した際に出血を起こす場合があります．これは**出血性梗塞**とよばれ，きわめて危険な状態になることもあります．なお，高齢者では，高血圧による動脈硬化とは異なる原因で血管が損傷を受けて起こる脳出血があることも知られています．

コラム②　高血圧性脳出血が起こる原因は？

　高血圧と動脈硬化を背景として脳内細動脈に発生した動脈の壊死とそれを基盤とした小動脈瘤の破綻によると考えられています．

　これらの小動脈瘤はレンズ核綿条体動脈内・外側枝，視床への穿通動脈に多発するとされているからです．この穿通動脈は脳血管撮影でも出血した血管を明らかにすることができないほど，きわめて細いのです．この部位の出血による症状として，頭痛・片麻痺・意識障害などがあります．

　脳出血は，高血圧による動脈硬化だけでなく，先天的に脆弱な脳血管が原因となることがあり，脳動静脈奇形や海綿状血管腫，硬膜動静脈瘻などがその例です．これらは，その部位や大きさがそれぞれ異なるため，脳内出血になる場合や脳の表面であるためにくも膜下出血になる場合もあり，両方の合併を認めた場合は原因の検査を慎重に行う必要があります．このタイプは，脳の深層部や浅層部など原因の所在によって出血部位が異なります．

c 脳出血に対する治療方針（出血の原因と重症度を考慮した治療法の選択）

　脳出血の治療には大きく分けて2つの治療法があります．薬による治療（内科治療，保存的な治療）と手術による治療（外科的治療）で，それぞれに利点・欠点があります．

　通常は，出血の量と症状の重さ，治療中の容態の変化などによって，治療方針が決定されます．出血量が少なく，症状が軽度な症例や他の内臓の疾患によって容態が不安定な症例では薬物治療（内科的治療）が中心となります．一方，ある程度以上の出血で症状が重く，病状の進行が予想されるような場合には，手術治療（外科的治療）が選択されることもあります．

　また，先天的な脳血管の原因（動静脈奇形など）による場合は，脳出血の治療は内科的に，出血の治療は外科的に行うなど，分けて行うことも検討されます．

① 薬による治療

　脳内出血を起こした直後の患者は，高血圧が続くことが多く，脈拍も含めて全身状態が非常に不安定です．出血量を増やさないようにし，血圧や脈拍を安定化させるために絶対安静がまずは必要となります．さらに特に著しく血圧が高い場合には，血圧降下剤を用いて，積極的に安定化を図ります．

　血圧が安定した段階で，運動麻痺等の症状に対するリハビリテーションが開始されます．その他には脳卒中を起こした際に高率に合併する脳浮腫や胃潰瘍に対する治療が行われます．

② 手術による治療

　脳内にある血腫の量を減らして，周囲の脳へのダメージを軽減することが大きな目的となります．現実には，失われた（出血によって損傷を受けた）脳の機能を回復させる手術法というものはなく，すべての脳出血に対して手術が行われるわけではありません．

　ただし，症状の改善を目的として，開頭術（大きく頭部を切開する方法）を行って貯留した血液（血腫）を取り除く方法と，小さい穴を頭蓋骨に開けて針や内視鏡を挿入して少しずつ血液を吸引する方法が行われています（血腫除去術）．

d 脳出血の特徴

　脳出血は日中に多く発生し，症状の進行は数分から数時間でピークに至り，脳梗塞よりも急激に進行します．

　主な症状は出血部位や血腫の大きさ（出血量）によって異なりますが，一般的には突然に起こる意識障害，頭蓋内圧亢進症状（嘔吐など），反対側の運動麻痺，感覚障害が認められます．

　局所症状としては，出血が前頭葉に及ぶ場合には，眼球の病巣（血腫）側への共同偏視がみられます．

出血部位により，失語症や構音障害などの言語障害，失行，失認，病態失認も認められることがあります．

① 被殻出血（発生頻度60〜65％程度，最も多い）

レンズ核線条体動脈，特に外側枝である外側線条体動脈が破綻することによって起こります．この部位は「シャルコーの脳出血動脈」とよばれ破綻しやすい血管です．

被殻は錐体外路系なので，純粋に被殻だけが障害された場合には運動が拙劣になるだけですが，ほとんどの場合，血腫は隣接する内包も破壊してしまうため，重篤な運動麻痺や知覚障害が起こります．

主な症状として，反対側半身の運動麻痺，知覚障害が起こります．血腫が大きくなれば意識障害，病巣方向へ向く共同偏視，視野障害がみられます．優位半球では失語，劣位半球では失行，失認を認めることがあります．麻痺は初期に痙性のこともありますが，内包後脚が完全に破壊された場合には弛緩性となります．

② 視床出血（発生頻度35％程度）

知覚にかかわるすべての刺激は視床に集中しており，これらの神経線維はすでに交差しているため，一側視床が障害されると反体側の全知覚障害が起こることになります．

主な症状として，意識障害，反対側半身の運動麻痺，知覚障害が起こりやすく（感覚障害が強い），病巣側に縮瞳，眼瞼下垂，対光反射の消失など眼症状が出現します．

左側の視床出血では，言葉を喋ることができなくなる場合があります（視床性失語）．高齢者に多く，寝たきりの原因となり，認知症を呈することも多いといえます．右視床障害の場合には視床失認を認めることもあります．

慢性期になって出血と反対側の手や足の痛みを訴えることがあります．これは視床痛とよばれ，難治性で鎮痛剤は効きません．この場合，定位脳手術といって特殊な手術を行う場合があります．

一般に被殻出血との鑑別は困難なことが多いのですが，発症当初に半身にしびれ感のみが起こり，遅れて片麻痺を呈した場合や，病巣側に縮瞳，眼瞼下垂を認める場合には視床出血が疑われ

ます．画像で確認すれば確実に診断がつきます．

4 脳血管障害に対するリハビリテーションの過程

脳血管障害に対するリハビリテーションは，通常，急性期，回復期，維持期（慢性期）の3つの病期に分類されます．ただし，この病期の分類については，『脳卒中治療ガイドライン2015』[4]では，「発症直後から，急性期，回復期，維持期にわたって，一貫した流れでリハビリテーションを行うことが勧められるが，時期の区分については十分な科学的根拠がない（グレードC1）」とされています．

急性期リハビリテーションは，発症直後からベッドサイドで開始され，廃用症候群の予防と早期からの運動学習によるセルフケアの早期自立を目標とします．通常，重症度が軽症から中等症であれば，急性期リハビリテーションから速やかに回復期リハビリテーションへ移行します．しかし，重症の場合には，急性期リハビリテーションを行いながら，症状が落ち着いた段階で回復期リハビリテーションへ移行することが多くみられます（図8）．

回復期リハビリテーションは，各専門職によって構成されたチームにより集中的かつ包括的に行われます．急性期リハビリテーションに引き続き，さらに積極的なリハビリテーションが行われ，セルフケア，移動，コミュニケーションなど，個人の能力の最大限の回復および早期の社会復帰を目指します．

維持期リハビリテーションは，回復期リハビリテーションによって獲得された能力をできるだけ維持するために行われ，さらに実生活の新たな能力の開発も重要な課題となります．

急性期・回復期・維持期のシームレスな脳卒中リハビリテーションを実現するためのツールとして脳卒中地域連携パスがあります．この地域連携パスの導入により，施設間の地域連携が強化されることとなり，脳卒中患者の入院期間の短縮や日常生活活動（ADL）改善などの医療の質や効率が向上することが期待されます．

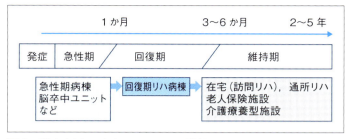

図8 脳卒中リハビリテーションの諸相

a 二次的合併症

脳卒中患者では数多くの合併症を起こす可能性があります．これらは，いずれも治療に時間を要することが多く，結果的に在院期間を延長させることになってしまうのです．その意味では，二次的合併症はリハビリテーションの大きな阻害因子といえます．したがって，早期から二次的合併症の発生を予防するよう取り組むことが大変重要となります．

① 消化管出血

脳梗塞を発生したことのストレスにより，胃酸の分泌が多くなり，胃や十二指腸などの消化器官に潰瘍やびらんを生じやすくなり，そこから出血することがあります．

② 心疾患

脳卒中発症後に心筋梗塞や心不全などを起こすことがあります．また，糖尿病，高脂血症，高血圧などの生活習慣病を併存している場合や，もともと心疾患を有している場合には，注意が必要です．また，発症後に不整脈が起こることもあります．

③ 嚥下性肺炎

食べ物や飲み物が誤って気道に入ったり，または胃の内容物が逆流することで肺や気管支に細菌が入り肺炎が起こります．多発性脳梗塞の症例でよくみられます．

④ 褥瘡

臥床時に，皮下に骨突出部のある部分（軟部組織が少ない部位）に長時間にわたって圧迫が加わると，血流が悪くなり，やがて組織の壊死が起こります．

⑤ 起立性低血圧

長時間の臥床後，急に起き上がったり立ち上がったりした場合に起こります．ふらつき，立ちくらみ，頭痛，生あくび，複視または視野狭窄・眼前暗黒感，四肢あるいは全身のしびれ（異常感覚），気が遠くなるなどの症状のほか，まれに血管迷走神経反射性失神を起こすこともあります．これらはすべて血圧維持が不十分なために脳血液灌流量が不足することによって起こる症状です．安静臥床後起立した際に血圧の急激な低下（一般的には起立後3分以内に収縮期血圧で20 mmHg以上，拡張期血圧で10 mmHg以上の低下がみられるものをいいます．

⑥ 尿路感染症

排尿障害（神経因性膀胱）によって起こることがあります．膀胱内留置カテーテルの長期使用も原因となることがあります．

⑦ 深部静脈血栓症

長期間の臥床によって血流が悪くなり，下肢の静脈に血栓が生じやすくなります．

⑧ 肺塞栓症

血栓が肺動脈に詰まることで呼吸困難や胸痛が起こります．

⑨ 痙攣発作

突然意識を失ってしまったり，身体全体に大きな痙攣が起きたり，あるいは身体の動きが急に止まったりといった症状が出現します．脳出血でも，脳梗塞でも大脳皮質病変に出現しやすいとされています．遅発性の痙攣では再発率が高く，症候性てんかんに移行する危険性が高いと考えられています．この他，併存疾患の存在や，亜急性期には通過症候群が認められることがあります（コラム③，④）．

コラム③ 併存疾患とは？

脳卒中とともに並行して治療を受けている疾患で，合併症とは異なります．

高血圧，糖尿病，脂質代謝異常，心血管疾患，心房細動，慢性腎疾患などがあり，特に高齢者の場合，併存疾患が多い場合は身体障害の回復が不良で家庭復帰率が低いとされています．

コラム④ 通過症候群

脳が器質的に障害を受けた際の回復過程において，意識障害などを起こす急性期と，認知症などを起こす慢性期の中間時期に起こる**一過性の精神症状群**のことをいいます．自発性の低下や幻覚・妄想が起こったり，情動障害，記憶障害，躁状態・うつ状態などの症状が現われたりすることがあります．なお，これらの症状は時間経過とともにしだいに改善に向かうことが多いのですが，認知症や人格変化などの障害が残存する場合もあります．

5 機能回復のメカニズム

脳卒中後の機能回復がプラトーに達するのは一般的には**約6か月**といわれています．

つまり，6か月以降になると神経学的回復が停滞し，大きな変化が得られにくくなるということです（図9）．この回復が最も期待できる時期に積極的なリハビリテーションを行うことが重要であるといえます．

次に，時間経過に伴う脳損傷後の回復プロセス（機能回復の機序）について説明します．ここでは，ⓐ発症後の数日間，ⓑ発症後数週間，ⓒ発症後数か月（〜6か月）に分けて考えてみることにしましょう．

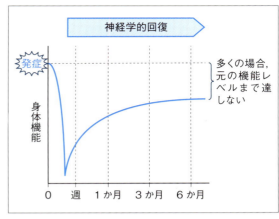

図9　発症からの身体機能の回復経過

ⓐ 発症後数日間に起こる回復
① 脳浮腫の改善
② 出血の吸収
③ 脳循環の改善
④ 脳血管攣縮（スパズム）の改善（くも膜下出血後）

ⓑ 発症後数週間に起こる回復
① ダイアスキーシス（diaschisis）の改善

ダイアスキーシスとは，損傷部位から遠隔にある解剖学的に正常な部位が，損傷部位と関連して，一時的に代謝や生理機能の低下を起こすことです．

② シナプスのスプラウティング（sprouting）とアンマスキング（unmasking）

神経細胞が損傷されると，通常，その細胞に代わって近傍の神経細胞の軸索から神経側芽が生じて新たな神経路を形成したり（スプラウティング），これまで興奮を伝えていなかったシナプスが興奮を伝えるようになり（アンマスキング），神経路として働いて機能回復が生じます（**コラム⑤**）．

この神経側芽の発生は損傷後1か月前後がピークで，その後は減少していきます．これらの新たな神経路が損傷した神経路の代役を果たせるようになるには，その神経路を実際に使用し，強化していく必要があります．

アンマスキングの背景には，ある刺激が加わる以前に作用していた**抑制の脱抑制**があると考えられます．

コラム⑤　Nudo博士の「神経可塑性説」

カンザス大学の神経生理学者ランドルフ・ヌード博士は動物実験（リスザル）の成果に基づいて，脳損傷後の神経可塑性を次の3つのメカニズムに分類しています．
① 非損傷半球（正常脳）の運動皮質領域における機能的変化
② 残存皮質における機能的変化
③ ①および②の過程による相互作用の結果生じる損傷半球を含む機能的かつ神経学的に広範な再組織化（reorganization）

これは，脳損傷後に運動機能や技能（スキル）を（再）獲得しようとする場合，新たに代償性経路が構築されるということを意味しています．

例：一次運動野から生じたインパルスが脊髄前角細胞を興奮させる皮質脊髄路の約85％が延髄で交差することが知られていますが，通常残りの15％は興奮しないように抑制（マスキング）されているのです．この抑制が取れること（アンマスキング）によって運動の回復が起こり，さらに一次運動野に隣接する運動前野や補足運動野が代償的に興奮することで脊髄前角細胞を興奮させ，運動が発現するというメカニズムが働きます．

これらのことは，機能回復に伴って，神経ネットワークの機能的再組織化が起こっている可能性を示唆するものです．

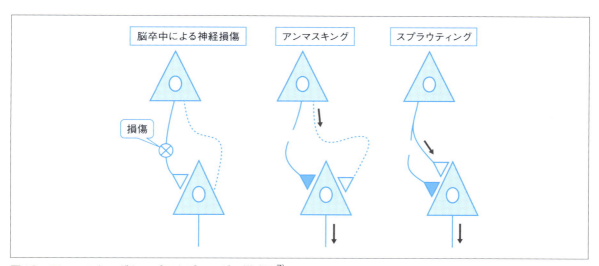

図10　アンマスキングとスプラウディングの模式図[7]
神経細胞が損傷されると，通常，その細胞に代わって近傍の神経細胞の軸索から神経側芽が生じて新たな神経路を形成したり（スプラウティング），これまで興奮を伝えていなかったシナプスが興奮を伝えるようになる（アンマスキング）．これは「代償性経路」が新たに構築されることであり，その結果，機能の改善が認められると考えられる．

c　発症後数か月以降に起こる回復
① 代償方法の学習
② シナプスからの発芽（スプラウディング）（図10）
・再生側芽：軸索の切断後に，中枢側から再生が認められるもの
・側副側芽：周囲の正常な神経細胞から脱神経領域に発芽してシナプスを形成するもの
③ 残存シナプスのモジュレーション
④ 神経軸索の再生
⑤ 神経再構築
・非交差性皮質脊髄路の動員
・感覚運動野の活動中心の後方変位
・隠蔽回路の開発（アンマスキング）（図10）
・錐体路の代償神経路として脳幹網様体脊髄路の非交差的制御
・広範な運動ネットワークの構築

表1　脳血管障害片麻痺者に特徴的な機能障害

A. 運動に関連する機能
　① 筋緊張異常
　② 筋力低下
　③ 随意運動の制御困難
　④ バランス低下
　⑤ 運動耐容能低下
　⑥ 運動失調

B. 感覚に関連する機能
　① 感覚（表在・深部）障害
　② 痛み・しびれ

C. その他の機能
　① 意識障害
　② 認知障害（認知症，失語症，失認，失行，抑うつ等）
　③ 脳神経障害（嚥下，眼球運動，構音）
　④ 自律神経障害（失禁・便秘）

6 脳血管障害による片麻痺者の運動障害の特徴

脳血管障害による片麻痺者にみられる特徴的な機能障害は表1のとおりです．通常，片麻痺者はこれらの障害を複数有しているために，障害像が非常に複雑になることが多いのです．

ⓐ 中枢神経障害の本態と症候

中枢神経損傷後に片麻痺を呈し，一般に初期には麻痺側上下肢は弛緩する状態となります．その後時間の経過により，しだいに腱反射ならびに筋緊張が亢進します．そして，共同運動や連合運動，原始的な緊張性姿勢反射などの正常ではみられない異常な現象が出現するようになります．

中枢神経麻痺の回復過程は，末梢神経麻痺の回復のような量的変化を示すのではなく，質的変化を伴います．すなわち，回復途上では異常な反応や運動パターンが一時的に前景を占めるものの，回復がさらに進むとしだいにその異常な現象が減弱し，徐々に質的に正常な運動様式へと変化していくこととなります（図11）．これが一般的な中枢神経麻痺の回復モデルですが，現実には，共同運動に支配された状態に留まることが非常に多いのです．

ⓑ 陰性徴候と陽性徴候

上位運動ニューロン障害にみられる運動障害として，通常ではみられない運動が出現します．陽性徴候と，通常みられるべき運動を生じない陰性徴候があります．

陽性徴候：正常では上位中枢に抑制されている原始的な現象が開放されて顕在化した症状（例：筋緊張亢進，病的共同運動，連合運動など）．

陰性徴候：正常に存在している直接的な神経機構の障害による脱落症状（例：随意運動の喪失（筋力低下），立ち直り反応・平衡反応の消失など）．

ⓒ 随意運動の制御機能の低下

① 筋の同時収縮の発生

この現象は脳損傷による異常筋緊張（亢進状態）とも関連がありますが，主動筋と拮抗筋が同時に収縮している状態で，随意運動を阻害する大きな要因となっています．特に，最大等尺性筋力を発揮するような場合に同時収縮がしばしば起こります．

ただし，同時収縮自体は健常者でもみられ，関節の固定（安定）性を高める作用をもっています．片麻痺者では，歩行時の単脚支持期に麻痺側下肢（膝屈筋と伸筋）の同時収縮を示す症例ほど，歩行の安定性や歩行の機能が高いことが知られています．これは，同時収縮が安定性の低下に対する代償として作用していることを示しています．

② 筋活動のタイミングの欠如

片麻痺者の歩行では，しばしば足底屈筋の活動が早期から起こっています．健常者の歩行では，踵接地から始まるためにこの時期の下腿三頭筋の活動は認められませんが，片麻痺患者では遊脚後期から活動が起こっていることが多いのです．

また，立ち上がり動作でも，麻痺側の前脛骨筋の活動の消失とともに，下腿三頭筋が早期に活動されることも報告されています．

さらに，座位で側方から外乱を与え，バランスへの影響を確認したところ，姿勢保持のための筋活動が麻痺側で減少し，非麻痺側で活動の増加が認められます．これは，麻痺側の機能を代償しているものと考えられます．

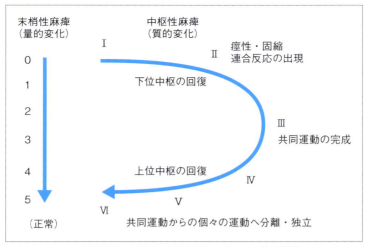

図11 末梢性麻痺と中枢性麻痺の回復過程の相違[8]より改変

③ 病的共同運動および連合反応の出現

共同運動は健常者でもみられ，精細な運動を効率よく行う場合に利用されています．ここでは，この正常でみられる共同運動と区別するために，あえて**病的共同運動**という用語を用いることにします．

片麻痺者では，選択的な筋（群）による独立した運動が困難となり，単純な運動課題に対しても不適切な（定型的で自由度の低い）関節運動の組み合わせ（**共同運動パターン**）を生じます．（詳しくはp.44の表5を参照のこと）．

通常，**連合反応**は病的共同運動に先行して出現しますが，これは非麻痺側の肢運動（努力性）やあくび，くしゃみなどによって誘発される不随意運動であり，この出現を抑えることは困難です．健常者にみられる**連合運動**も不随意的に出現しますが，意識的にそれらの運動を抑えることができます．この点で片麻痺者にみられる連合反応とは異なります（**表2**）．

神経学的には，連合反応および病的共同運動の出現は**下位中枢の回復**を，病的共同運動から分離した運動が可能となることは**上位中枢の回復**を，それぞれ意味していると考えられています．

病的共同運動は，本来脊髄には屈筋系のニューロン同士，伸筋系のニューロン同士の間に機能的な関連があり，それが中枢からのコントロールが弱まった状態で前景に出てくる（**陽性徴候**）もの

表2　連合反応[8]

1. 対側性連合反応（contralateral associated reactions）
   ① 上肢（対称性）※
      非麻痺肢の屈曲→麻痺肢の屈曲
      非麻痺肢の伸展→麻痺肢の伸展
   ② 下肢
      1）内外転・内外旋については対称性（Raimiste反応）
         非麻痺肢の内転→麻痺肢の内転（内旋）
         非麻痺肢の外転→麻痺肢の外転（外旋）
      2）屈曲・伸展については相反性※
         非麻痺肢の屈曲→麻痺肢の伸展
         非麻痺肢の伸展→麻痺肢の屈曲

2. 同側性連合反応（homolateral associated reactions）
   上肢の屈曲→下肢の屈曲
   下肢の伸展→上司の屈曲

※例外も多くみられる

と考えられています．

共同運動と並んで重要なものに連合反応があり，共同運動が脊髄ニューロンの異なった髄節間における上下の連絡であるとすれば，連合反応は左右の連絡であるといえます．姿勢反射も中枢性麻痺の特徴の1つであり，陽性徴候として片麻痺患者の患側に出現します．

上位運動ニューロンの障害により，下位運動ニューロンは上位の抑制より解放されて原始的なパターンによって働くようになり，痙縮，深部腱反射亢進，手指・足趾屈曲反射，クローヌスおよび病的反射などの錐体路徴候が出現します．

d バランス機能の低下

片麻痺患者におけるバランスの問題は，筋緊張の低下，筋力低下，感覚障害，病的共同運動，空間認知の障害などが原因となって起こることが多くあります．これらとあいまって，立ち直り反応や平衡反応が遅延もしくは消失している例が少なくありません．

初期には，麻痺側に容易に姿勢を崩しやすく，体重支持の非対称性によって一側（非麻痺側）に偏った姿勢を取りやすいのです．さらに，外乱のある状況下では，麻痺側の筋反応時間の遅延やそれによって生じる代償運動などが特徴となります．随意的な体重移動が必要な状況では，運動速度の低下や非対称性が生じることが多くみられます．

e 運動耐容能（体力）の低下

片麻痺患者では，有酸素性作業能力の低下や易疲労性を生じることが多く，運動耐容能の指標である最高酸素摂取量（peakVO$_2$）については，片麻痺患者では同年代の健常者と比べ，約50％程度であるとの報告もあります．

運動耐容能が低下することによって，持続的な運動が困難となり，移動（長距離歩行）などの活動制限の要因となり，その結果，日常生活上のさまざまな参加の機会が制約されることになります．したがって，早期から理学療法プログラムに運動耐容能への対応を反映させることが必要となります．

Ⅱ. 脳血管障害に対する評価
─意義・目的・方法─

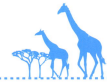

> **到達目標**
> - 運動麻痺と痙縮に対する評価を説明できる．
> - 脳血管障害に対する包括的機能障害評価を説明できる．
> - 高次脳機能障害に対する評価を説明できる．

　脳血管障害患者の状態は，原因疾患，背景疾患，合併症や併存疾患，発症前の生活状態，対象の年齢，生活環境などによってさまざまに影響されます．そのため，個々の患者に必要とされる介入内容の立案や目標設定を行うためには，理学療法評価において現状の健康状態，心身機能・身体構造，活動，参加および背景因子（環境因子と個人因子），過去の生活機能，さらに今後予定される生活環境なども含めて広範囲にわたる情報収集が必要です．それらの各項目の重要性の程度は対象によって異なり，きわめて重要な場合から，ほとんど問題ない場合まで多様です．

　本項では，脳血管障害によって多くの患者に共通して問題となる上位運動ニューロン障害の中核症状である運動麻痺，痙縮について，さらに感覚障害や関節可動域制限などを含む包括的な機能障害評価，高次脳機能と日常生活活動（activities of daily living：ADL）に関する基本的な評価について解説します．

1　運動麻痺

ⓐ Brunnstrom ステージ
　Brunnstrom が，多くの片麻痺患者の回復過程を観察した結果に基づいて作成した評価尺度です[9]．随意運動・分離運動（選択的運動），連合反応（コラム⑥），痙縮，共同運動（コラム⑦）の要

コラム⑥　連合反応 （associated reaction）

　身体の部分的な随意運動や，起き上がりや立ち上がり動作などによって生じる，麻痺側上下肢の筋緊張の亢進や不随意運動です．非麻痺側上肢に強く力を入れると麻痺側上肢の筋緊張が高まる場合（対側性連合反応）や，麻痺側下肢を動かそうとすると麻痺側上肢の筋緊張が高まる場合（同側性連合反応）などがあります．下肢の連合反応で，背臥位で非麻痺側股関節外転の抵抗運動によって生じる麻痺側股関節外転運動，あるいは非麻痺側股関節内転の抵抗運動によって生じる麻痺側股関節内転運動をRaimiste（レイミステ）現象といいます．

コラム⑦　共同運動 （synergy）

　複数の筋が同時に作用することで生じる複数の関節に認められる現象です．協調的な運動には必要な現象であり，私たちの日常的な活動でも認められます．Brunnstromステージの場合には，病的な定型的共同運動を意味し，多関節の任意な選択的（分離した）運動が困難となる現象です．上肢と下肢のそれぞれに屈筋と伸筋の運動要素の組み合わせがあります（表5）．

表3 Brunnstromステージの評価の基礎と検査課題（上肢，手指，下肢）[9]

ステージ	評価の基礎	上肢	手指	下肢
I	弛緩状態で，運動を認めない	随意運動なし（弛緩麻痺）	随意運動なし（弛緩麻痺）	随意運動なし（弛緩麻痺）
II	四肢の共同運動の要素が，連合反応あるいは随意運動として現れ，痙縮を認め始める	共同運動，またはその要素が，連合反応あるいは随意運動としてわずかに出現	随意的手指屈曲がわずかに可能	共同運動，またはその要素が，連合反応あるいは随意運動としてわずかに出現
III	共同運動が随意的に可能となり，痙縮が増加する	明らかな関節運動を伴う屈筋・伸筋共同運動が随意運動として可能	全指同時握り，鉤型握りで握ることはできるが，離すことができない（随意的手指伸展不能）	明らかな関節運動を伴う屈筋・伸筋共同運動が随意運動として可能
IV	共同運動に従わない，いくつかの運動の組み合わせが可能となり，痙縮は減少し始める	・腰のうしろに手をもってゆく ・前方水平位に腕を挙上する ・肘90°屈曲位で回内，回外	・横つまみができ，母指を動かして離す ・半随意的に手指を部分的に伸展	・座位で膝関節を90°以上屈曲して，足を床の後方にすべらす ・座位で，踵を床から離さずに，足関節を背屈
V	より難しい運動の組み合わせが可能となる	・横水平位に腕を挙上する ・前方頭上へ腕を挙上する ・肘伸展位で回内，回外	・対向つまみ，筒握り，球握り ・随意的に手指を部分的に伸展	・立位で，股関節伸展位で膝関節を屈曲 ・立位で，膝関節伸展位で足を少し前方へふみ出した位置で，足関節を背屈
VI	個々の関節運動が可能となり，協調性が正常に近づく	分離運動が可能で，ほぼ正常に近いが，いくらかぎこちなさが残っている	すべての種類の握りが可能となり，手指を全可動域にわたって伸展できるが，個別の手指の運動の正確さはやや不十分	・立位で，股関節外転が骨盤の挙上による範囲を超えて可能 ・座位で，内側・外側ハムストリングスの交互運動による下腿の内外旋が，足内反と外反を伴って可能

上肢のステージⅢ以上は，原則として座位で検査する

表4 上肢と下肢の共同運動のパターン

上肢			下肢		
	屈筋共同運動	伸筋共同運動		屈筋共同運動	伸筋共同運動
肩甲帯	挙上，後退	前方突出	股関節	屈曲，外転，外旋	伸展，内転，内旋
肩関節	屈曲，外転，外旋	伸展，内転，内旋	膝関節	屈曲	伸展
肘関節	屈曲	伸展	足関節	背屈，内反	底屈，内反
前腕	回外	回内	足指	伸展	屈曲
手関節	掌屈	背屈			
手指	屈曲	屈曲			

手関節と手指の運動は個人で著しく異なる．手指の伸展はどちらの共同運動でも認めることは少ない．

素により，ステージⅠ～Ⅵの6段階に段階付けされ，ステージが高いほど機能が良好であることを示します（表3，4）．

各ステージに含まれる運動がすべて可能となる以前に，次のステージの運動が可能となる場合もあり，1つ以上の課題が可能な最も高いステージを判定します．

b Motricity Index

徒手筋力テスト（manual muscle testing：MMT）の段階付けを用いた運動麻痺の評価尺度です[10]（表5）．原典では方法の詳細が規定されていませんが，Collinら[11]によってガイドラインが作成されています．

指尖つまみ以外の項目は，MMTと同様に得点化し，上肢得点，下肢得点，麻痺側得点はいずれも100点満点です．

表5 Motricity Index[10]

上肢
1. 指尖つまみ：2.5cmの立方体を母指と示指でつまむ
2. 肘関節屈曲
3. 肩関節外転（肘完全屈曲位）
下肢
4. 足関節背屈
5. 膝関節伸展
6. 股関節屈曲
得点
テスト1（指尖つまみ）
0　随意運動なし
11　わずかなつまみ
19　立方体をつまめるが，持ち上げられない
22　立方体を持ち上げられるが，弱い引く力に対して保てない
26　立方体を弱い引く力には保てるが，健側よりも弱い
33　正常
テスト2−6
0　随意運動なし
9　筋収縮のみ
14　重力除去位で運動可能
19　重力に抗して全可動域運動可能
25　弱い抵抗に抗して運動可能
33　正常
上肢得点＝得点（1）＋（2）＋（3）＋1（100点満点）
下肢得点＝得点（4）＋（5）＋（6）＋1（100点満点）
麻痺側得点＝（上肢得点＋下肢得点）/2

テストは座位で実施する

表6 Modified Ashworth Scale[12]

グレード0	筋緊張の増加なし
1	軽度の筋緊張の増加あり（最終可動域に若干の抵抗あり）
1＋	軽度の筋緊張の増加あり（可動域の1/2以下でわずかな抵抗あり）
2	全可動域で抵抗があるが，容易に動かすことができる
3	著明な筋緊張の増加があり，他動運動は困難である
4	他動的に動かすことができない

表7 Stroke Impairment Assessment Set (SIAS)[13]

麻痺側運動機能	上肢近位テスト＝膝・口テスト 上肢遠位テスト＝手指テスト 下肢近位テスト＝股関節屈曲テスト 下肢近位テスト＝膝伸展テスト 下肢遠位テスト＝足パットテスト
筋緊張	上肢筋緊張（肘） 下肢筋緊張（膝） 上肢腱反射 下肢腱反射
感覚機能	上肢触覚（手掌） 下肢触覚（足背） 上肢位置覚（母指・示指） 下肢位置覚（母趾）
関節可動域	上肢関節可動域（肩関節外転） 下肢関節可動域（足関節背屈）
疼痛	
体幹機能	腹筋力 垂直性テスト
視空間認知	
言語機能	失語症（理解・表出）
非麻痺側運動機能	握力 大腿四頭筋力

2 痙　縮

　筋緊張は，筋の硬さ，形態の変化，伸展性，被動性を評価します．被動性は他動運動時の抵抗の程度によって評価され，速く動かすと抵抗が強い場合（速度依存性）を痙縮（spasticity）といいます（コラム⑧）．

　Modified Ashworth Scale[12]は，痙縮に対する標準的な評価尺度です（表6）．他動運動時の抵抗の程度，可動範囲，他動運動の困難さからグレードを判定します．

コラム⑧　強剛（固縮）

　動かす速さを変えても抵抗が変わらずに強い場合（速度非依存性）を強剛（固縮，rigidity）といいます．そのなかで，運動範囲全体に一様の抵抗のある現象を鉛管現象，抵抗の増減が連続する現象を歯車現象といいます．痙縮は錐体路障害の徴候であるのに対して，強剛は錐体外路障害（パーキンソン病など）の徴候です．

表8　Fugl-Meyer Assessment[14)]

上肢運動機能	肩/肘/前腕	Ⅰ	反射		屈筋群	消失		出現
					伸筋群	消失		出現
		Ⅱ	a	屈筋共同運動	肩　後退	不可	不十分	十分
					挙上	不可	不十分	十分
					外転	不可	不十分	十分
					外旋	不可	不十分	十分
					肘　屈曲	不可	不十分	十分
					前腕　回外	不可	不十分	十分
			b	伸筋共同運動	肩　内転・内旋	不可	不十分	十分
					肘　伸展	不可	不十分	十分
					前腕　回内	不可	不十分	十分
		Ⅲ	分離運動		手を腰へ	不可	不十分	十分
					肩　屈曲0〜90°	不可	不十分	十分
					肘90°　回内・回外	不可	不十分	十分
		Ⅳ	分離運動		肩　外転0〜90°	不可	不十分	十分
					屈曲90〜180°	不可	不十分	十分
					肘0°　回内・回外	不可	不十分	十分
		Ⅴ	正常反射（上腕二頭筋・手指屈筋群・上腕三頭筋）			2個以上が著明に亢進	1個が著明に亢進	亢進なし
	手関節				肘90°　手関節15°背屈位保持	不可	抵抗なければ可能	軽い抵抗に抗して可能
					肘90°　手関節背屈・掌屈	不可	不十分	十分
					肘0°　手関節15°背屈位保持	不可	抵抗なければ可能	軽い抵抗に抗して可能
					肘0°　手関節背屈・掌屈	不可	不十分	十分
					分回し	不可	不十分	全可動域
	手指				集団屈曲	不可	不十分	十分
					集団伸展	不可	不十分	十分
					握りa　鉤型握り	不可	弱い	強い抵抗に抗して可能
					握りb　横つまみ	不可	弱い	強い
					握りc　対向つまみ	不可	弱い	強い
					握りd　筒握り	不可	弱い	強い
					握りe　球握り	不可	弱い	強い
	協調性・スピード（指鼻テスト，5回）				振戦	顕著	軽度	なし
					測定異常	顕著	軽度	なし
					非麻痺側との時間の差	6秒≦	2〜5秒	＜2秒
下肢運動機能	股/膝/足	Ⅰ	反射		屈筋群	消失		出現
					伸筋群	消失		出現
		Ⅱ	a	屈筋共同運動	股　屈曲	不可	不十分	十分
					膝　屈曲	不可	不十分	十分
					足　背屈	不可	不十分	十分
			b	伸筋共同運動	股　伸展	不可	不十分	十分
					内転	不可	不十分	十分
					膝　伸展	不可	不十分	十分
					足　底屈	不可	不十分	十分
		Ⅲ	分離運動（椅座位）		膝　屈曲	不可	不十分	十分
					足　背屈	不可	不十分	十分

		IV 分離運動（立位）	膝　屈曲	不可	不十分	十分	
			足　背屈	不可	不十分	十分	
		V　正常反射（膝蓋腱，膝屈筋，アキレス腱）		2個以上が著明に亢進	1個が著明に亢進	亢進なし	
	協調性・スピード（踵膝テスト，5回）		振戦	顕著	軽度	なし	
			測定異常	顕著	軽度	なし	
			時間	6秒≦	2～5秒	＜2秒	
バランス	座位		支持なしでの保持	不可	短時間	5分以上	
			パラシュート反応　非麻痺側	不可	不十分	十分	
			麻痺側	不可	不十分	十分	
	立位		介助での保持	不可	重度介助	軽介助で1分以上	
			支持なしでの保持	不可	1分未満	1分以上	
	片脚立位		非麻痺側	4秒未満	4～9秒	10秒以上	
			麻痺側	4秒未満	4～9秒	10秒以上	
感覚	触覚		腕	脱失	鈍麻	正常	
			手掌	脱失	鈍麻	正常	
			大腿・下腿	脱失	鈍麻	正常	
			足底	脱失	鈍麻	正常	
	位置覚		肩	脱失	3/4以上正解	正常	
			肘	脱失	3/4以上正解	正常	
			手	脱失	3/4以上正解	正常	
			母指	脱失	3/4以上正解	正常	
			股	脱失	3/4以上正解	正常	
			膝	脱失	3/4以上正解	正常	
			足	脱失	3/4以上正解	正常	
			母趾	脱失	3/4以上正解	正常	

			ROM			関節痛		
他動的関節運動/関節痛			0	1	2	0	1	2
	肩	屈曲	わずか	制限あり	正常	重度	軽度	なし
		外転（90°まで）	わずか	制限あり	正常	重度	軽度	なし
		外旋	わずか	制限あり	正常	重度	軽度	なし
		内旋	わずか	制限あり	正常	重度	軽度	なし
	肘	屈曲	わずか	制限あり	正常	重度	軽度	なし
		伸展	わずか	制限あり	正常	重度	軽度	なし
	前腕	回内	わずか	制限あり	正常	重度	軽度	なし
		回外	わずか	制限あり	正常	重度	軽度	なし
	手	掌屈	わずか	制限あり	正常	重度	軽度	なし
		背屈	わずか	制限あり	正常	重度	軽度	なし
	手指	屈曲	わずか	制限あり	正常	重度	軽度	なし
		伸展	わずか	制限あり	正常	重度	軽度	なし
	股	屈曲	わずか	制限あり	正常	重度	軽度	なし
		外転	わずか	制限あり	正常	重度	軽度	なし
		外旋	わずか	制限あり	正常	重度	軽度	なし
		内旋	わずか	制限あり	正常	重度	軽度	なし
	膝	屈曲	わずか	制限あり	正常	重度	軽度	なし
		伸展	わずか	制限あり	正常	重度	軽度	なし
	足	背屈	わずか	制限あり	正常	重度	軽度	なし
		底屈	わずか	制限あり	正常	重度	軽度	なし
	足部	回内	わずか	制限あり	正常	重度	軽度	なし
		回外	わずか	制限あり	正常	重度	軽度	なし

コラム⑨　遂行機能障害

　目的に応じて予測し，目標を設定し，企図し，施行し結果を評価して利用する機能を遂行機能といい，前頭葉損傷によって障害されます．遂行機能障害の臨床的な症状としては，指示されないと運動や行動を開始しない，効率よく作業ができない，行動が無計画，物事の優先順位をつけられないなどがあります．

 コラム⑩　前頭葉機能障害

　前頭葉はヒトの大脳の最大の皮質で，特に前頭前野は最高次の統合，判断，選択を司る部位です．その障害によって特徴的な症状を示し，日常生活や社会的活動に大きく影響します（表13）．

表9　前頭葉機能障害の主な症状

	主な症状
精神症状・人格変化	病識欠如，情動異常，脱抑制，自発性低下，無関心
知能障害	注意障害，記憶障害，行為・行動障害（遂行機能障害を含む）
無言症・失語症	自発言語の減少，発語開始困難，換語困難，呼称障害
失行症	拙劣症
運動の開始と維持の障害	運動維持困難，運動開始困難
左右手の解離性運動抑制障害	把握反射・本能性把握反応，運動保続，道具の強迫的使用，無目的な不随意運動
刺激に対する行為・行動の制御異常	反響現象，環境依存性の亢進

3　包括的機能障害評価

a　Stroke Impairment Assessment Set（SIAS）

　9種類の機能障害（麻痺側運動機能，筋緊張，感覚機能，関節可動域，疼痛，体幹機能，視空間認知，言語機能，非麻痺側運動機能）に分類される22項目で構成される評価尺度です．各項目とも3点あるいは5点満点で評価されます[13]（表7）．

　麻痺側四肢の機能障害だけでなく，体幹機能や高次脳機能，非麻痺側運動機能を含んでいる点が特徴です．実際の評価には，評価方法の詳細が規定されているため，マニュアルを参照する必要があります．

b　Fugl-Meyer Assessment

　上肢運動機能66点，下肢運動機能34点，バランス14点，感覚24点，関節可動域44点，疼痛44点の5領域で構成されます．各項目は0点から2点で評価され，合計点は0から226点に分布します[14]（表8）．上肢と下肢の運動機能には，Brunnstromステージの基準が使用されています．

4　高次脳機能

　高次脳機能は，入力された情報の統合や処理，意図した運動の企画や遂行，さらに言語や計算，音楽などを司る高次な脳機能です．脳血管障害の限局した病変による巣症状としての高次脳機能障害には，**失語症，失行，失認**があります．加えて**注意障害，記憶障害や遂行機能障害**（コラム⑨）なども問題となることがあります．また，**意識障害，知的機能障害，情動障害**なども関連症状です[15]（表9，10，コラム⑩）．

　これらの障害を認める場合には，日常生活での活動や参加にさまざまな影響を及ぼします．また，理学療法介入時の課題の設定，指示や説明の方法などにも工夫が必要になります．

表10　脳血管障害による主な高次脳機能障害

知能，記憶，情動の障害	意識障害，発動性障害，知能障害，注意障害，記憶障害，情動障害，遂行機能障害など
言語の障害	失語症（Broca 失語，Wernicke 失語など），ディサースリア，吃音など
読字と書字の障害	失読失書，純粋失書，純粋失読など
行為の障害	失行症（肢節運動失行，観念運動性失行，観念性失行など），強迫性行為，構成障害など
認識の障害	視覚性失認，半側空間無視，身体失認，病態失認など

表11　失語型のタイプと主な症状

タイプ	流暢性	理解	復唱
Broca 失語	非流暢	良好	不良
超皮質性運動失語	非流暢	良好	良好
全失語	非流暢	不良	不良
超皮質性混合失語	非流暢	不良	良好
Wernicke 失語	流暢	不良	不良
超皮質性感覚失語	流暢	不良	良好
健忘失語	流暢	良好	良好
伝導失語	流暢	良好	不良

表12　失行症に対する検査項目

項目	意義	例
身振り（言語指示）言語指示・模倣物品や道具の使用	象徴的動作・自動詞的動作	敬礼，じゃんけん，「バイバイ」，「オイデオイデ」
	他動詞的動作（パントマイム）	歯磨きのマネ，髪をとかすマネ，金槌で釘を打つマネ
	一般的な道具の使用	金槌，ノコギリ
	再帰的使用	歯ブラシ，櫛，メガネ
	単純な物品の操作	スプーン，ドアノブ
	複雑な物品の操作	傘，扇子，
	系列的な使用	便箋を封筒に入れる，マッチをすってローソクに火をつける

ⓐ 失語症

　失語症は，言語によるコミュニケーションの際に認められる，語の選択や文法，理解の障害です．自発語，呼称，復唱，聴理解，読字・書字を検査します．挨拶，面接，ほかの検査・測定場面や，日常生活の観察などから，ある程度判断できます．特に流暢性（自発語の滑らかさ），理解（会話や動作指示の理解など），および復唱（単音，単語，文章，無意味音列など）の程度から失語型を分類できます（表11）．その他，自発語における錯誤（言い誤り），換語障害，保続の有無などを評価します．標準化された検査として，標準失語症検査（Standard Language Test of Aphasia：SLTA）[16]やWAB失語症検査日本語版[17]などがあります．

ⓑ 失行症

　失行症は，運動麻痺や運動失調，不随意運動などの運動障害がなく，体性感覚，視覚などに障害がなく，行うべき目的志向の動作や行為を了解し

ているのにもかかわらず，それらの遂行が困難となる状態です．臨床的には運動障害や感覚障害との合併も多いため，正確な判断が難しいことも少なくありません．

　日常生活での食事や整容などの道具を使用する状況などの習慣的な動作を観察します．自然な場面以外に，検査として，身振り，模倣，物品や道具の使用を評価します（表12）．自然に行った際の動作（自動性）と指示されて行った際の動作（意図性）の両者を観察することが必要です．

　失行症は，肢節運動失行，観念運動失行，観念失行に主に分類されます．肢節運動失行は，指の対立運動やボタンやスプーンなどの道具の操作，ポケットに手を入れるなどの単純な習熟した動作に認められる不器用さです．自発運動，言語指示・模倣，物品の使用のどの状況でも認められます．観念運動失行は，日常生活での自動的な動作には問題はありませんが，言語指示や模倣による動作が障害され，自動性と意図性の乖離を認めます．また物品の使用は比較的良好で，象徴的動作が障

コラム⑪　プッシャー症候群

さまざまな姿勢で非麻痺側に力を入れ，麻痺側の方に強く押し，姿勢を他動的に矯正したり，体重を非麻痺側方向あるいは身体の正中線を超えて非麻痺側に移動しようとすると強く抵抗する現象です．左片麻痺患者に多く，一般的に麻痺側の感覚障害や左半側空間無視を伴います．

表13　右大脳半球損傷に伴って生じる主な症状

無視症候群	半側空間無視
	半側身体失認
	病態失認
	運動無視
	運動維持困難
相貌失認	
地誌的障害	
構成失行	
着衣失行	
饒舌症	

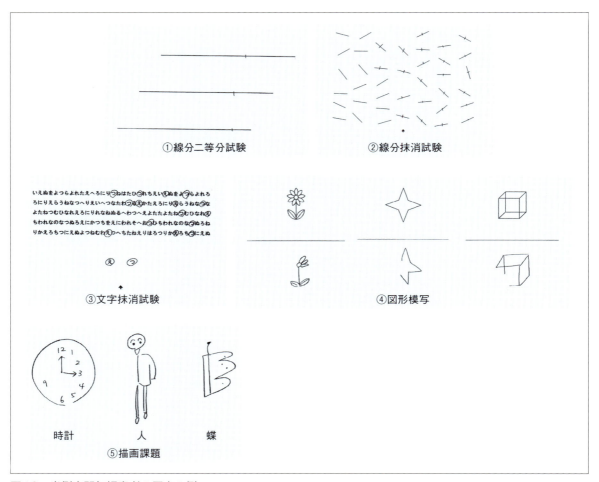

図12　半側空間無視患者の反応の例

害されるのが特徴です．**観念失行**は，日常的な物品や道具の使用が困難となることが特徴です．単純な物品の操作よりも，複雑な物品の操作や系列的な使用で，より困難となります．その他に，**着衣失行**や**構成失行**（空間における構成能力の障害）などもあります．

標準化された検査として，標準高次動作性検査（Standard Performance Test for Apraxia：SPTA）[18]などがあります．

ⓒ 失　認

失認は，要素的な感覚障害，知的機能の低下，

> **コラム⑫　基本的ADL（BADL）と手段的ADL（IADL）**
>
> FIMやBarthel Indexで扱う項目は基本的日常生活活動（basic activities of daily living：BADL）で，移動動作や身の回り動作（セルフケア），コミュニケーションからなります．それに対して，家事動作や育児，買い物，公共交通機関の利用などは手段的ADL（instrumental ADL）といいます．

注意や呼称の障害がなく，刺激に対する知識の問題がない場合に，特定の感覚に限定された対象認識の障害です．**視覚性失認**，**視空間失認**，**聴覚性失認**，**触覚性失認**，**身体失認**などに分類されます．これらのなかでも，視空間失認に含まれる**半側視空間失認（半側空間無視）**と，身体失認に含まれる**半側身体失認**や**病態失認**は，日常生活や理学療法介入場面に著しい影響を及ぼします．このような症状は**無視症候群**として扱われることが多く，さらに右大脳半球の損傷によって生じるもことが多いため，**右大脳半球症状**とよばれることがあります（表13，コラム⑪）．

特に半側空間無視の評価では，日常的な場面での自発的な行動を観察します．頭部や視線が右側を向いていることが多く，正面や左側から話しかけると，右側を向いて探します．左側の物や人に気づかずにぶつかったりします．また，食事の際に左側に配置された皿に気がつかない，皿の左半分を残すなどの現象を認めます．検査としては，線分二等分試験で真ん中に印をつけるよう指示した際に，印が中央よりも右側へ偏ります．線分・文字抹消試験，図形模写・描画課題では，左側を見落とす，左側が脱落するなどの結果を認めます（図12）．

半盲（同名性半盲）でも類似の症状を認める場合もあり，さらに半側空間無視と半盲を合併する場合もありますが，半盲だけの場合には全体を探索でき，時間をかけて視線を動かせば，左側の見落としや脱落などは認めません．

標準化された検査として，行動性無視検査（Behavioural Inattention Test：BIT）[19]などがあります．

5 日常生活活動

日常生活活動（activities of daily living：ADL）の自立度は，Functional Independence Measure（FIM）やBarthel Indexなどの標準化された評価尺度を使用して測定します．ADLは基本的に実際の日常での実行状況を評価することが重要ですが，介入のためには能力を把握することも必要です（コラム⑫）．また，自立度に加えて，実際の遂行状況を知ることが重要です．自力で可能な部分と介助が必要な部分，介助の方法やその際の対象の反応，介助の必要な理由，麻痺側上下肢の活動への参加の程度，動作に要する時間，必要な介助者の人数やその負担などについて情報を収集し，前述の機能障害のADLに対する影響を分析し，具体的な介入内容を検討します．

a Functional Independence Measure（FIM）

セルフケア6項目，排泄コントロール2項目，移乗3項目，移動2項目，コミュニケーション2項目，社会的認知3項目の全18項目で構成される評価尺度です．各項目について全介助1点から完全自立7点の7段階で評定され，合計点は18から126点に分布します（図13）[20]．セルフケア，排泄コントロール，移乗，移動の13項目を**運動項目**（13～91点），コミュニケーションと社会的認知の5項目を**認知項目**（5～35点）として扱うこともあります．

運動障害による影響に加えて，脳血管障害によって生じる失語によるコミュニケーションの障害や記憶の問題などの社会的認知を含む点が大きな特徴です．また，移乗にはベッド周囲，トイレ，浴室の3項目があり，環境や動作手順等の違いの

● Functional Independence Measure（FIM）

| レベル | 7. 完全自立（時間，安全性含めて）
6. 修正自立（補助具使用） | 介助なし |
| | 部分介助
　5. 監　視
　4. 最小介助（患者自身で75％以上）
　3. 中等度介助（50％以上）
完全介助
　2. 最大介助（25％以上）
　1. 全介助（25％未満） | 介助あり |

	入院時	退院時	フォロー アップ時
セルフケア			
A. 食　事　　箸／スプーンなど			
B. 整　容			
C. 清　拭			
D. 更衣（上半身）			
E. 更衣（下半身）			
F. トイレ動作			
排泄コントロール			
G. 排尿コントロール			
H. 排便コントロール			
移　乗			
I. ベッド，椅子，車いす			
J. トイレ			
K. 浴槽，シャワー　　浴槽／シャワー			
移　動			
L. 歩行，車いす　　歩行／車いす			
M. 階　段			
コミュニケーション			
N. 理　解　　聴覚／視覚			
O. 表　出　　音声／非音声			
社会的認知			
P. 社会的交流			
Q. 問題解決			
R. 記　憶			
合　計			

注意：空欄は残さないこと．リスクのために検査不能の場合はレベル1とする．

図13　Functional Independence Measure[20]

ため実際に移乗の自立度が異なることも多く，それらを反映する項目であることも有用な点です．そして，各項目の評定が細かいため，対象の変化に対して鋭敏に反応することも大きな特徴です．

b Barthel Index

項目は，セルフケアと移乗，移動，排尿・排便の自制などの全10項目で構成されます．項目によって例外はありますが，基本的に自立10点，部分介助5点，全介助0点で評定され，合計点は

表14 Barthel Index[21]

項目	点数	記述	基準
1. 食事	10	自立	皿やテーブルから自力で食物をとって，食べることができる．自助具を用いてもよい．食事を妥当な時間内に終える．
	5	部分介助	なんらかの介助・監視が必要（食物を切り刻む等）．
2. 椅子とベッド間の移乗	15	自立	すべての動作が可能（車椅子を安全にベッドに近づける．ブレーキをかける．フットレストを持ち上げる．ベッドへ安全に移る．臥位になる．ベッドの縁に腰かける．車椅子の位置を変える．以上の動作の逆）．
	10	最小限の介助	上記動作（1つ以上）最小限の介助または安全のための指示や監視が必要．
	5	移乗の介助	自力で臥位から起き上がって腰かけられるが，移乗に介助が必要．
3. 整容	5	自立	手と顔を洗う．整髪する．歯を磨く．髭を剃る．（道具はなんでもよいが，引出しからの出納も含めて道具の操作・管理が介助なしにできる）．女性は化粧も含む（ただし髪を編んだり，髪型を整えることは除く）．
4. トイレ動作	10	自立	トイレの出入り（腰かけ，離れを含む），ボタンやファスナーの着脱と汚れないための準備，トイレット・ペーパーの使用，手すりの使用は可．トイレの代わりに差し込み便器を使う場合には便器の洗浄管理ができる．
	5	部分介助	バランス不安定，衣服操作，トイレット・ペーパーの使用に介助が必要．
5. 入浴	5	自立	浴槽に入る，シャワーを使う，スポンジで洗う，このすべてがどんな方法でもよいが，他人の援助なしで可能．
6. 移動	15	自立	介助や監視なしに45m以上歩ける．義肢・装具や杖・歩行器（車つきを除く）を使用してよい．装具使用の場合には立位や座位でロック操作が可能なこと．装着と取りはずしが可能なこと．
	10	部分介助	上記事項について，わずかの介助や監視があれば45m以上歩ける．
	5	車椅子使用	歩くことはできないが，自力で車椅子の操作ができる．角を曲がる，方向転換，テーブル，ベッド，トイレ等への操作等．45m以上移動できる．患者が歩行可能なときは採点しない．
7. 階段昇降	10	自立	介助や監視なしに安全に階段の昇降ができる．手すり，杖，クラッチの使用可．杖をもったままの昇降も可能．
	5	部分介助	上記項目について，介助や監視が必要．
8. 更衣	10	自立	通常着けている衣類，靴，装具の着脱（こまかい着かたまでは必要とし条件としない：実用性があればよい）が行える．
	5	部分介助	上記事項について，介助を要するが，作業の半分以上は自分で行え，妥当な時間内に終了する．
9. 排便自制	10	自立	排便の自制が可能で失敗がない．脊髄損傷患者等の排便訓練後の坐薬や浣腸の使用を含む．
	5	部分介助	坐薬や浣腸の使用に介助を要したり，ときどき失敗する．
10. 排尿自制	10	自立	昼夜とも排尿自制が可能．脊髄損傷患者の場合，集尿バッグ等の装着・清掃管理が自立している．
	5	部分介助	ときどき失敗がある．トイレに行くことや尿器の準備が間に合わなかったり，集尿バッグの操作に介助が必要．

全介助の0点から全項目自立の100点に分布します（表14）[21]．

比較的容易に評定でき，信頼性が高いことが特徴です．反面，得点の段階付けが粗いため，対象の変化を反映しにくい面があります．

わが国の脳血管障害の場合，40点以下であれば食事，整容，排泄は全介助か部分介助，65点以上でそれらは自立，85点では対象の65％以上が歩行自立であると大まかに判断できます[22]．

III. 脳血管障害に対する理学療法―急性期―

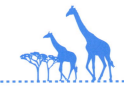

> **到達目標**
> - 脳血管障害に対する理学療法評価の考え方および一般的な臨床思考過程について理解する．
> - 急性期における理学療法の目標と予後予測について理解する．
> - 急性期におけるリスク管理（特に開始基準と中止基準）について理解する．
> - 急性期における理学療法の具体的な進め方について理解する．

　脳血管障害による片麻痺とは，本来一側性半身の運動麻痺を意味します．この疾患の特徴は運動麻痺を主要症状として多彩な後遺障害をもたらす点です．

　しかし，半側の麻痺だけという単純なものはむしろ少なく，脳の損傷部位やその拡がり，左右内頸動脈および椎骨動脈間の連絡，代償機能の良否，側副血行路（バイパス）の形成，脳の可塑性に基づく機能的変化などにより多様な麻痺体系が形成される可能性があり，さらに高次脳機能障害を含む複雑な病態をもたらします．

　このように，脳血管障害による症状は多種多様であり，そのため障害構造が複雑となることが多いことから，的確な評価が求められます．

　本章では，まず患者の障害像を捉え，適切な理学療法介入を進めるうえで不可欠となる理学療法評価について解説した後，脳血管障害患者に対する急性期における理学療法について詳しく述べたいと思います．

1 理学療法評価

　理学療法評価とは，**患者のもつ症状や障害を把握して，それらの情報を分析して日常生活を困難にしている原因を追及していく過程**であり，さらに，**日常生活を困難にしている原因に対して治療方針を立て，その治療結果を確認し，患者の将来を予測する過程**といえます．脳血管障害患者では，特に基本的な日常生活能力が制約されることが多く，その改善を図るために，実行能力や残存機能に関する詳細な評価が必要となります．

　現在，理学療法評価では，**ICIDH (international classification of impairment, disability, and handicap)** および **ICF (international classification of functioning)** の2つの障害モデルが利用されていますが，前者は**急性期から回復期**，後者は**回復期から維持期**の患者をそれぞれ評価する際に有用であり，理解しやすいと考えられます．

　脳血管障害患者の障害像を捉えるための検査・測定項目は**表15**に示すとおりですが，ここでは，個々の検査・測定の実施方法の解説は省略し，評価の進め方および臨床思考過程について説明することにします．

2 臨床思考過程

　一般的な臨床思考過程は次のとおりです[23]．

> **コラム⑬　統合と解釈とは？**
>
> **統合と解釈**とは，収集した情報や検査・測定によって得られた情報と，「患者にとって何が最も重要（必要）なものか」，「そのためには何を獲得すべきか（必要な機能は何であるか）」ということを統合する思考過程を意味します．その過程で重要なことは，「すべての情報を統合して患者のもつ障害像を把握すること」です．すなわち，活動制限（能力障害）と機能障害の因果関係を明らかにすること，機能障害間の関連性を理解すること，機能障害の原因を理解することになります．次に，障害の予後について検討することです．これは，参加制約（社会的不利）を考慮に入れて，機能障害と活動制限（能力障害）の改善可能性と必要性を考えることです．

初期情報収集
↓
検査・測定の実施
↓
問題点の抽出
↓
目標設定（短期・長期）
↓
治療方針およびプログラムの立案

　他部門からの情報は必ず事前に入手しておかなくてはなりません．理学療法評価では予想されるリスクを確認し，慎重に進める必要があります．また情報収集は初期だけでなく，この過程全体にわたって随時追加されます．

　目標設定は状況に応じて変更されたり，治療経過や検査・測定から再評価が行われたりすることがしばしばあります．

　脳血管障害患者に対する評価では，検査・測定の結果，数多くの異常（正常からの逸脱）箇所が問題点として指摘されますが，それらがすべて理学療法の治療対象となるわけではありません．

　通常，患者情報ならびに検査測定結果の要約から**統合・解釈**を経て，治療方針の決定および目標設定，それに対応する治療プログラムの立案が行われます（コラム⑬）．

　急性期では心身機能・身体構造および活動（一部）に関する評価が中心となりますが，すべての検査・測定が行えないこともあり，限られた評価結果から判断することになります．

表15　脳血管障害患者に対する一般的評価項目

1) 心身機能・身体構造
   ①意識・覚醒レベル
   ②コミュニケーション能力
   ③脳神経障害
   ④記憶・認知機能
   ⑤反射異常
   ⑥感覚障害
   ⑦筋緊張異常
   ⑧関節拘縮・変形
   ⑨麻痺側随意運動
   ⑩筋力低下
   ⑪基本動作能力
   ⑫歩行能力
   ⑬動作分析
2) 活動（基本的日常生活活動の状況）
   ①食事
   ②更衣
   ③排泄
   ④整容
   ⑤入浴
   ⑥起居・移動動作
   これらの総合評価として，FIMやBarthel Indexが用いられる．
3) 参加
   ①職業（役割）
   ②通勤手段，時間
   ③趣味
4) 個人因子
   性格，趣味，家族関係
5) 環境因子
   住環境

3　脳血管障害の急性期における理学療法の目標と予後予測

ⓐ 目標設定

急性期では救命措置や症状の増悪を防止するた

表16 急性期における理学療法のポイント

1. 良肢位の保持と積極的な体位交換の実施
2. 関節可動域運動（他動→自動介助）の実施
3. 早期に座位へ移行
4. ベッド上動作練習の実施
5. 麻痺肢の運動の開始，非麻痺肢の強化
6. 活動性の低下（制限）による体力低下の防止

めの治療が優先されます．この時期における理学療法の目標は，以下のとおりです．

① 関節拘縮や褥瘡などの廃用症候群をできるだけ防止すること．
② 早期に座位や寝返り・起き上がりによる離床を促すこと．

特に，意識障害を伴っていたり，基礎疾患や併存疾患が重症であったりして，基礎体力の低下がある場合には，過度の安静を避ける対応がよりいっそう必要となります．

次に，急性期における理学療法のポイントを表16に示します．この時期は，内科的治療や管理が優先されますので，通常，理学療法は病室（ベッドサイド）で開始されるのが一般的です．限られた時間に必要なことを要領よく進めなくてはなりません．そして，この時期における身体機能に関する予後予測は，目標設定・下肢装具の早期使用などのプログラム作成と関連するので重要です．

急性期では，入院後に麻痺が悪化する場合もあるので，随意運動の評価は経時的に行う必要があります．2割強の患者で発症第2病日以降も症状，障害の進行が続く場合があるとされています．

b 予後予測

① 重症度による影響

一般に，**発症時の重症度**ならびに**年齢**が機能的予後に大きく影響します．

遷延性意識障害・認知症・高度の心疾患（うっ血性心不全が主）**・両側障害**を有する場合には，さらに機能的予後は不良となると考えられています．

1990年代にDuncanらが脳血管障害患者の運動機能について重症度別に予後を調べた有名な研究を紹介します．図14に示すように，初期の重症度にかかわらず，発症後30日まで急速に運動機能の回復がみられます．中等度および重度の脳血

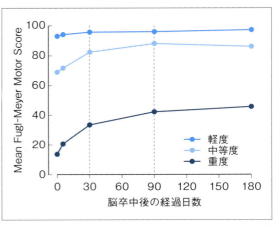

図14 重症度の違いによる脳卒中後の機能回復経過[23]

管障害患者では，90日に至るまで緩やかに改善が認められています．したがって，臨床では，脳卒中発症3か月後までを"重大な期間"として考えられています．

一般的に脳出血は脳梗塞より意識障害の発生頻度が高く，脳出血で58％，くも膜下出血36％，脳梗塞28％に意識障害が認められ，脳出血では，意識障害の高度の例が多いとされています[24]．

意識障害は機能予後とも密接に関連し，意識障害の軽いものほど独歩退院の比率が高い[25]と報告されています．意識障害を確認する際に，病識や注意障害の有無についても評価する必要があります．

② 併存疾患や合併症の影響

高齢（80歳以上）になるほど，併存疾患や合併症のために理学療法を中止せざるを得ないことが多くなり，廃用性症候群を起こし寝たきりになることも多いのです．肺炎はその代表的な例といえます．

麻痺が重度な場合，内科的疾患の合併率は26.8％と高くなります．また筋骨格系疾患の増悪は急性期リハビリテーション中の患者の12.4％にみられ，最も多いのが変形性膝関節症（不動による関節炎）で，脳卒中発症1か月前後に合併することが多いとされています．

③ 随意運動の回復

発症後1〜3週前後から随意運動の改善や筋緊張の亢進がみられない場合は，回復良好と考えられます（**コラム⑭**）．随意運動の回復よりも連合反応，深部腱反射，筋緊張亢進が顕著となる場合

> **コラム⑭**
> **機能回復に影響を与える要件**
>
> 脳損傷後の機能回復に影響を与える要件として，次のような点が挙げられます．
> ① 脳損傷後の機能回復は，脳の可塑性への依存度が大きい．
> ② 脳の可塑性は，運動（スキル）学習と綿密に関連している．
> ③ 損傷後の機能回復メカニズムは，喪失した機能を完全に回復しようとするものではなく，機能補助として働く割合が多い．
> ④ 損傷後の早期リハビリテーションは，機能回復を促すだけでなく，運動の質も改善する可能性がある．
> ⑤ 機能回復には多くの因子が関与しており，多方面からのアプローチ（集学的アプローチ）が必要である．

は回復不良といえます．上下肢とも，発症後2週以内にstage Ⅳ以上なら年齢を問わず6か月以内にほとんどがstage Ⅵまで回復するという報告もあります．二木によると，発症1か月でstage Ⅲの場合stage Ⅵまで回復する患者は2割程度で，stage Ⅳの場合では，stage Ⅵまで回復するのは半数程度とされています[26]．

4 脳血管障害の急性期におけるリスク管理

　脳梗塞の場合も脳出血の場合も，再発を予防することが重要となります．脳血管障害の基礎疾患として，高血圧・糖尿病・心疾患（弁膜症・心房細動）が挙げられ，これらがきちんとコントロールされていることが重要です．

　一般に，脳梗塞では血圧の低下に注意し，脳出血では血圧の上昇に注意します．

　脳梗塞では，脳血流の自動調節能が破綻した結果，血圧の低下が起こると脳血流の低下を招く可能性があり，その結果，脳の神経細胞にさらにダメージを与えることになります．不用意な頭部挙上操作が起立性低血圧と脳血流の低下を招くおそれがあるため，初めて患者をベッドの端に座らせて足を下ろすような場合（この姿勢のことをダングリングとよびます）には，特に血圧低下に注意する必要があります．血圧の変動（特に下降）は脳梗塞を悪化させる原因となりますので，厳密にコントロールすることが重要です．

　一方，脳出血では，出血後に血腫は徐々に吸収されていきますが，初期には元の出血部位から再出血を起こさないよう，血圧の上昇に注意が必要です．脳出血では，出血部位からの再出血の防止に努めなくてはなりません．

　なお，脳梗塞例や大脳皮質の出血例では，発症後しばらく経過して突然，痙攣（遅発性痙攣発作[late seizure]）を起こす例もあります．

ⓐ リハビリテーション開始基準

　脳血管障害の重症例では，さまざまな合併症を高率に有していることが多く，しばしばリハビリテーションの阻害因子となります．脳出血と脳梗塞では，若干対応が異なります．一般にリハビリテーションの開始は脳出血後のほうが遅くなることが多いものです．

　リハビリテーション開始基準は原則として，以下の項目について確認します．

① 意識レベルがJCS（Japan Coma Scale：日本昏睡尺度）で1桁であること
② 運動禁忌となる心疾患や全身性の合併症がないこと
③ 神経症候の増悪がないこと

　この他，バイタルサインが安定していることが開始条件として挙げられます．実際には，リハビリテーションの開始は担当医の判断に委ねられており，必ず確認が必要となります．

　理学療法を安全に実施するためには，開始基準と中止基準がそれぞれ明確になっていることが必要です．急性期における理学療法の開始基準は表17のとおりです．

ⓑ リハビリテーション中止基準

　理学療法（リハビリテーション）の中止基準としては，一般にアンダーソン・土肥の基準（表18）

表17 急性期における理学療法の開始基準[5)]

1. 一般原則：意識障害が軽度（JCSにて10以下）であり，入院後24時間神経症状の増悪がなく，運動禁忌の心疾患のない場合には，離床開始とする．
2. 脳梗塞：入院2日までにMR/MRAを用いて，病巣と病型の診断を行う．
   ①ラクナ梗塞：診断日より離床開始する（発症入院当日から離床開始）．
   ②アテローム血栓性脳梗塞：MRI/MRAにて主幹動脈の閉塞ないし狭窄が確認された場合，進行型脳血管障害（progressing stroke）へ移行する可能性があるため，発症から48〜72時間は神経症状の増悪が起こらないことを確認して離床開始する．
   ③心原性脳塞栓：左房内血栓の有無，心機能を心エコーにてチェックし，左房内血栓と心不全の徴候がなければ離床開始とする．経過中には出血性梗塞の発現に注意する．
3. 脳出血：発症から24時間はCTにて血腫の増大と水頭症の発現をチェックし，それらがみられなければ離床開始する．
   脳出血手術例：術前でも意識障害が軽度（JCSにて10以下）であれば離床開始する．手術後翌日から離床を開始する．
4. 離床開始ができない場合：ベッド上にて拘縮予防のための関節可動域運動と健側筋力増強運動は最低限実施する．
5. 血圧管理：離床時の収縮期血圧上限を脳梗塞では200〜220mmHg，脳出血では160mmHgと設定し，離床開始後の血圧変動に応じて個別に上限を設定する．

表18 アンダーソン・土肥の基準

1. 運動を行わないほうがよい場合
1) 安静時脈拍数120/分以上
2) 拡張期血圧120mmHg以上
3) 収縮期血圧200mmHg以上
4) 労作性狭心症を現在有するもの
5) 新鮮心筋梗塞発症から1か月以内のもの
6) うっ血性心不全の所見の明らかなもの
7) 心房細動以外の著しい不整脈
8) 運動前すでに動悸，息切れのあるもの
2. 途中で運動を中止する場合
1) 運動中，中等度の呼吸困難，めまい，嘔気，狭心痛などが出現した場合
2) 運動中，脈拍が140/分を超えた場合
3) 運動中，1分間10個以上の期外収縮が出現するか，または頻脈性不整脈（心房細動，上室性または心室性頻脈など）あるいは徐脈が出現した場合
4) 運動中，収縮期血圧が40mmHg以上または拡張期血圧が20mmHg以上上昇した場合
3. 次の場合は運動を一時中止，回復を待って再開する
1) 脈拍数が運動時の30％を超えた場合，ただし，2分間の安静で10％以下に戻らない場合は，以後の運動は中止するか，きわめて軽労作のものに切り替える
2) 脈拍数が120/分を超えた場合
3) 1分間に10回以下の期外収縮が出現した場合
4) 軽い動悸，息切れを訴えた場合

コラム⑮　急性期におけるリスク対応

アンダーソン・土肥の基準は，主として呼吸・循環器系の指標に関する基準を設けたもので，この他にも転倒・転落，感染症，廃用症候群や誤用症候群などのリスク対策を講じておくことが必要です．

特に，転倒・転落事故は骨折を起こす危険性が高く，リハビリテーション期間（入院期間）の延長をもたらすことになり，大きな阻害因子となります．

そして，急性期では特に，脱水，低栄養，感染，低酸素，高血糖などが起こりやすいので注意が必要です．したがって，
- 血糖値
- 血圧
- 酸素飽和度
- 栄養状態，脱水の有無（程度）
- 体温

などの管理は欠かさないようにします．これらの項目は，回復期以降においても原則として注意を払う必要があります．

が用いられます（コラム⑮）．

5　脳血管障害急性期における理学療法介入

早期離床の考え方が浸透してきたため，最近では，以前ほど褥瘡予防のための体位交換が重要視されなくなっていますが，良肢位の保持（ポジショニング）も含め，積極的な体位の交換を心がけるようにします（図15，表19）．特に，意識障害が重度の場合には注意が必要です．

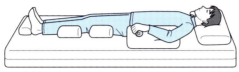

1. 頸部の回旋（屈曲）は最小限にする
2. 肩関節の後方突出（retraction）は避ける
3. 麻痺側上肢は心臓よりも高く保持させる
4. 手関節は軽度背屈位，手指は軽度屈曲・母指対立位とする
5. 股関節・膝関節は軽度屈曲位とする
6. 股関節外旋は防止する
7. 足関節は90°背屈位とする
8. 踵部の褥瘡の防止に（ドーナツ枕など用いて）努める

背臥位では，患側下肢の足関節には砂嚢をあて，中間（直角）位に保つ（尖足予防）．
股関節外旋を防ぐために，大腿・下腿の外側にも長めの砂嚢を置く．
上肢の下にはクッションをあて，上肢をクッションの上にのせて手先が心臓より高くなるようにする（浮腫の予防）

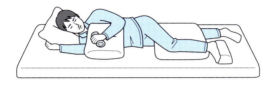

側臥位では，患側を上にすることを原則とする．
砂嚢により足関節をできる限り中間（直角）位から背屈位に保つ．
膝の間にはクッションをはさむ．患側上肢は心臓の高さ以上に保つ．
どちらの姿勢でも手先には包帯を巻いたもの（ハンドロール）を握らせる．

図15　ポジショニングの実際と留意点[29]

表19　臥位をとる際の留意点

背臥位	・低い枕を使用し，頸部の過度な屈曲を避ける ・肩甲帯は前方突出となるように背面にクッションを入れる ・肩は上腕骨頭の下方への落ち込みを防ぎ，外旋位とする ・肘と手は伸展位，前腕は回外位，手は機能的肢位（手関節軽度背屈・手指軽度屈曲，母指対立位）とし，手にロールを握らせるのもよい．上肢全体をやや高く保持する ・股関節・膝関節ともに軽度屈曲位とし，大腿骨大転子と外果部分にウェッジを入れ，下肢が股関節外旋位となるのを防ぐ ・足部は足趾も含め底屈位（尖足位）となるため，できるだけ90°背屈位を保持する
側臥位	非麻痺側を下にするのが原則で，上腕部が体の真下に入らないように，肩甲帯を前方突出し，前方へ出しておく ・両下肢は軽度屈曲位とし，この姿勢を安定させる ・身体の前面にクッションを置き，麻痺側上肢で抱え込むようにする ・両下肢の間にクッションを挟み，できるだけ下肢同士が接触しないようにする
腹臥位	（この肢位をとることは実際にはほとんどないので省略）

座位開始基準を参考に，できるだけ早期から座位練習を開始します．座位時間を漸増し，ギャチアップによる座位が十分可能となれば，車椅子，端座位，起座練習へと順次進めます．

a 早期の関節可動域運動
① 基本的な考え方

脳圧が亢進していたり，重篤な不整脈が出現したりしている場合以外は，全身状態が多少不安定であったり意識障害があったりしても，発症後

コラム⑯　リハビリテーション介入の目的

　脳卒中後のリハビリテーションの第一の目的は，できるだけ早期に発症前の体力レベルに戻すことです．筋力低下を主体とする廃用症候群は早期から起こると考えられます．身体を支える抗重力筋が働かなければベッドで寝たきりを余儀なくされることになり，全身の体力および心肺機能の低下が起こります．このことをディコンディショニング (deconditioning) とよんでいます．

　第二の目的は脳卒中および心疾患の再発予防です．有酸素運動を継続することには，血糖値の低下，減量，血圧降圧，CRP低下，脂質異常の改善などの効果が認められており，血栓の生成も予防可能となります．

　第三の目的は心肺機能を改善・向上することにあります．年齢，性別を問わず定期的な運動は脳卒中のリスクを減らす効果があります．喫煙，肥満，飲酒，高血圧，高血糖，心疾患の家族歴にか

わらず，運動は心肺機能を改善し，結果として良好であれば脳卒中による死亡率を低下させます．これらの点は，急性期から維持期にわたる脳卒中患者すべてに共通するもので，理学療法士は常に念頭に置く必要があります．

　ところが，通常，理学療法における運動負荷時の心拍数設定が不十分な場合，すなわち心拍数が上がらないほどの低負荷であればトレーニング効果も期待できません．後遺症は有するものの，再発を恐れるあまり，いつまでも低強度の理学療法プログラムを提供していることは避けるべきです．心臓リハビリテーションでは早期に適切な強度の運動から開始し，速やかに日常生活が可能となるようにプログラムされています．安静臥床に伴う体力の低下をできるだけ防止することが重要視されています．

24時間以内に関節可動域運動を開始します（コラム⑯）．

　初期には麻痺肢の筋緊張は低いことが多く，関節拘縮は起こりそうにないように思われますが，これは誤りです．むしろ，筋緊張が低いからこそ，丁寧に可動域運動を行う必要があります．この時期における関節可動域運動実施の原則を表20に示します．

　関節可動域運動は背臥位で行うことが多いですが，脳卒中患者にとってこの肢位は姿勢反射（緊張性迷路反射）の影響を受けやすく，下肢の伸筋群の緊張が亢進していることが多いのです．このような場合には，側臥位などに姿勢を変えると筋緊張が低下し，関節可動域運動や筋の伸張が行いやすくなります．また，上肢では非対称性緊張性頸反射（ATNR），下肢ではMarie-Foix反射などを利用して，亢進した筋緊張の抑制を図りながら動かすようにします．

② 実施方法

　麻痺側では，手指（屈曲拘縮→伸展制限，※伸展拘縮→屈曲制限の場合もある）および手関節

（屈曲拘縮→背屈制限），膝関節（屈曲拘縮→伸展制限），足関節（尖足拘縮→背屈制限）に高率に可動域制限が起こるので，筋の伸張を含む関節運動を早期から丁寧に行うことが大切です．

　手指および前腕屈筋群の緊張が亢進し，「手関節が掌屈かつ手指全体が屈曲位で，しかも母指が手掌内に入った状態（thumb in palm）」では，まず手首をさらに掌屈しながら，母指を引き出し伸展・外転すると，残りの四指が伸展しやすくなります．そのうえで，手指屈筋群をゆっくり伸張するようにします．なお，このとき，手の腱作用（テノデーシス・アクション：手の背屈により深・浅指屈筋が固定され，手指の屈曲が生じる）を考慮して，手指の屈筋腱を過度に伸張しないように注意します．

ⓑ 麻痺肢への対応

　麻痺側上下肢にわずかでも随意的な運動が認められるようになったら，麻痺側の運動を単独に促すだけでなく，非麻痺側上下肢と同時に麻痺側上下肢を同時に動かすようにします．

表20 関節可動域運動実施の原則

1. 関節拘縮はいったん生じると，その改善に多くの時間と労力が必要となるので，できるかぎり予防することが重要である．
2. 伸張運動は，拘縮の改善には不可欠であるので十分に行うこと．
3. 疼痛を起こさないように，関節運動はできるだけゆっくり行うこと．
   特に麻痺側肩関節の可動域運動を行う際には，愛護的に行うこと．
4. 随意運動が困難であっても，患者に運動を目視してもらうように促すこと．
   初期には他動運動が中心であるが，随意運動の回復に伴い，自動介助や自動運動で行えるようにする．
5. 痙縮（筋緊張が異常に亢進している場合）がある場合，できるだけ過剰な努力をさせないようにし，抵抗を加える場合にも，その強さを調節するようにすること．
6. 急性期では弛緩性麻痺の状態であることが多く，特に肩関節は過度の運動で痛みが起こりやすいため注意が必要である．

例
- 下肢伸展挙上（SLR）：特に非麻痺側下肢を中心に行います．
- 麻痺側上肢や下肢に対しては，他動運動や自動介助運動だけでなく，可能であれば，介助しながら，下肢は背臥位で立て膝保持や，プレーシング（他動的に移動した四肢を空間に保持すること）を行います．

c 筋力強化

① 基本的な考え方

安静臥床によって，特に下肢の抗重力筋の筋力は急速に低下することから，できるだけ早期から筋力の維持に努めるようにします（コラム⑰）．ベッド上では実施可能な運動種目に限界があるため，できるだけ早期に車いすに移行し，座位や立位，立ち上がり動作などにより抗重力筋を中心とした体幹および下肢の筋力強化を促すようにします．

② 実施方法

ブリッジ運動（図16）：股関節周囲筋の筋活動を促し，同時収縮による股関節の安定性を向上することをねらいとして行います．ベッド上ではブリッジ運動やSLR運動，さらに一側の下肢を屈曲位から伸展する（kicking）運動などが行われま

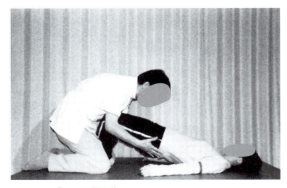

図16 ブリッジ運動
大殿筋の収縮を確認しながら，必要以上に脊柱を伸展しないように，また骨盤を上方に引き上げすぎないようにする

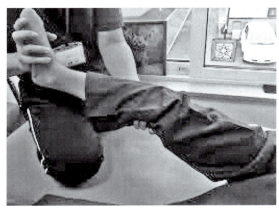

図17 kicking運動
足底に抵抗を加えながら，下肢全体を伸展させる

す（図17）．なお，上肢の運動や等尺性運動は血圧を上昇させやすく，これらの運動は「いきみ」を伴うことが多いため，早期であるほど十分な注意が必要です．

d 運動療法

① 基本的な考え方

脳血管障害患者に対する運動療法の主な目的は以下のとおりです．
① 現在できないこと（困難なこと）をできるようにすること
② 不十分な機能をより改善させること
③ 限定（固定）化された運動パターンを多様な方法でできるようにすること（自由度の拡大）
④ 効率の高い，安全な機能的動作を獲得すること
   ただし，理学療法（リハビリテーション）は時間が限定されている（time bounded）ので，すべ

コラム⑰　片麻痺者の筋力

　片麻痺患者健側下肢の筋力は**健常者（同年代）の50～70%程度低下**しているとの報告があります．筋収縮が最大筋力の20%以下になると，筋力は低下していくと考えられています．最大筋力の20～30%以上で筋力を強化することは可能ですが，麻痺筋では（最大筋力の）せいぜい数%程度しか発揮できないため，麻痺筋を強化するのは実際には不可能と考えられます．また，廃用による**筋萎縮の進行速度は，筋力強化の3～4倍の速さで進行し，全く動かさないでいると1週で20%程度も筋力低下が起こる**とされています．

　したがって，初期から非麻痺側の筋力強化プログラムを入れて，可及的に麻痺側，非麻痺側ともに廃用による筋萎縮を予防することが重要です．まずは非麻痺側の筋力強化を優先すべきです．

 ## コラム⑱　脳血管障害急性期における脳循環障害

　脳血管障害急性期では脳循環が障害され，再発や梗塞巣の拡大などのリスクがあります．
①脳浮腫：発症後3～4日までに増大のピークがあり，浮腫の増悪は5～7日間に及ぶことがあります．頭部挙上操作，座位練習は頭蓋内の静脈灌流を増大させます．
②脳血流自動調節機能の障害：発症後3～4週間は続くとされます．特に高血圧患者では，脳血流維持の安全域が狭いので血圧降下（起立性低血圧など）の影響を受け，梗塞巣の拡大が起こりやすくなります．体血圧の低下が脳血流の低下を起こす可能性を高めます（**図**）．

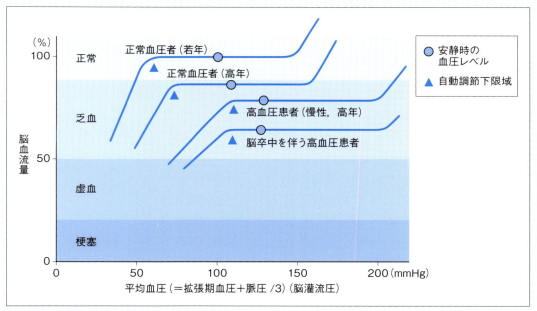

脳循環の自動調節能[28)]
脳灌流圧のある範囲では，脳血流は一定に保たれる．
正常血圧者（若年，高年）と比べ，高血圧患者（慢性高年）や脳卒中患者では，安静時の脳血流量が低下するとともに，脳血流が一定に保たれる灌流圧の範囲が右方に偏位している．これらの患者では平均血圧が100 mmHgを下回る辺りから脳血流が低下していく．

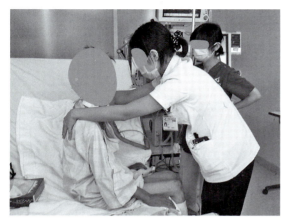

図18　ベッドサイドにおける座位練習

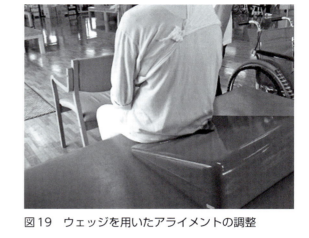

図19　ウェッジを用いたアライメントの調整

ての機能を獲得したり，改善したりすることは困難です．評価を通じて，獲得すべき機能や達成すべき必須の課題について，その改善可能性を判断し，優先順位を決めたうえで，理学療法を実施しなくてはなりません．

② 実施方法
● 端座位

ベッド上から開始する場合，血圧の変動に注意しながら端座位を保持することから始めます（図18）（コラム⑱）．

座位では，静的なバランスのトレーニングとして，まずアライメントの修正を行うことによって安定した座位を獲得します（コラム⑲）．

片麻痺患者では，麻痺側に身体が崩れないよう無意識に非麻痺側に体重を移動するため，非対称的な姿勢をとることが多くなります．これは立位の場合でも同様です．**非対称的な姿勢を修正し，正しいアライメントに近づけ，安定した座位や立位をとれるようにすること**が初期のトレーニングのねらいです．

次に，姿勢を保持できる範囲で，頭部を上方や後方，左右に動かすことで重心の移動を変えてみるようにします．バランスが著しく不良な患者では，こうしたわずかな頭部の運動でも姿勢を崩すことが多いのです．

一方，座位で身体が麻痺側に傾いてしまい，自力では修正が困難な場合には，麻痺側殿部にウェッジを挟むことによって，アライメントを修正することが可能となります．また，骨盤の後傾が認

> **コラム⑲　バランス障害**
>
> バランス障害とは，**運動課題に対し，周囲の環境に適応して姿勢を制御するシステムが十分に発揮されないこと**を意味します．姿勢制御の観点からバランス能力を定義すると，「静止姿勢や動作中の姿勢を保持する能力や，不安定な姿勢から速やかに姿勢を回復させる能力」といえます．脳卒中患者のバランス障害は，運動麻痺や筋緊張異常，協調運動障害，感覚障害，視覚・聴覚異常などから生じる姿勢調節障害，注意・見当識障害，身体失認や身体部位の同定障害（プッシャー現象，重心後方偏位），半側空間無視，失行など多様な問題から生じると考えられます．座位・立位バランス障害は，セルフケアや移動動作を遂行するうえで非常に大きな問題となります．

められ，座位で後方にバランスを崩しやすい場合にもウェッジは有効で，骨盤の前傾に伴い脊柱が直立位に近づくことで，体幹の抗重力筋が作用しやすくなります（図19）．これは，立ち上がりの準備姿勢としても重要です．

● 立ち上がり

立ち上がりは，初回は支持物（手すりやテーブル等）を利用して行うようにします（図20）．支持物を利用しても立ち上がれない場合には，座面

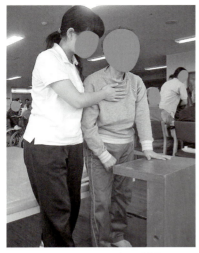
図20 立ち上がり動作の練習

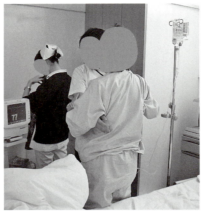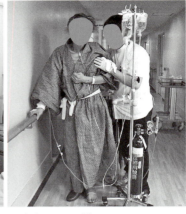
図21 立位のバランストレーニング

を高くしたり，介助量を多くしたりするなど工夫します．血圧の変動の有無を確認しながら，立ち上がりの回数を増やしていきます．

● 立位のバランストレーニング

立位保持ができるようになったら，徐々に重心（荷重中心）を支持基底面の中で移動させるトレーニングを開始します（図21）．立位で顔を上下・左右に向け，さらに体幹の動きもこれに加えていきます．さらに，難易度を考慮しながら，前後・左右のテーブルの上に置かれたコップに手を伸ばす（リーチ），立位の向きを変える，等の課題を加え，徐々に立位の安定性限界を高めていくようにします．動的なバランスの練習では，壁に背をつけて行うことで前額面の安定性を高めるようにすると，難易度を下げることができます．

e 基本動作練習

基本動作練習として，特に重要となるのは，「起き上がり動作」と「立ち上がり動作」の2つで，これらに共通するのは<u>抗重力運動</u>であるという点です．これらの動作では体幹と上下肢の運動が連動して行われる必要がありますが，特に起き上がり動作では，患者は初期に身体の使い方がわからず混乱することが多いのです．また，回復期以降も獲得できていない場合も少なくありません．

基本動作の練習では，患者に適した方法を正しい順序で指導することが必要です．すなわち，難易度の調整（寝返りの回転半径を小さくする，立ち上がりの座面を高くする，等）を行うことによって，確実に達成できるレベルから徐々に難易度を上げていくようにします（図22）．

一般には，背臥位→寝返り→起き上がり→座位の一連の動作を，いくつかの部分に分けて練習し（部分法），最後に必ず一連の動作として行う（全体法）ように進めます．

f ADL指導

この時期の患者は病室で過ごす時間が長く，並行して行われる内科的治療（点滴，心電図モニター，酸素療法，等）が行われるため，ベッド上が中心となります．

理学療法では，基本的な日常生活活動のうち，起居動作の獲得がおもな目標となります．食事や更衣を行うためには，安定した座位の獲得が必要となります．ギャッチアップによる座位保持から端座位保持が可能となるように順次進めます．

座位が安定すれば，食事動作や更衣動作などのトレーニングを徐々に始めます．ベッド上の起き上がりや座位の練習から開始し，さらに可能であれば，車椅子へ移動し，立ち上がりや移乗動作の練習も行います．

● 移乗動作の練習

立位バランスがある程度改善されたら，ベッド－車椅子間の移乗動作を開始します．この動作の

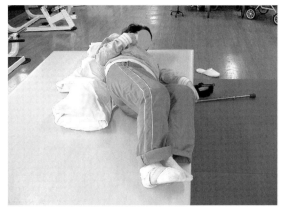

図22 寝返り〜起き上がりの練習
身体の回転半径を小さくし，寝返りを容易にする．
この課題では，身体の使い方やタイミングを習得することがねらいとなる．

遂行能力を確認した後，(洋式)トイレの便器への移乗を練習します．
　原則として非麻痺側からの移乗方法を行いますが，ある程度可能となったら，麻痺側からの移乗練習も行います．いずれの場合にも，まず理学療法士が移乗方法を演示（デモンストレーション）したうえで，患者を誘導（介助）すると効果的です．

Ⅳ. 脳血管障害に対する理学療法―回復期―

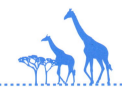

到達目標
- 回復期における理学療法の目標設定について理解する.
- 回復期における機能改善の進め方について理解する.
- 補装具の利用について理解する.
- 基本動作の獲得方法について理解する.
- ADLに関連した種々のトレーニング方法について理解する.

1 目標設定

　回復期は,急性期を脱して全身状態も安定した時期であるため,本格的な理学療法を実施します.
　この時期の目標は,次のとおりです.
① 残存機能や能力を最大限に引き出すこととともに麻痺の回復も促進する.
② 急性期に引き続いて基本動作の獲得を図る.
③ 体力低下（心肺機能の低下）の防止を目的として活動量を増大させる.
④ 歩行を主とする移動手段を獲得するとともに,ADLの自立度を高めることによって社会復帰の準備を行う.
　この時期には,機能障害レベルの改善が得られなくても,能力障害（活動）レベルの改善が期待されることがしばしばあります.

2 リスク管理

　脳血管障害の多くは,高血圧,糖尿病,心疾患などのリスク因子を原因として発症します.したがって,神経症状だけでなく全身状態を管理しながらリハビリテーションを実施する必要があります.

高血圧患者では,回復期以降も理学療法実施前後に血圧測定を行うようにします.併せて脈拍測定も行います.
　回復期および維持期におけるリハビリテーション開始時のチェック事項について,**表21**に示します.また,リハビリテーションの中止基準については,急性期と同様,アンダーソン・土肥の基準がしばしば利用されます（**表18**）.なお,原則的にこの基準に従うことでよいですが,判断に迷った場合には必ず担当医に相談し,判断を仰ぐようにします.

3 機能改善（関節可動域,筋力,随意運動）の進め方

ⓐ 関節可動域の維持および拡大
　関節可動域の維持・拡大は麻痺の程度に応じて,他動運動から自動介助で行うようにします.すなわち,麻痺が重度であれば,他動運動で行い,麻痺が軽度で随意運動が可能であれば,理学療法士による自動介助で行うようにします.
　関節可動域運動は随意運動を促すことにもなるので,できるだけゆっくりと四肢の運動を行い,その間,患者は当該肢を目視しながら行うようにします.肩関節については運動時の痛みの訴えが

表21 回復期および維持期におけるチェックポイント

項　目	変化点	チェックポイント
1）血圧	・降下や上昇に注意	・安静時血圧の把握 ・収縮期血圧の上限・下限値を設定 ・降・昇圧剤の投与の有無 ・左右差のチェック
2）心機能	・心拍数の変動 ・不整脈の出現 ・虚血性変化	・安静時心拍数およびリズムの確認 ・安静時の心電図波形を把握 ・運動時心拍数の上限値を設定
3）動脈血酸素飽和度（SpO_2）	・低下に注意	・波形のチェック ・安静時 SpO_2 の値を把握 ・SpO_2 の下限値を把握
4）内科的要因	・再発 ・痙攣発作	・他覚的所見，血圧，モニタリング，行動様式のチェック
5）行動様式	・転倒事故	・日常の行動様式 ・認知症の有無 ・高次脳機能障害の有無 ・転倒歴の把握 ・思い込み ・環境整備 ・服薬内容（睡眠導入剤の使用など）

コラム⑳　麻痺側上肢への対応

　筋緊張が低く随意運動が不良な場合に，しばしば三角巾が使用されます．しかし，三角巾の使用は肩関節の亜脱臼防止や改善，疼痛軽減には効果がないとされています．これに対して，三角筋，棘上筋への電気刺激は亜脱臼，疼痛軽減，運動機能改善に効果があることが報告されています．

　発症後，比較的早期から肩手症候群を起こし，肩関節，手関節および手指の有痛性の可動域制限を起こすことがあります．明らかな炎症所見が認められ，難治性で，痛みのコントロールが難しいのが特徴です．肩（肩甲上腕）関節では，外転・外旋方向に運動制限が認められることが多いです．

　なお，肩関節の痛みについては，「早期から外旋方向の可動域を維持することによって疼痛発生が予防できる」とのエビデンスがあります[31, 32]．

b 随意運動の改善
① 基本的な考え方

　随意運動の改善を図るには，麻痺肢の随意運動の程度に応じた方法を考えなければなりません．一般に，上肢では屈筋群，下肢では伸筋群の緊張が亢進することが多いものです．これは，筋（量）の割合に比例していることからも理解できます．しかも，患者の多くは力を入れやすいこともあって，これらの筋ばかりを使う傾向にあるので，これを是正する必要があります．

　実際には，できるだけ補助しながら，その拮抗筋を利用するように促します．たとえば，手指であれば，手指を曲げることと伸ばすことをバランスよく行うようにします．随意運動の改善を図ることは，やみくもに強い力で運動することではありません．患者が過剰に努力しないように配慮します．

② 実施方法

　原則的には，完全麻痺であれば，随意運動の一部を引き出すようにします．さらに随意運動がある程度認められるようになったら，自由度の拡大をねらって，共同運動から逸脱した運動（分離運動）を促すようにします．

　手指では総握りによる握離動作やつまみ（離

多いため，特に注意を払い，関節の保護に努めながら行う必要があります（コラム⑳）．

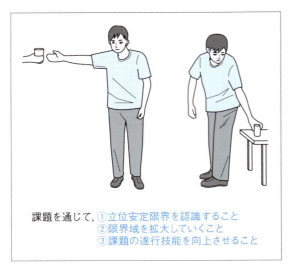

課題を通じて，①立位安定限界を認識すること
②限界域を拡大していくこと
③課題の遂行技能を向上させること

図23 リーチ課題（水の入ったグラスに手を伸ばす）を用いたバランストレーニング

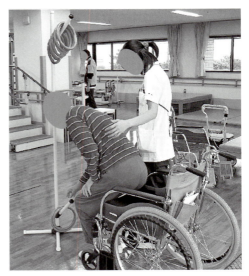

図24 輪入れを用いたバランストレーニングの例

し）を伴うような運動課題を設定します．これらがある程度可能となれば，タオルたたみのように両手を用いた運動課題を導入していきます．

また，麻痺側上肢については，三角巾による固定は避け，できるだけ早期から日常生活のなかで麻痺肢を動員するように促します．

トレーニングとしては，滑りやすいテーブルの表面を乾いたタオルで拭くような左右同時動作（ワイピング）から始めて，徐々に麻痺側上肢単独で行うように進めます（図23）．その際，運動課題の難易度を考慮して，単純なものからより複雑なものへと移行します．

下肢では，後述のステップ運動のように，歩行に関連した運動課題を通じて，随意運動（分離運動）を促すようにします．座位で麻痺側足部を用いた輪入れ（図24）などもよい方法です．

c 筋力の改善
① 基本的な考え方

麻痺側上下肢については，随意運動（分離運動）がある程度可能になった時点で実施することになります．

麻痺側下肢では，立位時や歩行立脚相における支持性を高めること，下肢の振り出しを促し，しかもうまく制御することを学習することが必要です．これらは筋力というよりも，筋のコントロール（制御）能力であり，筋緊張を亢進させること

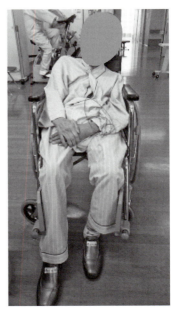

図25 片麻痺患者における座位（不良）姿勢

なくこの能力を高めることが望まれます．

また，非麻痺側下肢については，自転車エルゴメータや立ち上がり動作の反復練習を通じて，麻痺側下肢の運動と組み合わせて行うようにします．

体幹筋については，筋力強化というよりも，むしろ**体幹筋の制御能力を高める**というほうが適切です．**体幹の屈筋・伸筋・側屈筋および回旋筋の制御**について，食事・排泄・更衣動作などの日常

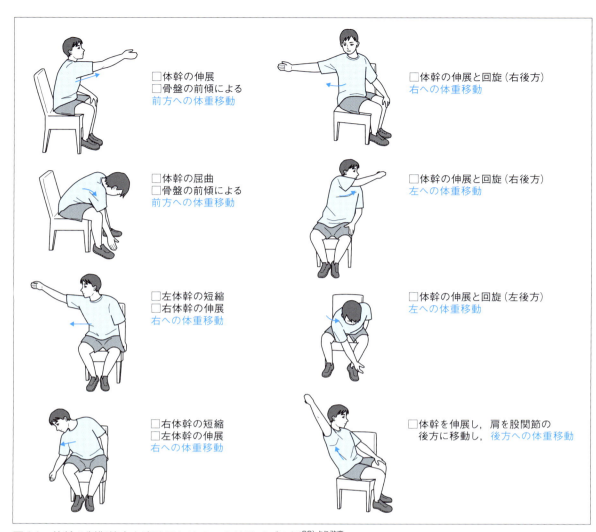

図26 体幹の制御能力を高めるためのエクササイズの例[33]より改変

生活の諸動作の実用的な遂行という視点から，その機能を向上させることが必要です．つまり，機能的な課題を通じて，実際の生活に必要な体幹筋の制御能力（筋力，関節可動性を含む）を改善させることが重要です．

なお，体幹筋の緊張が低く，制御能力が著しく低い場合には，端座位の保持も困難であり，車いす上でも麻痺側に姿勢が崩れてしまい，自己修正が困難なため，常に麻痺側に姿勢が偏倚した（不良）姿勢をとることが多いのです（図25）．

② 実施方法

体幹筋は普段は意識することなく使われているため，まず意識的に腹腔内圧を高めるようにして，意識して腹筋群を活動させるようにします．

このことは，体幹筋の緊張が低い場合には特に重要となります．この場合，背臥位ではなく，座位で両側の前腕をテーブルにのせ頭部・体幹を前傾させた状態で行うとよいでしょう．

次に，これらが可能となったら，前述のように，リーチ動作やサンディング動作を利用するようにします．これを繰り返しながら，上肢の運動に連動して，無意識に体幹筋が使えるようにトレーニングを進めます．その際，体幹の屈曲・伸展・側屈および回旋の各運動方向を伴う運動課題を設定するようにします（図26）．各運動方向とも小さな運動範囲から開始し，しだいに大きくしていきます．

さらに，床の上や棚の上に置かれたペットボト

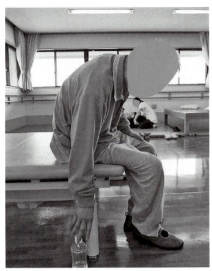

図27 床の上に置かれたペットボトルに手を伸ばし，拾い上げるトレーニング課題

ルに手を伸ばすこと（図27），あるいは，プラットフォームマットに座り，上肢を使わずに左右の殿部を持ち上げたり（骨盤を挙上したり），マット上を側方に移動したりする際に体幹をうまく制御することが要求されます．このような課題をトレーニングに組み入れることが必要となります．

4 補装具の利用

一般に，補装具が処方されるのは回復期が最も多いと考えられます．これは急性期の入院期間が回復期と比べて短いこと（処方から完成まで，仮合わせ後の修正を含み最低2週間程度必要となる），発症後間もないことから症状が安定せず，適応の判断が難しいことが挙げられます．

ⓐ 下肢装具の目的

下肢装具（特にAFO）の目的は**表22**のとおりですが，片麻痺者のAFOでは**一律に正常歩行を目指すものではなく**，膝関節の過度の伸展や屈曲をコントロールして**個々の片麻痺者に合った歩行をつくっていくもの**であると考えることもできます．

表22 下肢装具の目的

① 不安定膝に対して立脚期の安定を得る
② つま先を床から離れやすくする
③ 正常歩行パターンに近づける
④ 変形を予防する

表23 下肢装具の種類

① 長下肢装具
② 短下肢装具
　両側支柱付き靴型
　シューホンタイプ
　簡易型
　オルトップ®
　CEPA（セパ）®

ⓑ 補装具の種類と適応

脳卒中患者の歩行を早期に獲得するために，下肢装具の使用が勧められます．通常，補装具は長下肢装具と短下肢装具に大別されますが，患者の機能状態（随意的コントロールや支持性の程度，痙縮や変形の有無）に応じて，その適応が決定されます（**表23**）．

急性期では，手すりや平行棒を利用しても片脚支持が困難な場合には，膝装具や長下肢装具（KAFO）を用いて下肢の支持性を補償するようにします．

長下肢装具は下肢全体の支持性がまだ不十分な段階で，早期に起立・歩行練習を開始したい場合や，発病後日数が経って障害が重度であるが，歩行機能を維持したい場合にも使われます．

短下肢装具は，足首を支え，足の背屈を補助することが主な目的で広く使われますが，膝の支持性をある程度補強する効果も期待できます．

金属支柱付き短下肢装具は，麻痺が重度で下肢の支持性が著しく低い場合や，痙縮が強く変形を矯正する必要がある場合に使用されます．

プラスチック装具は軽量で市販の靴を履くことができ，屋内でも使用しやすいのですが，支持性は金属支柱付き装具よりも劣ります．

なお，下肢全体の支持が不良な場合には，体幹の支持性も低下していることが多く，この場合には単に補装具を使用しても効果が得られにくいことがあります．

このように，下肢装具は治療ツールのひとつで

あり，目的によって使い分けることが最も重要です．つまり，体幹，股関節を支持強化することが目的であればKAFOを使用し，膝や足部の動きを引き出す場合はAFOを使用するようにします．もちろん，AFOとして使用する場合には，体幹・股関節の安定性が必要となります．

c 装具作製の時期

装具を作製する時期は，下肢の機能（下肢の支持性や足部のコントロール）の改善が見込まれる可能性が低いと判断された場合や，将来，さらに改善が見込まれる場合であっても，その時点で明らかに装具の効果が認められ，機能的な動作の遂行に有効であると判断される場合が適当です．

d 代表的な歩行時の異常
① 立脚期
- 膝折れ（過度の屈曲）（立脚初期）：原因として，①ハムストリングスの過剰な筋活動，②足関節底屈筋力の低下が挙げられます．
 ①では共同運動として，下肢屈筋群（特に膝屈筋であるハムストリングス）の過度の屈曲が起こり，麻痺側下肢の支持性が失われます．
- 反張膝（立脚中期）：下肢の関節覚の低下や筋緊張の低下により膝の支持性が不良な場合，軽度の膝屈曲位で体重支持が行えず，膝が伸展方向に動きます．これは膝を伸展位に固定すること（ロッキング）を繰り返す場合にも起こります（コラム㉑）．
- 足底の外側接地：遊脚期から麻痺側足部は回外位をとることが多く，そのまま接地しようとすると，足部が外側から接地するため，支持基底面が小さく支持性は著しく不良となります．この結果，非麻痺側の振り出しが小さくなり，歩幅が狭くなるのです．

② 遊脚期
- 下垂足
 足の背屈が困難なために振り出しの際に前足部が床に接触してしまいます（クリアランスの低下）．正常歩行とは異なり，前足部接地→踵接地のように順序が変わります．代償運動として下肢の分回しが起こることが多くみられます．遊脚初期にみられる前足部の引きずり（toe dragging）は，この下垂足と同様，膝の屈曲と足背屈の制限がある場合に出現することが多いのです．
- 内反尖足
 内反を伴う尖足では，立脚期の足底が床に対して一部（外側面）のみの接触となるため，支持性が著しく損なわれます．下垂足と同様，前足部のクリアランスの低下が起こります．やむを得ず膝装具を使用する場合，膝を軽度屈曲位となるように装着し，大腿四頭筋の活動を促すようにします．膝を完全伸展位でロックした状態で体重支持することは避けなければなりません．
- 分回し歩行（遊脚中期）
 下垂足や前足部の引きずりを代償するために，麻痺側の骨盤の引き上げ（hip hiking）と分回し（circumduction）がしばしばみられます．また，非麻痺側足部の靴に中敷きを入れたり，足底を補高したりすることにより，改善できる場合があります．

コラム㉑ 膝折れや反張膝への対応

膝折れや反張膝が出現する場合には，その原因がどこにあるのか明らかにしたうえで，早期からの対応が必要となります．なお，初期にみられる軽度の反張膝は時間経過とともに改善されることが多くあります．また，反張膝に対しては膝屈曲位（モンキー）歩行を反復することで改善される場合もあります．いずれにしても，症状が固定化する前に対処することが大切です．

5 基本動作の獲得方法

回復期では，起居移動動作の練習が本格的に行われます．その際，実生活に即した起居動作における特定の課題について練習することが必要となります．

立ち上がり動作では，「座位から立位」，「立位か

ら座位」の練習をさまざまな座面（高さ，柔らかさ）で行うことが重要です（例：ソファ，車椅子，ベッド，肘かけのある椅子，肘かけのない椅子，揺れる椅子（ロッキングチェア），スツール，風呂場の椅子など）．

寝返りや起き上がりについても，病室のベッド，理学療法室のマット，あるいは柔らかなソファで側臥位から起き上がる練習を行います．素早く寝返るように，あるいは手に物を持って寝返りをするように指示します．

また，重いかけ布団の下で寝返る練習，布団をはいで起き上がる練習も順次加えます．

立位が可能となったら，移乗動作の練習を開始します．移乗動作では，立位バランスが不良な場合には，完全な立位をとらずに，中腰のまま素早くベッドに殿部を乗せて，座った後に位置をすこしずつ修正します．立位の不安定な症例では，このような方法が安全で実用的といえます．

ベッドの使用が多くなり，その頻度は少なくなったものの，床からの立ち上がりの練習も必要となります．安定した台を使って立ち上がるほうが動作も容易となり，安全に行えます．

必要に応じて床上移動動作として，いざり動作，床からの立ち上がりの練習，バランスや麻痺側下肢の支持性の向上を目的とした膝立ちや片膝立ちの練習を行います．

ⓐ バランストレーニング
① 基本的な考え方

バランストレーニングの目標は，安定性限界（limit of stability）を拡大することです．トレーニングは，座位の場合も立位の場合も共通して，次のような順序に従って進めていきます．
- 頭部の位置を変化（上下・左右，左右回旋）
- 頭部と体幹を連動させた位置の変化（上下・左右，左右回旋）
- 移動した状態（支持基底面の変更）から再び元の位置に戻すこと
- 目標物（物品）へのリーチ（課題）
  ※支持基底面の変更（移動）を含む
- 系統的な方法（高さ，位置，距離，等を変化させる）による課題の難易度調整

② 実施方法

このトレーニングでは，実生活で要求されるような具体的な課題（図28）を取り入れることが重要で，バランスを含めた課題の遂行技能が向上するように反復練習する必要があります．「体幹筋のトレーニングの進め方」の項で述べたように，バランスには体幹の制御能力が必要となるため，このバランス課題を通じて，体幹の制御能力を向上させることにもなるのです（図29）．

6 ADLに関連する種々のトレーニング方法

回復期には，基本的ADL（食事，排泄，整容，更衣，入浴）の自立度をできるだけ高めることが必要です．入浴動作は最も難易度が高いと考えられ，滑りやすい浴室での転倒のリスクが高いため，自立の判断を慎重に行わなくてはなりません．

たとえば，排泄動作であれば，「トイレへの移動→トイレ個室の中へ移動→衣服を下げる→便器に移る（座る）→後始末をする（尻を拭く，水を流す）→衣服を上げる」のように一連の動作を個々に分解して，その遂行の可否や実用性を判断して，より安全かつ確実に行えるように練習します．

さらに，回復期の後半（退院近く）になれば，応用的ADL（生活関連動作）の獲得に向けたトレーニングに移行していくことが大切です．

ⓐ ステップ運動
① 基本的な考え方

通常，麻痺側下肢の支持性を向上する目的で行いますが，麻痺側下肢を振り出す場合には，足の背屈を促し，前足部のクリアランス（トゥクリアランス）を改善するために，患者に「振り出した足の踵を接地する」ように意識させます．

この運動は，股関節の屈曲を伴う膝の伸展と足の背屈の組み合わせからなるため，共同運動からの分離を促すことになるのです．

歩行の準備として行われることが多く，立脚期で患側下肢への荷重負荷を促し，支持性を高めることで，より対称的な歩行パターンを獲得することがねらいとなります．

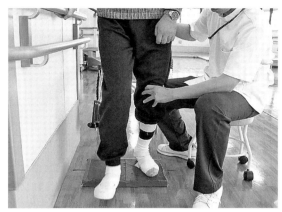

図28 理学療法士が麻痺側膝を前方から支持することで膝折れを防ぐ.

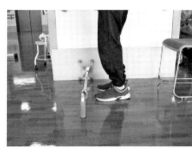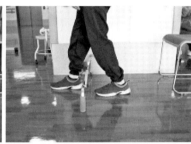

図29 目標物（杖）を利用したステップの練習
踏み出した足で障害物をまたぎ，再び元の位置に戻すことにより，左（麻痺側）下肢による支持の時間を延長する．次に，支持脚を反対にして麻痺側の足で障害物をまたぐようにする．さらに，左右交互に行う．

② 実施方法
- 麻痺側の足を前に出す．
- 非麻痺側の足を前に出す（図28）．
- 左右方向に足を出す．
- 目標物をまたぐ（図29）．

麻痺側膝の支持性を強化する場合，膝の屈曲角度が大きくならないようにステップ台の高さを3～5cm程度（膝屈曲角度5～10°）に設定します．10cm以上の高さでは膝の屈曲角度が大き過ぎ，膝折れが起こりやすくなるため，トレーニングの目的にそぐわないことになってしまいます．

b 立ち上がり動作
① 基本的な考え方
立ち上がり動作のトレーニングでは，できるだけ麻痺側下肢での荷重を促し，左右の下肢に体重が均等にかかるようにします．そのためには，非麻痺側の足を台に乗せることによって麻痺側の足部に体重がより多くかかるようにするのもひとつの工夫です．そのうえで立ち上がり動作を反復し，この動作が定着するようにします．

そして，座面の高さや固さを変える，立ち上がりの速度を変化させる等，さまざまな条件を設定します．

殿部を座面から全く浮かすことができない場合や立位姿勢が不安定な場合には，手すり（できれば，縦型手すり）を使用します．

② 立ち上がり動作の指導のポイント（図30）
立ち上がり動作は，矢上面における体幹の動きから屈曲相（前伸展相）と伸展相に分けられます．この屈曲相から伸展相への移行をできるだけ円滑に行うことが大切です．そのためには，体幹（股関節）の最大屈時に運動を静止させず，しかもこの体幹（股関節）の屈曲運動の速度をやや上げ

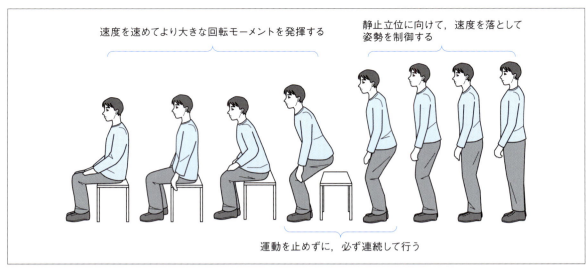

図30 立ち上がり動作の指導のポイント[34]

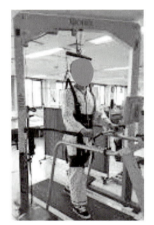

図31 体重免荷型トレッドミルによる歩行トレーニング

ることが必要です．その後，伸展相に向けて股関節と膝関節を速やかに伸展させることにより，体幹を上後方に移動するようにします．最後に，立位に近づくにつれて速度を落とし，立位に移行します．

また，下肢のトレーニングを目的とする場合には，胸の前で両腕を組むようにすると，下肢の筋活動がより増大することが報告されています．立ち上がりの速度を変化させることも有効と考えられます．

c 歩 行

① 基本的な考え方

歩行練習は，原則として平行棒内から開始します．この場合，180°の方向転換を伴いますので，その際にバランスを失い転倒しないように十分注意を払うようにします．

平行棒内の歩行から杖（四脚杖，T字杖）へ移行する明確な基準はないため，平行棒内で杖歩行の練習を行ってから，平行棒外での歩行を行うようにするとよいでしょう．

- 患者の身体の一部（麻痺側上肢，腰）を保持する（理学療法士が重心移動を誘導する）
- 患者の身体の一部に軽く手を触れる
- 患者の傍らに立ち，身体には触れない（監視のみ）

② 歩行トレーニングの実際

歩行トレーニングは平行棒内から開始することが多いのですが，①下肢の振り出しに介助を要せず，②スピードは遅いものの，3動作歩行が可能（振り出しのタイミングがほぼ規則的）となり，③歩行バランスが安定し，介助量が軽減化した段階で，四脚杖またはT字杖に移行します．

バランスが不良な場合には，平行棒内で杖歩行練習を行うこともあります．

立位バランスが不安定な場合には，**体重免荷型トレッドミル**を用いて歩行トレーニングを行うことも可能です（図31）．

歩行トレーニングは平地を患者の快適な速度で

コラム㉒　課題指向型トレーニング

　課題指向型トレーニングとは，運動学習や運動科学の諸理論を基盤としており，「要求される運動課題そのものやその課題の遂行に関連する運動課題の学習を行うトレーニング法」です．たとえば，歩行の改善を目的とする場合，歩行それ自体や歩行に関連する運動課題の反復を通じて学習させるものです．

　反復課題指向型トレーニングの効果については，上肢および手指機能を改善させず，下肢機能への効果は中等度であり，慢性期になるとさらに効果は低減すると報告されています．

　参考として，歩行能力の改善に最も重要な決定因子はバランス能力で，下肢筋力よりも強い相関があるとされています（歩行能力ともっとも相関が高いのは麻痺の改善よりも，非麻痺側での代償機能も含めたバランス能力です）．

歩くことを繰り返すだけでなく，次のような実生活を想定したトレーニングを追加していくようにします[35]．
- 異なる速度（速く，普通に，ゆっくりと）で歩く
- 歩行中に急に停止し，また歩き出す
- 歩行中に急に呼び止め，その方向に振り返る
- 障害物を避ける，またぐ
- 軟らかな床材の上を歩く
- 荷物を片手もしくは肩から提げて歩く
- 人の往来の激しい場所（病院の外来など）を歩く
- 直線上を歩く，ジグザグ（スラローム）など不規則に歩く
- できるだけ小さな円の中（砂嚢の上など）で向きを変える

d　課題指向型トレーニング

　課題指向型（特異的）トレーニングの例は以下のとおりです（コラム㉒）．

① 体重免荷によるトレッドミル歩行トレーニングBWSTT（Body Weight Support Treadmill Training）

　ハーネスで懸垂されたまま時速2 kmにされたトレッドミル上を歩く，または理学療法士が2人がかりで両脇を支え，歩行練習を行う（患者は長下肢装具を装着し，この際，理学療法士は振り出し介助などを行わず，口頭で指示するのみ）と，発症6か月以降でも歩行速度が改善することが報告されています．

② CIセラピー（Constraint induced movement therapy）

　CIセラピーとは，「非麻痺側の手をミトンなどで拘束し，麻痺側の手だけを用いて，実生活で行われる運動課題（Shapingとよばれる）を頻回に反復する（課題特異的）トレーニング法」です．その適応は厳密に規定されており，「手関節伸展20°，手指伸展10°以上の自動運動が可能な患者」とされています．このセラピーが安全に，患者一人でも行えるよう環境設定をリハビリテーションチームで共有します．

　CIセラピーは非麻痺側の手が使えないようにグローブやミトンをはめて，週に3日，1日5〜6時間以上のメニューを10週間続けることで効果が得られるとされています．ただし，上肢機能改善のエビデンスがあっても手指機能には効果が認められず，さらに発症6か月以降の上肢機能改善にはエビデンスがないとされています．

　なお，最近の研究では，この治療法が必ずしも従来の治療法よりも優れた方法とはいえないことを明らかにした論文もみられます．

　なお，上肢リハビリテーションに効果ありとされているのはFES（Functional Electrical Stimulation）のみとされています[36]．CI療法，課題指向型トレーニング，バイオフィードバック，スプリント，イメージ訓練，VR，間歇的空気圧などは高いレベルのエビデンスが得られていないか，否定されています．

③ 課題指向型サーキットトレーニング[35]

　サーキットトレーニングとは，筋力，歩行能力，体力の向上を目的に，異なる数種の運動を1セットに組み合わせ，それを反復する練習法です．

　このトレーニング方法の特徴は次のとおりです．

● 理学療法士1人につき患者が3人以上（理学療法士の介入はフィードバック，安全管理など）

● 筋力トレーニングのみ，ADLトレーニングのみなどひとつの目的に特化せずに，バラエティに富んだ内容であること

　少なくとも週に3回以上，4週以上続ける

　前述の条件を満たすと，発症3か月〜5年以上でも歩行速度，下肢筋力，上肢機能，最大酸素摂取能，バランス能力などが改善することが報告されています．

　サーキット・トレーニングの有効性については，コクランレビューによると，従来の理学療法士によるマンツーマントレーニングよりも，集団的トレーニングのほうが効果があり，医療コストも低減できるとされています．

●サーキットトレーニングの例

(1) 椅子に座って，上肢の側方リーチを行い，麻痺側下肢に荷重をかけ，麻痺側下肢の筋活動を促す．

(2) さまざまな高さの椅子から立ち上がり，麻痺側下肢の筋力強化を行う．

(3) さまざまな高さのブロックに足を乗せる練習で下肢筋力強化を行う．ブロックは前方，後方，側方に置く．

(4) 立位で踵上げ運動を行い，麻痺側足関節底屈筋の筋力強化を行う．

(5) 足を揃える，あるいはタンデム立位をとり，床の対象物に手を伸ばす．立位バランスを改善させる練習．

(6) Kinetron® という筋力トレーニング機器を用いて，立位で下肢の屈曲伸展を繰り返し，筋力強化を行う．

(7) 椅子から立ち上がって，短い距離を歩き，再び元の椅子に座る．

(8) トレッドミル歩行

(9) さまざまな床面や障害物を用いた歩行練習

(10) 坂道や階段の歩行

V. 脳血管障害に対する理学療法―維持期―

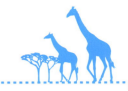

到達目標

- 維持期における理学療法の目標設定について理解する.
- 維持期における機能改善の考え方について理解する.
- 基本動作を含むADL指導,機能の維持,管理方法の指導について理解する.
- 維持期における理学療法プログラムの要点について理解する.

1 目標設定

　維持期における理学療法の目標は,主に回復期で獲得された機能を維持することはもちろんのこと,実際の生活場面において,さらに自立度を高めたり,応用能力を獲得したりすることといえます.そして,退院後の在宅生活における問題に対応するために,新たな機能を獲得する必要が生じることもあります.したがって,理学療法士は患者の潜在的な能力を引き出す新たなニーズの発見者として,つねに患者を見守っていくことが求められます.

　表24に,維持期における理学療法(リハビリテーション)の目的を示します.

　維持期リハビリテーションでは,医療,福祉におけるさまざまな社会的サービスを併用していくことが推奨されます.個々の障害や活動性,社会的立場によって,ホームプログラム,地域や在宅を主体とした訪問リハビリテーション,通所リハビリテーション,外来リハビリテーションなどが利用可能です.

　また,在宅生活を送る場合には,家族の協力が不可欠となるため,家族関係が重要となります.私たち理学療法士が家族関係の調整役にまわることも少なくないため,患者やその家族から,信頼感

表24 維持期における理学療法の目的

1. 在宅復帰や復職,施設入所などによる社会復帰後の生活ならびに活動性を維持し体力低下を防止すること.
2. 家庭や職場,施設内での役割を担い,通所施設や機能訓練事業,患者会活動などの社会参加によりQOLの維持や向上をはかる.
3. 生活環境や加齢の影響による機能ならびに能力低下に対し,生活体力の向上を含む生活に必要な機能の維持および向上をはかること.
4. 必要であれば,環境の調整(家屋の改造や福祉機器の導入)をはかるとともに,本人および介護者の家族関係や介助者の負担を軽減すること.
5. 新たな役割の獲得を通じて生活の満足度を向上し,さらにはQOLの向上をはかること.
6. 生活のなかで生じるさまざまな問題を解決し,生活活動範囲の拡大を含む生活水準の向上をはかること.
7. 自己管理能力を向上させることにより,不適切な代償的適応の予防や是正をはかること.

をもってもらえるように行動しなければなりません.

2 リスク管理

　維持期におけるリスク管理は急性期や回復期と同様に,呼吸・循環器系を中心としたバイタルサインのチェックだけでなく,転倒のリスクを十分考慮する必要があります.すなわち,家庭において,血圧の定時測定や降圧剤の服薬遵守による血

圧管理，薬物および食事指導による血糖値の管理を継続していくことが再発を予防するうえで重要となります．

家屋の構造上の問題（家具の配置，廊下と居室の間の段差，動線上の障害物，滑りやすいマットやカーペット，足を取られやすいこたつの布団や座布団，夜間における居室・廊下の光量不足など）もチェックすることが必要です．

3 機能改善（関節可動域，筋力，随意運動）

この時期における関節可動域の維持方法として，自己関節可動域運動（自主トレーニング）の方法を指導し，全可動域にわたって1日1回は動かすようにします．

筋力についても，筋力トレーニングを兼ねた歩行量の維持が必要です．安全な範囲で階段昇降や起立－着座の反復練習，自転車エルゴメータなどを利用して，全身の筋力を維持します．

随意運動については特別なトレーニングを行うよりも，日常生活のなかで意識して麻痺側上肢を使用する機会をもつよう指導することが大切です．

4 歩行補助具・補装具の使用状況の確認

この時期は，処方された下肢装具の取り付けのためのベルクロや皮バンドなどの消耗品の経年劣化がみられることが多く，交換が必要となります．いうまでもなく，これらの部品が正しく取り付けられていなければ，装具は有効に機能しません．

また，処方された下肢装具が正しく装着されていない場合があります．その理由として，足部の状態の変化（関節拘縮が進み可動域が低下している，筋緊張が亢進している，など）があり，この場合には，新たに装具を処方し直す必要があるかもしれません．一方で，下肢の機能が改善して装具使用の必要がなくなっている場合もあります．

さらに，歩行補助具の変更が必要となる場合もあります．たとえば，T字杖を使用して歩行していた人が，バランス能力や耐久性の低下によっ

て，四脚杖に変更することを余儀なくされる場合や，手すりを使用しなくては移動が困難になるケースなどがあります．このようなチェックは，維持期に携わる理学療法士がしっかりと行わなくてはなりません．

5 基本動作を含むADL指導

回復期で獲得された種々の基本動作（起居移動動作）が，実生活の場面で行われているかを確認する必要があります．病院や施設とは明らかに環境条件が異なり，獲得された機能的動作の遂行が困難な場合もしばしばあります．また，加齢による変化や活動性の著しい低下がみられる場合には，一度獲得された動作が困難になることもあるのです．

理学療法士は，安全性や努力の程度を確認し，より安全で効率のよい方法を提案することが求められます．

実生活では，家族による介助を最小限にとどめ，基本的に一人で身辺動作を処理するように促します．ADLの実用性として，時間的な要素も重要となります．そのため，できるだけ同一場面で，一定の手順にしたがって，手際よく処理できるようにトレーニングを行う必要があります．

たとえば，更衣動作では，下肢装具の着脱も含め，独力で行えるように適切な姿勢と手順について指導します．ただし，入浴のようなリスクを伴う動作については，在宅では家族の介助の下で行われますが，昼間，デイサービスを利用して入浴を済ます例も多いようです．家族の介護負担を軽減するうえで有用であるといえます．

6 機能の維持・管理方法の指導

獲得された機能の維持にとどまることなく，積極的に体力の維持と生活の質向上に努めることが大切です（表25）．そのためには，運動強度ならびに総運動量の設定や継続可能なサービス環境（外来リハビリテーションや通所リハビリテーシ

表25 維持期リハビリテーションにおけるアプローチのポイントと阻害因子[38]

アプローチのポイント			阻害因子	
機能面	・可動性改善 ・バランス改善 ・適応能力改善 ・体力向上 ・自己管理能力向上		身体面	非対称な姿勢筋緊張，非麻痺側優位の筋出力，痙縮による筋の粘弾性低下
			生活面	活動のワンパターン化，活動低下
			個人因子・環境因子	低い自己管理能力，生活環境（家屋・家族），周辺のサービス環境
精神面	・孤立解消および障害受容→同病者同士の連携 （ピアカウンセリング・患者の会への参加など） ・生活意欲の向上→外へ出る機会の提供（各種 サービスの利用） →新たな目標の創出		身体面	悪化する機能および基本動作能力
			生活面	変化のない毎日の生活，近隣社会との隔絶（閉じこもり），介護負担の増加
			個人因子・環境因子	本人・家族の考え方，外部からの働きかけ不足，周辺のサービス環境
環境面	・屋内外の段差への対応（手すりなど住宅改修， 日常生活用具の導入，動作方法の変更指導） ・起居・移動動作の確実性向上のための対応 （日常生活用具の導入，動作方法の変更指導） ・各種サービスによる維持期リハサポート体制 （外出機会の提供，相談・指導窓口）		個人因子・環境因子	・家族関係 ・変更困難な生活環境 ・経済状態

ョン）の提供が行われなくてはなりません．

・有酸素運動の実施（リカンベントタイプのエルゴメーター，トレッドミルの利用）
・時間または回数が設定された自主トレーニングメニューによる総運動量管理

　生活上で必要となる機能的動作の獲得に向けたアプローチとして以下のようなことを行います．

・家屋調査ならびに生活環境調整指導
・自己管理能力の向上のための教育指導
・患者同士の交流促進

7 維持期における理学療法プログラムのポイント（表26）[38,39]

ⓐ 歩行困難な場合

①日常介護のなかで関節可動域の維持をはかる：体位交換，更衣，清拭，座位などが困難とならないような介護方法で四肢や体幹の可動性を維持するようにします．

②臥床時間を最小限にとどめ，活動性の維持をはかる：座位時間を可能な限り多くし，適切なベッド，椅子，介護機器を選択します．
　車いす操作や床上でのいざり這いが可能であれば，積極的にそれらを行う機会を設定します．

③ADLトレーニングを継続し，介助量の軽減をはかる：介助量を最小限にとどめるよう，現

表26 維持期の理学療法プログラム[38]

実施項目	具体的内容
① 基本動作能力の確認・指導	起居・移動動作に関する動作分析から経時的変化を評価し，修正・指導する
② 経年的変化に対応した運動療法の指導	関節可動域運動，バランス動作，筋力維持・強化，麻痺肢の使用，動作の練習（再学習）
③ 自主トレーニングのメニュー作成，実施方法の指導	理解しやすい図（絵）入りのパンフレット提供，セラピストによる演示
④ 生活上の問題に対する相談および指導	生活環境の評価，補装具や日常生活用具のチェックや相談

在可能なことを維持するように指導します．

ⓑ 歩行可能な場合

①歩行練習を継続することにより，歩行能力ならびに体力を維持する：監視下あるいは介助歩行では，これらの機能を維持するために歩行の機会を確保し，転倒にも十分注意します．監視・介助の方法について介助者への指導も行います．自立歩行の場合には，散歩や通院，仕事のなかでの歩行を通じて歩行能力，体力の維持をはかるように歩行量を確認します（万歩計やカロリーカウンターの使用），反張膝や異常姿勢が目立つ場合には，矯正可能か否かを判断し，必

要に応じて矯正のための練習や装具等の使用を試みます.

②ADLトレーニングを継続し，自己管理能力を維持する：身辺動作を中心に，独力で可能な範囲を維持するために，できることは介助しない，不要な介助はしてもらわないように家族および患者本人に指導します.

家屋改造や導入した福祉用具について問題がないか確認します.

VI. 高次脳機能障害とその対応

到達目標

● 高次脳機能障害に対する理学療法介入の目的について理解する.
● 発現頻度の高い注意障害, 半側空間無視 (失認), 半側身体失認, 観念失行, 観念運動失行およびプッシャー現象 (プッシャー症候群) の各障害の概要, 介入の原則および介入の実際について理解する.

1 高次脳機能障害とは？

　認知 (高次脳機能) とは, 知覚, 記憶, 学習, 思考, 判断などの認知過程と行為の感情 (情動) を含めた精神 (心理) 機能の総称を意味します. 病気 (脳血管障害, 脳症, 脳炎など) や事故 (脳外傷) が原因で大脳の部分的な損傷によって, 認知機能に障害が起きた状態を高次脳機能障害といいます.

　その症状は多岐にわたり, 記憶障害, 注意障害, 遂行機能障害, 社会的行動障害などの認知障害等で脳の損傷部位によって症状に特徴がみられます. 具体的には失語, 失行, 失認などの症状が脳の傷害部位によって起こる場合があります. そして, これらの症状を評価するための検査方法や評価指標があります (表28).

　本項では, 認知機能障害として注意障害, 失認として半側空間無視 (失認), さらに失行として, 観念失行および観念運動失行について主に解説します.

a 高次脳機能障害に対する理学療法介入の目的

　高次脳機能障害を有する患者への介入の目的は次のとおりです.

・運動時に生じる混乱を最小限にする.
・運動経験を通して認知機能の回復 (改善) を図る.
・前述の2項目を通じて, ADLの改善に寄与する.

b 動作の獲得を阻害する因子となる高次脳機能障害

　障害の臨床像として注意力や集中力の低下, 古い記憶は保たれているのに新しいことが覚えられない, 感情や行動の抑制が利かなくなる, よく知っている場所や道で迷う, 言葉が出ない, ものによくぶつかる等の症状が現れ, 周囲の状況に見合った適切な行動がとれなくなり, 生活に支障をきたすようになります.

　理学療法では半側空間無視, 注意障害, プッシャー症状を示す患者と遭遇する場面が比較的多いと考えられます.

2 注意障害

　注意障害は脳損傷後にみられるさまざまな高次脳機能障害のなかでも, 発現頻度が高い障害のひとつです. 注意障害は, 維持注意障害, 選択性注意障害, 容量性注意障害に分類され, 維持・選択・配分の3つが障害されると全般性注意障害となります.

表28　主な高次脳機能障害の症状と検査法

分類	主症状	備考/検査
記憶障害	物事を覚えられない．想起できない．	Rivermead記憶検査 Benton視覚記銘検査
注意障害	課題に関連ある刺激に注意を向け，無関係なものを除外する働きが阻害	Trail Making Test BITの一部，CAT
遂行機能障害	目的ある行動のための計画・実行・監視能力が破綻	BADS，FAB Wisconsin Card Sorting Test
失行	運動異常がないのに，目的行動ができない状態	運動や動作観察で評価 標準高次動作性検査
失認	日常知っているものを感覚器を通して認知できなくなる	左無視：行動無視検査 標準高次視知覚検査
失語症	一旦獲得された言葉や文字を操作できなくなる	WAB 標準失語症検査
社会適応障害	感情の制御不能，無関心など状況に応じた行動がとることができない	WOOD法 ABS適応行動尺度
認知症	知的水準の減退，精神荒廃状態など	MMSE，ADAS，HDS-R

BIT：Behavioural Inattention Test（行動無視検査），CAT：Clinical Assessment for Attention（標準注意検査），BADS：Behavioural Assessment of the Dysexecutive Syndrome（遂行機能障害症候群の行動評価），FAB：Frontal Assessment Battery at bedside（前頭葉機能検査），WAB：Western Aphasia Battery（WAB失語症検査），MMSE：Mini Mental State Examination（精神状態検査），ADAS：Alzheimer's Disease Assessment Scale，HDS-R：改訂長谷川式簡易知能スケール

持続性注意障害では，持続的に集中することが困難な状態となります．つまり集中力が続かず，口を開け続ける，舌を出し続ける，声を出し続けるといった単純な動作も困難となります．

選択性注意障害では，無関係な刺激に対して注意を奪われやすくなったり，刺激に対して全く反応しないといったことが起こります．日常生活では，何かをしていても，話し声や物音がするとそちらに目線を奪われることがあります．また，周りに存在する複数の刺激に対して，必要な対象を選ぶことが困難になり，人が多い場所では会話することが困難となる場合もあります．

容量性注意障害では，一度に処理したり操作したりできる情報量が低下します．日常生活では，短い会話はできても，長い会話になると理解が困難になることがあります．また，課題が1つだけであればこなせても，同時に複数の課題を実行すると間違いが多くなったり，行っている動作以外へ配慮が困難となることが起こります．日常生活では火を消し忘れたり，約束事を適切に処理できなかったりといった問題も出てきます．

全般性注意障害では，精神・心理機能の基礎となる注意が全般的に低下し，外界との現実的な関係が保てなくなる状態です．そのため，会話や思考が断片的で，会話場面では，話の内容にまとまりがない，話題があちこちに飛ぶといった様子がみられます．また，全体的にそわそわして落ち着きがなかったり，逆にぼんやりとして動きが少なくなったりもします．

ⓐ 覚醒

覚醒とは意識レベルの清明さを意味します．覚醒には，日々の一貫した持続的覚醒と，その時々の出来事に対応する瞬時的覚醒の2つの要素があります．

① 持続的覚醒の障害

何かをやっている途中にあくびをしたり眠ったりしてしまう，問いかけに対してゆっくりとした応答がある（応答がない），ボーッとしているということが起こります．また，あるときは応答が速いのに別のときには遅いというように，応答に一貫性が乏しい場合もあります．

② 瞬時的覚醒の障害

ある特定の状況に対して応答するように求められてもすばやく応答できない（たとえば，目の前に飛んできたボールをキャッチするなど），「腕をたた

く」あるいは「名前を呼ぶ」などの手がかりに対して，すぐに応答できないなどの問題があります．

ⓑ 集中的注意

他の対象を無視しながら特定の対象に注意を集中させる能力です．集中的注意に問題がある人は気が散りやすく，今現在行っていることとは無関係なことを無視することが難しくなります．

日常生活においては，たとえば家の中で誰かと誰かが会話を始めるとそれまで読んでいた新聞が読めなくなる，会話の途中に通り過ぎた人が気になって話が中断してしまうなどの問題が生じます．

ⓒ 分割的注意

同時に2つ以上の事柄に注意を払い，それらの事柄への注意を適切に切り替える能力です．

分割的注意に問題がある人は，2つ以上の事柄を同時進行することが難しくなります．日常生活においては，講義を聞きながらノートをとったり，複数の料理を同時に作ったりすることが困難となります．分割的注意に問題があっても，集中的注意には問題を示さないことが多くあります．つまり，騒がしい場所で1つの作業をすることには問題がないのですが，複数の作業が課されると，とたんにすべての作業が滞ってしまいます．

ⓓ 持続的注意

持続性注意障害は，持続的に集中することが困難となるものです．「口を開き続ける」，「舌を出し続ける」，「声を出し続ける」といった単純な動作も困難となります．

注意障害は次のような症状として現れます．
- 椅子や車椅子で寝ていることが多い
- 病棟内を歩き回り，他の部屋に入っていく
- 他人に興味をもち，側を離れない
- 隣の人の作業にちょっかいを出す
- 周囲の状況を判断せずに行動を起こそうとする
- エレベータのドアが開くと，乗り込んでしまう
- 作業が長く続けられない

このように，覚醒や注意の障害は，運動技能の獲得や運動学習に大きく影響を及ぼすことが理解できます．

発症から間もない時期には，意識障害が重なっている可能性が高く，いきなりトレーニングを開始するのは適当でないこともあります．

そこで，これらの障害をもつ患者に対しては，以下のような対応が推奨されます．
- 介入前には刺激を制限する
- 導入時には積極的な刺激の導入によって注意機能や行動を活性化させる
- 生活環境を調整する（個室から多数室へ）
- 対応する人数を調整する（決まった職員から複数の職員へ）
- 環境を整備する（個別からグループへ）
- 注意障害に対するトレーニングを行う
- 適応的行動スキルを獲得する

また，トレーニング初期には次のような配慮が特に必要です．
- 個室で決まった担当者が対応する
- 短時間で完成できる課題を設定し，適宜休息を入れる
- 課題の困難度を調整する（しだいに複雑なものへ）
- 注意障害の特徴にあわせた課題を選択する

3 半側空間無視（失認）

半側空間無視とは，**片側に置かれたものに気づかない症状**を指します．右大脳半球の障害後に左半側空間無視が生じることがほとんどで，右半側空間無視というのは稀です．

この障害の責任病巣は，頭頂葉や後頭葉の内側面（後大脳動脈領域）と考えられていますが，前頭葉の病変，内包，視床，基底核などの傷害によっても生じたとする報告例があります．

ⓐ 介入の原則
- 病識を促す：無視が存在することを気づかせるように促します．たとえば，文章を読ませたり，模写させたりする際に，見落としを指摘する，あるいは無視側に顔を向かせるようにします．コインやオセロや碁石をばらばらに置いて，患者に拾ってもらうようにします．同様に，拾い忘れがあった場合には，それを指摘します．

VI
高次脳機能障害とその対応

- 注意を方向づける：つねに左側に注意を払うように口頭で絶えず指示します．自分の行動を言語化させることも有効です．たとえば，絵を見てその絵の構成物を口頭で答える，車いすのブレーキやフットプレート（足のせ台）を操作する際に，「ブレーキは右・左」，「足のせ台は右・左」と毎回口に出して言うなどの指導をします．
- 左側への刺激を与える：患者の左上肢をブラシで擦る，軽く叩く，自分の右手でさするようにします．さらには，左側にコインや写真などを置いて，左側に注意を向けることを強化するよう工夫します．
- 視覚以外の感覚・様式を使用する：左（無視）側に一定間隔でアラームが鳴るように設定し，アラームが鳴ったら常にそのアラームを消すようにします．

　その他，プリズム適応訓練を行うこともあります．これは外界が右へ約10°偏倚して見えるプリズム眼鏡を装着し，正中の右ないしは左に提示される標的を指さすようにし，次に手元（胸骨全面）に戻すようにします（50回反復）．この訓練で左半側無視症状の改善が期待されます．ただし，効果は一時的であったり，効果が全くない例もあるようです．

4 半側身体失認

　半側身体失認とは，「自己の身体像に関する認知の障害」を指します．この障害も右半球の損傷によって起こり，左側手足の麻痺を否認する，麻痺がないにもかかわらず左側の身体を使わない（不使用），左側の身体の喪失感を訴える，などに分けられます．

　この障害の責任病巣は，右半球の頭頂葉，後頭葉（中心後回後下方）と考えられています．

　半側身体失認に対する介入方法は明らかになっていません．この症状は急性期にみられることが多く，その後自然に改善する場合が多いものです．

a 介入の原則
- まず覚醒度を上げる（身体を起こす）

- できるだけ左右の手（上肢）を確認させる
- 鏡に自分の姿を映し，身体の状況を確認させ，左手（上肢）が動かないことを認識させる

b 介入の実際
　風船を使ったバレーボールや軽いボールを用いたキャッチボールを行い，その際に左右の手を意識的に使わせる，拍手をさせる，膝の上でボールを両手で抱える，右手で左手を把持して挙上させる，などがトレーニングとして挙げられます．

5 観念失行

　これは「複数の物品や道具を用いる一連の行為（複数の動作からなる系列）を正しい順序で実行することが困難な状態」です．すなわち，一連の行為を構成する各動作や下位の行為の順序が入れ違ったりします．単一の物品や道具を使う動作は実行できても，複数の物品や道具を順番に使いこなさなければならない場面では，本来の順序とは異なった順番で行ってしまうのです．

　この障害の責任病巣は，左頭頂葉後方領域−後頭葉と考えられています．

a 介入の原則
- 動作の模倣を利用する
- 動作を指示したり，修正したりする際は，口頭指示ではなくジェスチャーなどの視覚的手がかりを用いるようにする．その際，聴覚的手がかりは，タイミングなどを教示する合図として用いる．

6 観念運動失行

　物品を使用しない慣習的な動作（行為）（例：「さようなら」と手を振る）や象徴的な動作（敬礼する），また単一の物品や道具を対象とする動作を口頭指示で実行したり，模倣で実行したりすることが困難となります．また，動作が不器用になったり，間違った動作や行為（錯行為）が出現した

りすることもあります．
　この障害の責任病巣は，左頭頂葉とされています．

ⓐ 介入の原則
- 動作を無理に修正しようとせずに，自動的な反応を引き出す一連の運動，感覚による経験から運動の結果が行為に与える意味がわかりやすいように課題を設定します．

7 プッシャー現象（プッシャー症候群）

　これは，いわゆる**姿勢調節障害**のひとつであり，脳卒中の座位や立位で麻痺側へ傾斜し，自らの非麻痺側上下肢を使用して，床や座面を蹴ったり押したりするために倒れ込む現象です．

ⓐ 介入の原則
- 麻痺側から操作することは避け，**非麻痺側から患者を誘導する**
- 半側空間無視を伴うことが多いため，無視する側への注意を促す
- 初期には，座位・立位いずれの場合も，非麻痺側に十分に体重を移動させ，麻痺側に傾くのを抑えるようにする．理学療法士は**非麻痺側に位置する**（図32）．

ⓑ 介入の実際
　「視覚的手がかり」と「垂直指標」を与えること

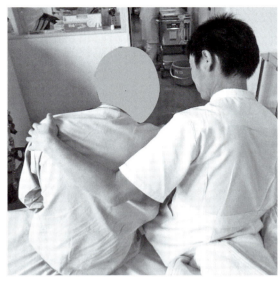

図32　プッシャー現象への対応
プッシャー現象が出現している場合，理学療法士は非麻痺側に座って，操作・評価を行う．空間定位障害（重心偏位）のほか，非麻痺側上肢でどの程度押すかを確認する．

が有効とされています．たとえば，前者の場合，端座位で左へ大きく押して傾いてしまう場合には，理学療法士が患者の正面に位置し，理学療法士の前腕部を垂直指標として提示すると姿勢が改善することがあります．後者では，鏡の使用（鏡の前に重錘線を垂らして，それに合わせる視覚的垂直刺激）を与えることも有効とされています．

　座位で麻痺側殿部にウェッジを挿入し，傾きを修正するとともに，非麻痺側の上肢でon elbowとon handを交互に繰り返すことも姿勢の修正に有効とされています．

Ⅶ. ケーススタディ

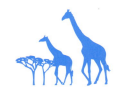

Case1：Aさん（58歳，男性）
X年2月20日に発症し，同日救急搬送された．
診断名：脳梗塞
障害名：左片麻痺
併存疾患：高血圧症，糖尿病
現病歴：2月20日夕方，突然めまいと左半身の脱力感を訴え，言葉がしどろもどろになったため，家人がただちに救急車をよび，B病院に入院となった．脳梗塞の診断で保存療法が開始され，第2病日よりベッドサイドにて理学療法が開始された．3週間後に当院（回復期リハビリテーション病棟）に転院となった．
CT画像上で右中大脳領域に広範な梗塞が認められた．

理学療法評価

全体的な印象

車いすで来室．ややぼんやりとしており，表情も乏しかった．簡単な口頭指示にはすべて従うことができ，理解は良好であったが，顔をつねに右に向けていることが多かった．家族の話になると，ときどき感情失禁がみられた．

心身機能・身体構造の評価結果

① **脳神経障害**：左口角がわずかに下がる，左顔面の皺が消失するなど，顔面神経麻痺が認められる．
① **記憶・認知機能**：記憶がやや曖昧なところがある．簡易認知症スケールによる評価は未実施．
② **反射異常**：左上下肢は軽度亢進
③ **感覚障害**：左上肢とも表在・深部感覚とも脱失に近い鈍麻
④ **筋緊張異常**：近位筋は低緊張で，遠位筋（手指屈筋，前腕屈筋群でやや亢進
⑤ **関節拘縮・変形**：肩関節に屈曲・外転・外旋制限あり．左手指全体に腫脹を認め，手の背屈，手指の屈曲に有痛性の可動域制限あり．
⑥ **麻痺側随意運動**：上肢は共同運動の一部，下肢では共同運動が屈筋・伸筋ともに1/4〜2/4程度認められる．上下肢ともに連合反応（＋）．Brunnstrom stageは上肢Ⅱ，手指Ⅰ，下肢Ⅱ〜Ⅲ．
⑦ **筋力低下**：非麻痺（右）側上肢・下肢4レベル．
⑧ **基本動作能力**：寝返りは非麻痺側には誘導すれば自力で可．起き上がりはベッド柵を使用して，どうにか可能な状態（一度で起き上がれないこともしばしばみられる）．端座位は麻痺側に崩れやすく，バランスについても安定性の限界域は狭い．立ち上がりは軽度介助により可．立位保持は短い時間は可（バランス不良）．
⑪ **歩行能力**：平行棒内でKAFO（LLB）を使用し，介助すれば1〜2往復は歩行可．方向転換時にバランスを崩すことが多い．
⑫ **動作分析**：寝返り・起き上がり動作では，左上肢に対する配慮がみられず，動作開始時に麻痺側上肢を寝返る方向とは反対方向に残してきてしまうことが多い．また頭部・体幹の回旋が不十分であるため，寝返りや起き上がりを試みようとしても，背臥位の状態に容易に戻ってしまう．さらに，肩と肘をついて前腕で体重を支持するタイミングと頭を起こすタイミングが一致せず，この動作を繰り返すうちに，疲労により元の位置に戻ってしまう．
座位では，非麻痺側上肢によるリーチを行うと，前下方では麻痺側に姿勢を崩しやすく，いったん崩れ出すと自己修正が困難．

座位・立位姿勢ともアライメントは不良で，麻痺側に偏倚し，やや前傾をとることが多かった（鏡による姿勢の自己修正は困難）.

⑬ **基本的日常生活活動の状況**
- 食事：配膳すれば自力で摂食可能であるが，左側の食器のおかずを食べ残すことが多い.
- 更衣：上衣・下衣ともに要介助
- 排泄：車椅子で移動し，洋式トイレで実施（要介助）
- 整容：一部要介助（洗顔・歯磨きは可）
- 入浴：要介助（洗体）
- 起居・移動動作：起居動作一部要介助，移動動作は車椅子を自力で操作するが拙劣.
  BI（バーセルインデックス）＝20/100

問題点の整理から理学療法の方針決定まで

　この患者は，年齢は比較的若いものの重度の脳血管障害がみられ，随意運動（運動麻痺）だけでなく，基本動作能力およびADL能力も低いレベルにあります．中大脳領域に広範な梗塞が認められることから，大幅な機能回復（機能・形態レベル）は望めないものと予想されます．ただし，能力（活動）レベルの回復はまだ期待できると予測され，ADLにおける起居・移動動作能力を改善させる必要があります．特に，起き上がり動作や立ち上がり動作の確実な遂行，立位バランスの向上ならびに移乗動作の自立度を高めていくことが望まれます．これらはADLに直結するため，まず優先すべき事柄と考えられます．

　歩行については，今後積極的に取り組むべき課題ですが，実用的な歩行にどれだけ近づけるか，まずは平行棒内の歩行から杖歩行（四脚杖またはT字杖）の練習に早期に移行すべく，麻痺側下肢の支持性を高め，麻痺側下肢の安定した振り出しを獲得することに集中すべきでしょう．

　プログラムとして，病室でのベッド上での起き上がり練習，車椅子や肘かけ椅子からの立ち上がり動作，座位および立位におけるリーチ課題，歩行練習を中心に行いますが，これらはリスクに配慮しながら，慎重に進める必要があります．

本症例の理学療法目標とプログラム

目標
① 座位および立位のバランス能力の改善
② 車椅子による移動および移乗動作（ベッド−車椅子間，車椅子−便座）の獲得
③ 室内歩行の獲得

理学療法プログラム
① 関節可動域運動（麻痺側上下肢，特に肩および手指）
② リーチ課題（多方向）を中心としたバランストレーニング
③ 起き上がり動作練習（病室のベッド上）
④ 歩行練習（平行棒内，杖歩行，ハーネス付のトレッドミル）
⑤ ステップ練習（壁際に立ち，立位を安定させた状態で実施）

帰結

　5か月間の入院で理学療法を継続した結果，ベッド上の起き上がり，立ち上がりおよび移乗動作はいずれも独力で可能となりました．麻痺側下肢の支持性が改善し，立位も安定してとれるようになっています．歩行は，杖とシューホン型短下肢装具の使用により，3動作揃い型で速度はやや遅い（10m15秒前後）ものの，室内移動は可能となり自宅退院となりました．

　当初，患者本人は復職（事務職）を望んでいましたが，通勤には公共交通機関を利用した移動（約40分）と歩行（約20分）が必要なため，断念することになりました．退院後は，妻が日中は仕事に出ることに伴って一人で家事の一部を行うことが必要となるため，退院近くには作業療法士と協力して家事動作に関連するトレーニングも追加しました．

　退院後の理学療法の目標として，転倒のリスクを考慮しながら，歩行速度をさらに高めるとともに，歩行耐久性の改善を図ることが挙げられます．

　今後は，獲得された運動機能の維持を図るためにも，通所施設の利用も含め，何らかの社会参加の機会を得るようにする必要があると考えられます．

2章　文献

1) National Institute of Neurological Disorders of Stroke（NINDS）：Classification of Cerebrovascular Disease Ⅲ. 1990.
2) Kubo M：Trends in the Incidence, Mortality, and Survival Rate of Cardiovascular Disease in a Japanese Community：the Hisayama study. *Stroke*, 34：2349-2354, 2003.
3) 山口修平・小林祥泰：脳卒中データバンクからみた最近の脳卒中の疫学的動向．脳卒中，36：378-384，2014.
4) 亀田メディカルセンター（編）：リハビリテーションリスク管理　改訂第2版．メジカルビュー社，p57．2012.
5) 日本脳卒中学会　脳卒中ガイドライン委員会（編）：脳卒中治療ガイドライン2015．p271，協和企画，2015.
6) 原　寛美・吉尾雅春：脳卒中理学療法の理論と技術．p396，メジカルビュー社，2013.
7) Taub E, Uswatte G, Elbert T：New treatments in neurorehabilitation founded on basic research. Nature Reviews Neuroscience 3 pp228-236, 2002.
8) 上田　敏：目で見る脳卒中リハビリテーション．p16，東京大学出版会，1998.
9) Brunnstrom S（著），佐久間讓爾，松村　秩（訳）：片麻痺の運動療法．医歯薬出版，1974.
10) Demeurisse G, Demol O, Robaye E：Motor evaluation in vascular hemiplegia. *Eur Neurol*, 19：382-389, 1980.
11) Collin C, Wade D：Assessing motor impairment after stroke：a pilot reliability study. *J Neurol Neurosurg Psychiatry*, 53：576-579, 1990.
12) Bohannon RW, Smith MB：Interrater reliability of a modified Ashworth scale of muscle spasticity. *Phys Ther*, 67：206-207, 1987.
13) 千野直一（編著）：脳卒中患者の機能評価　SIASとFIMの実際．シュプリンガー・フェアラーク東京，1997.
14) Fugl-Meyer AR, el al：The post-stroke hemiplegic patient. 1. A method for evaluation of physical performance. *Scand J Rehabil Med*, 7：13-31, 1975.
15) 平山惠造，田川晧一（編）：脳血管障害と神経心理学　第2版．医学書院，2013.
16) 日本高次脳機能障害学会（編）：標準失語症検査マニュアル　改訂第2版．新興医学出版社，2003.
17) WAB失語症検査日本語版作製委員会：WAB失語症検査―日本語版．医学書院，1986.
18) 日本高次脳機能障害学会編：改訂第2版　標準高次動作検査（SPTA）　失行症を中心として．新興医学出版社，2003.
19) BIT日本版作製委員会：BIT行動性無視検査日本版．新興医学出版社，1999.
20) 慶應義塾大学医学部リハビリテーション科（訳）：FIM：医学的リハビリテーションのための統一データセット利用の手引き．1991.
21) Mahoney FL, Barthel DW：Functional evaluation：the Barthel index. *Maryland St Med J*, 14：61-65, 1965.
22) 正門由久・他：脳血管障害のリハビリテーションにおけるADL評価―Barthel indexを用いて．総合リハ，17（9）：689-694，1989.
23) Duncan PW, Lai SM. Stroke recovery. Topics Stroke Rehabil 4（17）：51-58. 1997
24) 加茂久樹・秋口一郎：脳卒中でみられる意識障害．Medicina 11：2512-2513．1987.
25) 二木　立：脳卒中リハビリテーション患者の早期自立度予測．リハ医学　19（4），201-223，1982
26) 二木　立：脳卒中患者の障害の構造の研究（第一報）―片麻痺と起居移動動作能力の回復過程の研究．総合リハ　11：165-476，1983.
27) 潮見泰藏編：脳・神経系リハビリテーション　p55-59，羊土社　2015.
28) 藤島正敏：脳血管障害の血圧管理（急性期-慢性期）．日本内科学会雑誌　80：553-558，1991
29) 杏林大学学内教材資料.
30) 潮見泰藏（編著）：脳卒中理学療法学テキスト．p43-52，アイペック，2004.
31) Gilmore PE, Spaulding SJ, Vandervoort AA.：Hemiplegic shoulder pain：implications for occupational therapy treatment. *Can J Occup Ther*, 71（1）：36-46, 2004.
32) http://www.ebrsr.com/
33) Gillen G：Stroke Rehabilitation 3rd ed. Elsevier, 2011.
34) Carr J, Shepherd R：Stroke rehabilitation. Butterworth Heinemann, 2003.
35) 潮見泰藏（編）：脳卒中患者に対する課題指向型トレーニング．文光堂，2015.

36) Evidence-Based Review of Stroke Rehabilitation（http://www.ebrsr.com/）

37) 丸山仁司（編）：神経障害系理学療法学．pp45-62，医歯薬出版，2014.

38) 潮見泰藏（編）：脳・神経系リハビリテーション．pp100-106，羊土社，2015.

39) 潮見泰藏（編著）：脳卒中理学療法学テキスト．pp100-101，アイペック，2004.

40) 本田哲三（編）：高次脳機能障害のリハビリテーション　第2版．2010，医学書院．

41) 江藤文夫・他（編）：別冊/高次脳機能障害のリハビリテーション．臨床リハ，1995.

42) 網本　和：眼の働きは正常なのに片側がみえていない」って，どういうこと？（半側無視患者に対するアプローチ）」［潮見泰藏（編）：脳卒中に対する標準的理学療法介入］．pp82-92，文光堂，2013.

43) 網本　和：なぜ押してしまうのか？プッシャー（押す人）現象への対応［潮見泰藏（編）：脳卒中に対する標準的理学療法介入］．pp93-104，文光堂，2013.

（Ⅰ，Ⅲ～Ⅶ：潮見泰藏，Ⅱ：臼田　滋）

次の文により【1】【2】の問いに答えよ．
70歳の女性．右利き．脳梗塞を発症し搬送された．発症後2か月の頭部MRIを下に示す．

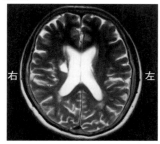

【1】49回PT午前3
この画像で認められる脳梗塞の部位はどれか．
1．視床
2．内包
3．被殻
4．尾状核
5．放線冠

【2】49回PT午前4
現時点で最も出現しやすい症状はどれか．
1．運動麻痺
2．嚥下障害
3．視覚障害
4．聴覚障害
5．失語症

【3】49回PT午前5
45歳の男性．脳出血による左片麻痺．Brunnstrom法ステージは上肢Ⅱ，下肢Ⅲ．感覚障害は中等度．非麻痺側機能はおおむね良好．裸足での歩行は可能であるが，安定性が低下し速度も遅い．麻痺側の遊脚相で分回し歩行と強い内反尖足が出現する．立脚中期の膝ロッキングがみられる．
この患者に適した装具はどれか．
1．長下肢装具
2．金属支柱付膝装具
3．クレンザック足継手付短下肢装具
4．プラスチック短下肢装具（足継手なし）
5．靴型装具（長靴）

【4】49回PT午前25
脳卒中患者で内頸動脈系と比べて椎骨脳底動脈系の病変でみられやすいのはどれか．
1．失語症
2．認知症
3．同名半盲
4．半側無視
5．運動失調

【5】49回午前26
回復期リハビリテーション病棟退院後の片麻痺患者に対して訪問リハビリテーションが導入された．
リハビリテーションの目標で優先度が低いのはどれか．
1．麻痺肢の関節可動域制限の予防
2．麻痺肢の運動麻痺の改善
3．非麻痺肢の筋力の維持
4．閉じこもりの予防
5．移動能力の維持

次の文により【6】【7】の問いに答えよ．
65歳の男性．右利き．左上下肢の脱力のため搬送された．頭部MRAを下に示す．

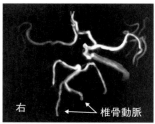

【6】49回PT午後3
閉塞している血管はどれか．
1．左前大脳動脈
2．左中大脳動脈
3．右後大脳動脈
4．右内頸動脈
5．脳底動脈

【7】49回PT午後4
この患者に絵の模写を行わせると，図のように描いた．
この患者に伴いやすい高次脳機能障害はどれか．

提示絵　　患者が写し描いた絵

1．失語症
2．観念失行
3．純粋失読
4．左右失認
5．着衣障害

次の文により【8】【9】の問いに答えよ．
58歳の男性．生来健康であったが，突然のめまいと歩行困難で救急搬送された．脳梗塞の診断で理学療法が開始された．理学療法の初期評価では，めまい，眼振とともに，右側には小脳性の運動失調，Horner症候群および顔面の温痛覚障害がみられた．左側には上下肢の温痛覚障害がみられたが深部感覚は保たれていた．

【8】49回PT午後5
病巣はどれか.

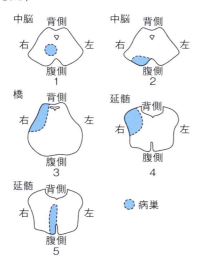

【9】49回午後6
この患者が立位をとったところ,不安定で突進するような現象(pulsion)がみられるために介助が必要であった.
この現象がみられる方向はどれか.
1. 後　方
2. 前　方
3. 右側方
4. 左側方
5. 全方向

次の文により【10】【11】の問いに答えよ.
65歳の男性.右利き.脳梗塞による片麻痺.Brunnstrom法ステージは上肢,手指,下肢ともにⅢ.回復期リハビリテーション病棟では車椅子で移動している.発症後3か月の頭部MRIを下に示す.

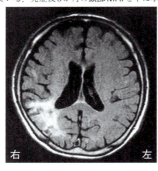

【10】50回PT午前5
出現しやすい症状はどれか.
1. 観念失行
2. 左右障害
3. 純粋失読
4. 半側空間無視
5. 非流暢性失語

【11】50回PT午前6
この患者が基本動作練習を開始した際に観察されるのはどれか.
1. 左側からの方が起き上がりやすい.
2. 座位練習で右手を支持に使うことができない.
3. 立位保持では両下肢に均等に荷重ができる.
4. 車椅子駆動の際に廊下の左壁によくぶつかる.
5. 練習を繰り返しても装具装着の手順を間違える.

【12】50回PT午後5
55歳の男性.突然のめまいを自覚し,歩行困難を呈したため搬送された.頭部MRIのT1強調像を下に示す.
みられる所見はどれか.

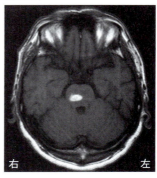

1. JCS Ⅲ-100
2. 左顔面の痛覚低下
3. 左上肢の小脳失調
4. 右上肢の運動麻痺
5. 左下肢の深部感覚低下

【13】50回PT午後25
右延髄背外側部の脳梗塞による障害で認められるのはどれか.
1. 左内反足
2. 右下垂足
3. 右の痛覚脱失
4. 左の深部感覚障害
5. 右下肢の運動失調

【14】51回PT午前7
脳卒中右片麻痺の麻痺側運動機能についてBrunnstrom法ステージの検査を行ったところ，図に示す段階までの運動が可能であった．
評価の組合せで正しいのはどれか．

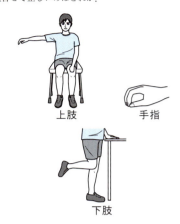
上肢　　手指
下肢

1. 上肢Ⅳ ─ 手指Ⅳ ─ 下肢Ⅳ
2. 上肢Ⅳ ─ 手指Ⅴ ─ 下肢Ⅳ
3. 上肢Ⅳ ─ 手指Ⅴ ─ 下肢Ⅴ
4. 上肢Ⅴ ─ 手指Ⅳ ─ 下肢Ⅴ
5. 上肢Ⅴ ─ 手指Ⅴ ─ 下肢Ⅴ

【15】51回PT午前11
65歳の男性．脳梗塞．右片麻痺．発症5日目．意識レベルはJCS〈Japan coma scale〉Ⅰ-1．全身状態は安定し，麻痺の進行も24時間以上認めないため，リスク管理（リハビリテーション医療における安全管理・推進のためのガイドライン2006に基づく）を行いながら，ベッドアップを開始することとした．
適切なのはどれか．
1. ベッドアップ前，動悸を訴えているが実施する．
2. ベッドアップ前，安静時SpO₂が85％であったので実施する．
3. ベッドアップ後，脈拍が100回/分なので中止する．
4. ベッドアップ後，呼吸数が18回/分なので中止する．
5. ベッドアップ後，収縮期血圧が120mmHgから170mmHgに上昇したので中止する．

【16】51回PT午前25
脳卒中片麻痺に対する斜面台を用いた運動療法の目的で**適切でない**のはどれか．
1. 内反尖足の予防
2. 立位感覚の向上
3. 覚醒レベルの向上
4. 体幹筋筋力の維持
5. 膝関節伸展筋の痙縮抑制

【17】51回PT午前26
左半側空間無視の治療法として**適切でない**のはどれか．
1. 視覚探索練習
2. 体幹の右への回旋
3. プリズム適応療法
4. 後頸部経皮的通電刺激
5. カロリック刺激〈Caloric stimulation〉

【18】51回PT午前27
伝導失語の言語的特徴はどれか．
1. ジャーゴン
2. 音韻性錯語
3. 非流暢性発話
4. 重度な理解障害
5. 良好な復唱機能

【19】51回PT午前28
注意障害で，料理中にかかってきた電話に気付くことができないという現象が認められるのはどれか．
1. 注意の選択性障害
2. 注意の持続性障害
3. 注意の転換性障害
4. 注意の配分性障害
5. 方向性の注意障害

【20】51回PT午後24
脳卒中片麻痺の上肢に対するCI療法〈constraint-induced movement therapy〉で正しいのはどれか．
1. 非麻痺側上肢を拘束する．
2. 理学療法士の近位監視下で行う．
3. 疼痛が少しでもあれば適応とならない．
4. 他動的関節可動域運動を長時間行う方法である．
5. 患側手指がBrunnstrom法ステージⅡで適応となる．

【21】51回PT午後27
観念失行に関連する行為はどれか．
1. 検査者のキツネの指を模倣することができない．
2. 杖を持つときに上下を逆さまにして使おうとする．
3. 麻痺が重度でもそれを意識せずに立ち上がろうとする．
4. 歩行時，右に曲がるべきところで曲がらずに通り過ぎる．
5. 「右足を先に出して」と教示してもできないが，自然な歩行は可能．

解　答
【1】5　【2】1　【3】3　【4】5　【5】2　【6】4　【7】5　【8】4　【9】3
【10】4　【11】4　【12】5　【13】5　【14】5　【15】5　【16】5　【17】2
【18】2　【19】3　【20】1　【21】2

3章

パーキンソン病

Ⅰ．パーキンソン病の病態と治療

Ⅱ．パーキンソン病に対する評価─意義・目的・方法─

Ⅲ．パーキンソン病に対する理学療法

Ⅳ．ケーススタディ

I. パーキンソン病の病態と治療

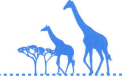

> **到達目標**
> - 大脳基底核の主な機能を説明できる.
> - パーキンソン病の運動機能障害と非運動機能障害について説明できる.
> - パーキンソン病の動作の特徴について説明できる.
> - パーキンソン病に対する主な治療方法と薬物療法の副作用について説明できる.

　パーキンソン病は**大脳基底核の病変**により運動機能障害を起こす代表的な疾患です.**有病率は10万人当たり100〜150人**と推定されています.**50歳以上の高齢者に発症**することが多いので，人口の高齢化により今後ますます理学療法の対象として重要な疾患になってきます.パーキンソン病の理学療法について考えるにあたって，パーキンソン病の病態と機能障害の特徴を理解することから始めましょう.

1　大脳基底核の機能とは？

　大脳基底核は**尾状核**，**被殻**，**淡蒼球**，**視床下核**，**黒質**の5つの神経核群から構成されます.尾状核と被殻を合わせて**線条体**といいます.線条体は大脳基底核全体の神経情報の入り口になり，大脳皮質全体から神経線維が入力します.

　淡蒼球は内節と外節，黒質は緻密部と網様部に分かれます.淡蒼球内節と黒質網様部は大脳基底核全体の神経情報の出口になります.淡蒼球内節や黒質網様部から出ていく神経線維には，
① 視床を経由して大脳皮質の領域に戻り，回路を形成するもの
② **脚橋被蓋核**（pedunculopontine tegmental nucleus：PPN）を経由して，**網様体脊髄路**を通り姿勢筋や近位筋へ指令を送るもの
③ **中脳歩行誘発野**（midbrain locomotion region：MLR）を経由して，網様体脊髄路を通り歩行の指令を送るもの
があります（図1）.

　①の神経回路は**遂行機能**（前頭前野との回路，コラム①），**眼球運動**（前頭眼野との回路），**随意運動の開始や実行**（運動関連領野との回路），**情動に伴う運動**（辺縁系との回路）などに，②の神経経路は**姿勢反射や筋緊張の調節**に，③の神経経路は**歩行の実行**に関連すると考えられています[1]）.

　視床下核や淡蒼球外節は大脳基底核内で情報を

 コラム①　遂行機能

　私たちが安全でよりよい生活を営むためには，状況に適した行動目標を決め，目標を達成するための方法や手順を考え，それを実行して結果を確認し，必要に応じて修正することが必要です.このように行動を計画的に実行する機能を遂行機能とよびます.遂行機能は前頭連合野が担っていますが，パーキンソン病では，前頭前野と大脳基底核でつくられる神経回路の影響で，遂行機能が低下します.

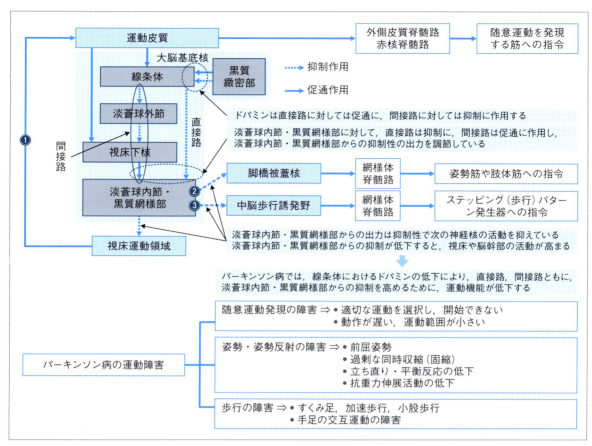

図1 大脳基底核の機能とパーキンソン病の運動障害

やりとりする中継核として機能しています．黒質緻密部は線条体に**ドパミン**を神経伝達物質とする神経線維を送り，線条体の働きを調節しています．**パーキンソン病は，黒質緻密部にあるドパミンを産生する神経細胞が変性脱落し，線条体でのドパミン量が不足するために大脳基底核の機能が低下して起こる疾患**と理解されています[2]．

2 パーキンソン病の病態とは？

パーキンソン病の主病変は黒質緻密部の神経細胞の変性脱落です．病理学的には神経細胞に**αシヌクレイン**という蛋白質が蓄積し，変性した神経細胞内に**レビー小体**という特殊な構造がみられます．αシヌクレインの蓄積は，迷走神経背側核，嗅球，大脳皮質，脊髄の交感神経節，消化管や心臓などの末梢自律神経系にもみられ，これらが

パーキンソン病の運動障害以外の症状の発現に関係しています．αシヌクレインの神経細胞への蓄積は，脳幹部位や嗅球から始まり，経過とともに大脳基底核，大脳皮質へと進みます（**Braak仮説**，コラム②）[2]．

a パーキンソン病の運動機能障害

パーキンソン病の症状（コラム③）は，**運動に関係するもの（運動機能障害）と運動以外のもの（非運動機能障害）**の2つに分けられます（表1）．パーキンソン病の運動機能障害として，**安静時振戦，固縮（筋強剛），無動，姿勢反射障害**があり，**パーキンソン病の4大徴候**とよばれます．これらの一次的な運動機能障害が複合して，**姿勢の異常，歩行障害，バランス障害，巧緻動作障害，言語障害，呼吸障害**などの複合的な運動機能障害が起きます．また，パーキンソン病に使用される薬物の副作用によって，**ジスキネジア**とよばれる不

コラム② Braak仮説

Braakらは，多くのパーキンソン病患者の剖検例による検討から，パーキンソン病にみられるαシヌクレインの蓄積は，6つのステージを経て広がっていくというBraak仮説を提唱しました．パーキンソン病の8～9割の症例でBraak仮説に従ってαシヌクレイン蓄積の進行が認められています．

Braak仮説によるステージとαシヌクレインの蓄積の進行

ステージ	αシヌクレインの蓄積部位
ステージ1	迷走神経背側核，嗅球
ステージ2	青斑核，縫線核
ステージ3	黒質，扁桃体中心核，脚橋被蓋核
ステージ4	大脳中間皮質
ステージ5	前頭前野，高次感覚連合野
ステージ6	前運動野，一次感覚連合野

コラム③　パーキンソン病とパーキンソニズム

パーキンソン病でみられる症状を示す疾患を総称してパーキンソニズムまたはパーキンソン症候群とよびます．パーキンソニズムには，パーキンソン病も含まれます．パーキンソン病以外のパーキンソニズムには，脳血管性パーキンソニズム，薬剤性パーキンソニズム，脳炎後パーキンソニズム，変性疾患によるパーキンソニズムなどがあります．

随意運動が起こることもあります．

① 安静時振戦（resting tremor）

身体の一部に起こる周期的に繰り返される不随意的な運動を振戦といいます．パーキンソン病でみられる振戦は，静止時に起こり，運動を始めると止まることが多いので安静時振戦または静止時振戦といいます．手足や下顎などに現れることが多く，4～6Hzの頻度の指で丸薬を丸めるような運動（pill-rolling movement）や，下顎の小刻みな揺れなどがみられます．安静時振戦は精神的な緊張により増強します．安静時振戦は，一側の手（または足）から始まり，同側の足（または手）にも現れ，反対側の手足にも現れるようになります．

② 固縮（rigidity）

筋緊張が亢進した状態で，関節を他動的に運動（屈伸，内外転，内外旋）させると，関節を動かしている間に一様な抵抗を感じます．鉛の棒を曲げるような抵抗を感じる場合は，鉛管様現象（lead-pipe phenomenon）とよばれます．また，振戦に筋固縮が重なり，「カクカク」と変化する抵抗を感じる場合は，歯車様現象（cogwheel phenomenon）とよばれます．固縮は筋強剛ともよばれます．

③ 無動（akinesia）

無動は，運動の開始が遅れること，運動速度が遅くなること（動作緩慢），運動の頻度が少なくなること，運動する範囲が狭くなることなどを指しています．仮面のように表情が乏しくなることを仮面様顔貌といい，これも無動に含まれます．寡動も無動と同じことを表す用語として使われます．

④ 姿勢・姿勢反射障害

立ち直り反応・平衡反応などのバランスの保持に必要な自動的な身体運動が低下したり，消失したりします．全身的に屈曲傾向が強く，頸部伸展，脊柱後弯（円背），骨盤後傾，股関節・膝関節屈曲となり，重力に押しつぶされたような姿勢になります（図2）．

⑤ 歩行障害

歩行障害として，すくみ足，小刻み歩行，突進現象（加速歩行），歩行時の上肢の振りや体幹の

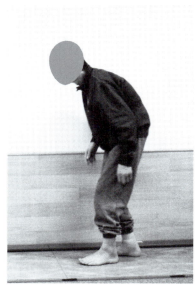

図2 パーキンソン病患者の前屈姿勢と歩行の様子

 コラム④ パーキンソン病患者の死亡原因

パーキンソン病は進行性の疾患ですが，進行は緩徐で，抗パーキンソン病薬の使用やリハビリテーションの実施により，パーキンソン病でない高齢者に近い平均余命を保つことができるようになってきました．パーキンソン病患者の死亡原因で最も多いのは誤嚥性肺炎とされています．呼吸や嚥下障害に対する理学療法は，パーキンソン病患者の生命機能維持のために重要です．

回旋の減少や消失，方向転換時の不安定性などがみられます．

すくみ足は重度のパーキンソン病患者の半数以上にみられます．すくみ足が起こると足が床に張り付いたようになり，足が前に出ずに動けなくなってしまいます．すくみ足は，歩行開始時，狭いところを通過するとき，方向転換時などに起こりやすく，すくみ足が出るとバランスを崩し，転倒につながります．

すくみ足が現れているときに，患者の足元に線を引いたり，障害物を置いたりすると，それらを跨ぐように患者の足が前に出て歩行が開始されることがあります．じっとしているパーキンソン病患者にボールを投げると，片手で素早くボールを取るようなこともあります．このような現象を逆説性歩行（paradoxical gait）や矛盾性運動（kinésie paradoxale）といいます．

⑥ バランス障害

パーキンソン病では，無動，姿勢反射障害，すくみ足などが複合してバランス障害を起こします．パーキンソン病のバランス障害の特徴として，静的バランスより動的バランスが障害されやすいこと，支持基底面の中で姿勢調節に有効に使える範囲である安定性限界が小さいことがあります．

⑦ 巧緻動作障害

パーキンソン病では，姿勢反射障害や歩行障害などの全身的な障害に加えて，ボタンをはめる，紐を結ぶなどの手先の細かい動作（巧緻動作）を行うことも苦手になります．文章を書くと，書き始めと比べて字の大きさが徐々に小さくなることがあります（小字症）．

⑧ 呼吸機能障害・嚥下機能障害

パーキンソン病では，固縮，無動，前屈姿勢などの影響で，胸郭の可動範囲が小さくなり，胸郭自体も固くなるので拘束性換気障害を起こしやすくなります．拘束性換気障害が進むと発話に必要な呼気量が減り，固縮，無動などにより構音に必要な口腔周辺の運動機能も低下するので，声が小さく聞き取りにくくなったり，嚥下障害が起こったり，咳嗽力が低下したりします．これらが誤嚥性肺炎の発生につながります（コラム④）．

b 非運動機能障害

パーキンソン病の運動機能に関する障害以外の機能障害を非運動機能障害とよびます．パーキンソン病の非運動機能障害には，起立性低血圧や便秘などの自律神経障害，認知機能障害，精神機能障害，嗅覚障害，感覚障害・疼痛，睡眠障害などがあります（表1）．これらの障害は運動機能障害が出現する前から現れることもあり，薬物の副作用によって起こるものもあります．非運動機能障

表1　パーキンソン病の主要症状

運動機能障害	非運動機能障害
安静時振戦 固縮（筋強剛） 無動（寡動）：動作緩慢，運動範囲の低下，運動頻度の低下，仮面様顔貌，小声など 姿勢反射障害：前屈姿勢，立ち直り反応低下，平衡機能低下など 歩行障害：すくみ足，小刻み歩行，加速歩行，上肢の腕の振りの欠如など	自律神経障害：起立性低血圧，便秘，排尿障害，性機能障害，流涎など 認知・精神機能障害：感情鈍麻，抑うつ，認知機能障害，病的賭博幻覚，妄想など 睡眠障害：不眠，悪夢，REM睡眠期行動異常，覚醒リズム障害など 感覚障害：嗅覚障害，疼痛，固有感覚の統合障害など

表2　ドパミン補充療法の長期実施による副作用

副作用の名称	特徴
wearing-off現象	服薬後時間が経過し，ドパミンの血中濃度が低下すると症状が悪化する現象．服薬すると血中のドパミン濃度が上昇し，症状が改善するので，服薬の時間に依存して起こる
on-off現象	服薬時間に関係なく，急激に症状が悪化し，ある程度時間が経過すると症状が改善する現象．onは症状の良い状態，offは症状の悪い状態を表す．wearing-off現象やon-off現象は，1日のなかで症状が変化するので，症状の日内変動とよばれる
ジスキネジア	onの状態やonとoffの切り替え時に現れることが多い不随意運動で，舞踏病様の不規則で身体の一部が急に動き出す不随意運動
幻覚・妄想	ドパミン補充療法の薬剤の効き目が低下したために服薬量が増加し，血中のドパミン量が多くなると起こりやすくなる
その他	吐気，食欲不振，傾眠など

表3　厚生労働省によるパーキンソン病の診断基準[3]

以下の診断基準を満たすものを対象とする．（疑い症例は対象としない．）
①パーキンソニズムがある．※1
②脳CT又はMRIに特異的異常がない．※2
③パーキンソニズムを起こす薬物・毒物への曝露がない．
④抗パーキンソン病薬にてパーキンソニズムに改善がみられる．※3
以上4項目を満たした場合，パーキンソン病と診断する．
なお，①，②，③は満たすが，薬物反応を未検討の症例は，パーキンソン病疑い症例とする．

※1　パーキンソニズムの定義は，次のいずれかに該当する場合とする．
(1) 典型的な左右差のある安静時振戦（4〜6Hz）がある．
(2) 歯車様筋固縮，動作緩慢，姿勢反射障害のうち2つ以上が存在する．
※2　脳CTまたはMRIにおける特異的異常とは，多発脳梗塞，被殻萎縮，脳幹萎縮，著明な脳室拡大，著明な大脳萎縮など他の原因によるパーキンソニズムであることを明らかに示す所見の存在をいう．
※3　薬物に対する反応はできるだけドパミン受容体刺激薬またはL-ドパ製剤により判定することが望ましい．

害は，運動機能以上に患者の日常生活に影響を及ぼすことがあります．

ⓒ パーキンソン病治療薬の副作用としての症状

　パーキンソン病の治療として，不足しているドパミンを補うドパミン補充療法を中心にさまざまな抗パーキンソン病薬が使用されます．ドパミン補充療法により症状の改善がみられますが，服薬を長期にわたり継続することによって，wearing-off現象，on-off現象，ジスキネジア，幻覚・幻聴などの副作用が現れます（表2）．

表4　パーキンソン病に用いられる主な治療薬

種類	作用機序	副作用
L-ドパ単剤	ドパミンの補充	悪心，吐気，不整脈，動悸 長期服用よるジスキネジア，幻覚・妄想
L-ドパ・末梢性ドパ脱炭酸酵素阻害薬(DCI)配合剤	ドパミンの補充に加えて，末梢でのドパミンの代謝を抑え，脳内へのドパミンの取り込みを高める	
ドパミンアゴニスト	ドパミンと同じような作用をもち，ドパミンの作用を補助する	悪心，吐気，起立性低血圧，幻覚・妄想
モノアミン酸化酵素B(MAO-B)阻害薬	ドパミンを分解する酵素の作用を抑え，ドパミンが長く作用するようにする	悪心，吐気，幻覚・妄想，ジスキネジア，眠気
COMT阻害薬	L-ドパを分解する酵素の作用を抑え，L-ドパが長く残るようにする	悪心，吐気，幻覚・妄想，ジスキネジア
ドパミン放出促進薬	ドパミンの放出を促す	めまい，悪心，嘔吐，幻覚・妄想，網状皮斑
抗コリン薬	ドパミンの減少により相対的に高くなったコリン系の機能を抑え，ドパミン系とコリン系のバランスを保つ	喉の渇き，便秘，排尿障害，頻脈，動悸，舌のジスキネジア，せん妄
ノルアドレナリン補充薬	ドパミンの減少に伴うノルアドレナリンの減少を補う	吐気，頭痛，血圧上昇，幻覚

3 パーキンソン病の診断は？

　表3に厚生労働省によるパーキンソン病の診断基準を示します[3]．パーキンソン病の診断は，問診と観察によっておおむね見当がつきます．パーキンソニズムを示す他の疾患との鑑別のために，メタヨードベンジルグアニジン（metaiodobenzyl-guanidine：MIBG）を心筋に取り込ませて，MIBGの心筋への蓄積の低下をみる**MIBGシンチグラフィー**が行われます．

4 パーキンソン病の治療は？

　パーキンソン病の治療として，不足しているドパミンを補うドパミン補充療法を中心にさまざまな抗パーキンソン病薬が使用されます．主な抗パーキンソン病薬について，作用機序と副作用を表4に示しました．

　外科的治療として，症状出現に関連する大脳基底核部位を破壊したり，電気的な刺激を加えたりして症状の改善を図る**定位脳手術**や**深部脳刺激療法（deep brain stimulation：DBS）**が行われます．また，iPS細胞による再生治療に大きな期待がもたれています．

Ⅱ. パーキンソン病に対する評価
─意義・目的・方法─

到達目標

- パーキンソン病に対する評価の目的を説明できる.
- パーキンソン病の評価に必要な検査項目を挙げることができる.
- パーキンソン病に特異的な評価指標について説明できる.

1 評価の意義と目的は？

　パーキンソン病による障害は**国際生活機能分類（ICF）**の枠組みを用いて，①**疾患に直接起因する一次的機能障害**（神経症状），②**一次的機能障害にさまざまな要因が重なって起こる二次的機能障害**，③**活動制限**，④**参加制約**に分けて整理することができます. パーキンソン病患者の生活の状態は，これらに**加齢や他の疾患も含めた健康状態**，**個人因子**，**環境因子**が絡み合っています. 問診や情報収集，検査を行うことによって，これらの障害レベルでの障害の有無や程度，および障害間の関連性を整理する作業が評価になります（**図3**）.

　評価の目的は，①**評価時点での患者の障害の程度や特徴**，②**これまでの経過と予後予測**，③患者の生活環境，患者・関係者の疾患の受け止め方や希望などを把握して，これからの**患者の生活を再構築するために，どのような理学療法を提供するか**を決定することです. パーキンソン病に対する評価では，①**患者ごとにパーキンソン病の症状が異なること**，②**生活における活動状況や転倒経験など二次的な要因が障害の進行に影響する**こと，③**高齢発症のため，加齢や他の疾患の併存による機能低下が起こりやすいこと**，④**抗パーキンソン病薬による副作用がある**ことに注意します.

2 パーキンソン病の重症度を示す評価指標

　パーキンソン病は進行性疾患なので，障害の進行度を適切に評価することが重要です. パーキンソン病の重症度を示す評価指標して，**Hoehn & Yahrの重症度分類**と**統一パーキンソン病評価尺度（UPDRS）**が世界的に使用されています.

ⓐ Hoehn & Yahrの重症度分類

　Hoehn & Yahrの重症度分類は，最もよく用いられているパーキンソン病の重症度を表す指標です. より細分化した重症度分類として修正版Hoehn & Yahrの重症度分類があります（**表5**）.

ⓑ 統一パーキンソン病評価尺度（unified Parkinson's disease rating scale：UPDRS）

　UPDRSはパーキンソン病の包括的な評価指標で，「パート1：**精神機能，行動および気分**（4項目）」，「パート2：**日常生活動作**（13項目）」，「パート3：**運動能力検査**（14項目）」，「パート4：**治療の合併症**（11項目）」の4パートから構成されています. 各パートには細項目があり，細項目ごとに「正常：0点」から「最重度：4点」の5段階（一部の細項目は0点と1点の2段階）で評定します. UPDRSでは0点が正常なので，**合計点数が大きいほど症状が重い**ことを表しています. 2008年にUPDRSの改訂版（movement disorder society-

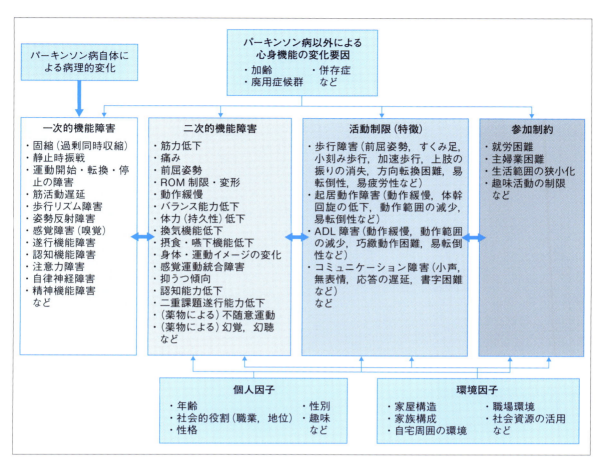

図3 パーキンソン病の障害構造

表5 Hoehn & Yahrの重症度分類および改訂版Hoehn & Yahrの重症度分類

Hoehn & Yahrの重症度分類		改訂版Hoehn & Yahrの重症度分類	
—	—	Stage 0	正常
Stage 1	症状は一側性で，機能障害はないか，あってもごく軽度	Stage 1	一側性の症状のみ
		Stage 1.5	一側性の症状と体幹の症状
Stage 2	両側性，または体幹の症状があるが，バランス障害はない	Stage 2	両側性の症状があるが，バランス障害はない
		stage 2.5	軽度の両側性の症状があるが，pull testで立ち直ることができる
Stage 3	姿勢反射障害が明らかになり，生活上の制限がいくらか生じるが，仕事によっては継続可能．日常生活は自立している	Stage 3	軽度から中等度の両側性の症状があり姿勢の不安定性を伴うが，身体的には自立している
Stage 4	かなり進行した段階で症状は重度．かろうじて一人で歩行と立位保持が可能	Stage 4	重度な障害だか，介助なしに立位保持または歩行が可能
Stage 5	介助なしではベッドまたは車いすのままの状態	Stage 5	介助なしでは，ベッドまたは車いすのままの状態

sponsored revision of the unified Parkinson's disease rating scale：MDS-UPDRS)[4]が作成されています．

3 ICFにそったパーキンソン病の評価とは？

パーキンソン病でも，ICFの枠組みを基本に心

表6 MDS-UPDRSによる固縮の評価[4]

0：正常．
1：ごく軽度．検者が誘発方法を用いてはじめて固縮が検出できる．
2：軽度．誘発方法を用いずに固縮が検出できる．検者は関節可動域全体を容易に動かせる．
3：中等度．誘発方法を用いずに固縮が検出できる．検者が関節可動域全体を動かすには努力がいる．
4：重度．誘発方法を用いずに固縮が検出できる．検者は関節可動域全体を動かすことができない．

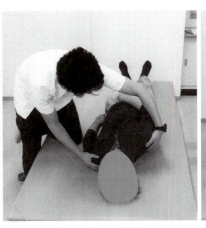 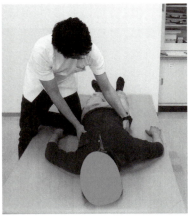 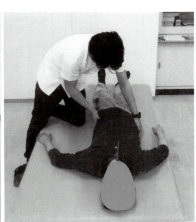

①肩甲帯の回旋運動　　　②胸郭の回旋運動　　　③骨盤帯の回旋運動

図4　体幹部の筋緊張や可動域制限をみる方法

身機能・身体構造，活動，参加の3つのレベルから包括的に評価をします．

a 心身機能・身体構造の評価

① 振戦

パーキンソン病では安静時振戦が出現しやすく，初発症状の7割が安静時振戦ともいわれています．安静時振戦は動作時には消失することが多く，動作に及ぼす影響は少ないとされます．しかし振戦は外部から観察されやすく，外見上の問題となりやすい側面があります．姿勢保持や動作時に振戦がみられることもあるので，振戦の出現する部位，程度，出現しやすい姿勢や状況について記録します．

② 筋緊張

パーキンソン病では筋緊張の異常として固縮がみられます．上肢では肘関節や手関節，下肢では膝関節や足関節を他動的に動かし，そのときの抵抗感や可動範囲で固縮の程度を評価します．MDS-UPDRSでは，0～4の5段階に固縮の程度を評価します（表6）[5]．固縮が強いと，体幹の回旋・伸展，頸部の回旋・屈曲，四肢の伸展・外転・外旋方向の運動を大きく阻害します．

筋緊張は，触診，体幹や四肢を揺すったり回旋させたりするときの抵抗感や可動範囲によっても推測できます．身体全体を他動的に動かしながら，そのときの揺れの大きさや抵抗感により，筋緊張の左右差や体節による違いをみることができます（図4）．

③ 無動（寡動）

無動には，動作緩慢，運動範囲の減少，運動頻度の低下，すくみ足，仮面様顔貌などの現象が含まれます．患者に寝返り，起き上がり，立ち上がりや歩行などをなるべく普段と同じように実行してもらい，その際に観察される無動に関する事象を記録します．すくみ足の評価には，すくみ足質問紙（Freezing of Gait Questionnaire：FOGQ[5]，表7）が用いられます．その他に，すくみ足がどのようなときに生じやすいか，視覚や聴覚による手がかり刺激や動作方法を変更することで足が出やすくなるかを患者から聴取しておくと，生活指導に役立てることができます．

表7 Freezing of Gait Questionnaire (FOGQ)[5]

1	最も状態の悪いときに歩けますか
0：普通に歩ける
1：いくぶん遅いが，ほぼ正常に歩ける
2：遅いが一人で歩ける
3：介助または歩行補助具があれば歩ける
4：歩けない
2	歩行障害は日常生活活動や自立度に影響していますか
0：まったく影響がない
1：少しの影響がある
2：中等度の影響がある
3：かなり影響がある
4：歩けない
3	歩行中，方向転換時，歩き始めに足が床に張り付いたように感じますか
0：まったくない
1：ごく稀で，月に1回くらい
2：稀で，週に1回くらい
3：しばしばあり，日に1回くらい
4：歩くたびにいつも感じる
4	最も長い時間すくむときは，どのくらいですか
0：すくみはない
1：1〜2秒
2：3〜10秒
3：11〜30秒
4：30秒以上すくんで歩けない
5	歩き始めのすくみ（一歩を踏みだす際のすくみ）は，普段どのくらい続きますか
0：すくみはない
1：歩きだすまで1秒以上かかる
2：歩きだすまで3秒以上かかる
3：歩きだすまで10秒以上かかる
4：歩きだすまで30秒以上かかる
6	方向転換時のすくみ（向きを変えるときのすくみ）は，普段どのくらい続きますか
0：すくみはない
1：再び歩きだすまで1〜2秒かかる
2：再び歩きだすまで3〜10秒かかる
3：再び歩きだすまで11〜30秒かかる
4：30秒以上経っても方向転換できない

④ 姿勢・姿勢反応障害

　パーキンソン病では，前屈姿勢や側弯などの姿勢の異常，立ち直り反応・平衡反応などの姿勢反応の障害がみられます（コラム⑤）．体幹の前屈（円背），脊柱側弯，骨盤後傾，下肢関節の屈曲傾向などの姿勢の異常も生じやすいので，正面，後面，両側面，上方から姿勢を観察し，アライメントの特徴を記録します．

　静的な姿勢を観察するだけでなく，理学療法士

 コラム⑤ 腰曲がり現象と首下がり現象

　パーキンソン病では「腰曲がり（camptocormia）」とよばれる極端に強く上体が前屈する現象や，「首下がり（dropped head syndrome）」とよばれる頸が前屈し，前に顔を向けていることが難しくなる現象が起きます．体幹や頸部の屈筋群の異常な活動（ジストニア）や体幹や頸部の伸筋活動の低下が原因として考えられますが，発現のメカニズムはわかっていません．腰曲がりや首下がりに対して，体幹伸展保持装具や頸椎装具を装着することもあります．

が「まっすぐにしてください」などと指示した際に，患者自身が随意的に姿勢を修正できるか，理学療法士が他動的に修正できるか，他動的に矯正しようとしても変形や関節可動域制限があり修正できないかを確認しておくと，介入方法の選択に役立ちます．

⑤ 関節可動域

　パーキンソン病では固縮，無動などの影響で，関節可動域制限が起こりやすくなります．関節可動域制限があると，運動範囲が狭くなり，変形を起こしたりし，寝返り・起き上がり・立ち上がり・歩行などの起居移動動作，リーチ・把握などの上肢機能，呼吸機能にも影響を及ぼします．軽症のパーキンソン病者でも関節の最終域の制限がみられるので，軽症の段階から頸部・体幹，近位部の大関節の可動域を中心に，定期的に関節可動域を測定しておきます．肩甲帯，胸郭，骨盤帯の自動的および他動的な可動性も確認します．また，足部の小さな関節の動きは姿勢の調節に影響するので，足根骨や足指間の関節運動にも注意します．

⑥ 筋力

　パーキンソン病では同年齢の健常者と比べて筋力の低下が認められます．臨床的には体幹筋，股関節の伸筋や外転筋，膝関節伸筋などの抗重力伸展筋群に筋力低下が起こりやすい傾向がありま

表8 パーキンソン病患者のバランス能力に用いられる評価指標

評価指標	説明
Berg Balance Scale (Functional Balance Scale)	姿勢保持，重心移動，姿勢変換など，静的および動的なバランス能力を必要とする14の細項目から構成される評価指標．14の細項目ごとに0〜4点の評定があり，合計で56点となる[8,9]．45点以下の場合に転倒の危険性が高いとされる．
Timed Up and Go Test (TUG)	肘かけと背もたれのある椅子から立ち上がり，3m前方の目標のところで回転し，再び着席するまでの時間を測定する．パーキンソン病患者の動作緩慢や起居移動動作の困難さが動作の遂行時間に反映されやすいため，動的なバランス能力検査としてよく用いられる．健康な高齢者では，安全に，10秒以内に行うことができる．
Functional Reach Test (FRT)	パーキンソン病患者では立位時の前後方向の重心移動距離が低下する傾向がある．FRTは立位において，上肢をどの程度前方に移動できるかを測定するので，パーキンソン病患者のバランス能力の指標となる．しかし，動的なバランス能力を必要とする歩行能力との関連性は低い傾向がある．
Balance Evaluation Systems Test (BESTest)	バランスには，(1)生体力学的制約，(2)安定性限界と垂直性，(3)予測的姿勢調節，(4)姿勢反応，(5)感覚指向性，(6)歩行安定性，の6つのサブシステムがあることに基づいて作成された介入指向型の評価指標．転倒歴のあるパーキンソン病患者では，生体力学的制約，予測的姿勢制御，歩行安定性のサブシステムの成績が低いとされている．
Falls Efficacy Scale (FES)	患者に部屋の掃除，着替え，簡単な食事の準備，階段昇降など，10項目の日常生活上の動作について動作実行時の転倒の危険性を，0：心配なし，1：少し心配がある，2：かなり心配がある，3：非常に心配がある，の4段階に評定させる主観的な評価指標．

コラム⑥　Pull test

患者に立位をとらせ，患者の後方に検者が位置します．患者の重心が支持基底面から外れる程度に，検者が患者を後方に引きます．このときの患者の反応を評価するのがPull testです．検査の際は，転倒に十分注意して行います．MDS-UPDRSでは以下のような基準で評価します．

```
0：正常．1歩あるいは2歩で立ち直る
1：ごく軽度．3〜5歩で立ち直る．介助なしで立ち直る
2：軽度．5歩以上必要だが，立ち直り可能
3：中等度．安全に立位を保つことはできるが，姿勢反応がみられない．介助なしでは転倒する
4：重度．非常に不安定．何もしなくても，あるいはほんの少し外乱を与えるだけでバランスを崩しそうになる
```

す．徒手筋力検査（MMT），ハンドヘルドダイナモメータ（HHD）などを用いて評価します．

⑦ 全身持久性・活動性

症状が進行すると，活動量が低下して持久性の低下が起こります．最大酸素摂取量や無酸素性作業閾値などの評価が適用になりますが，臨床の場では，**6分間歩行テスト**や**2分間歩行テスト**などが用いられます．また，普段の生活のなかで，どの程度の活動をしているのかを表す**活動量の評価**も重要です．活動量の指標として万歩計も用いられます．

⑧ 転倒，バランス能力

パーキンソン病患者の転倒頻度は高く，**半数以上の患者が経過のなかで1回以上の転倒**を経験しているとされています．進行した段階では転倒により**大腿骨近位部骨折**や**脊柱の圧迫骨折**を起こし，骨折が障害進行の引き金になることも少なくありません．過去半年間の**転倒回数**，**転倒時の状況**（何時ごろ，どこで，何をしているときに，どのように転倒したか）を患者や家族から聴取し，転倒の危険性の程度や転倒する要因を推測し，転倒予防につなげます．バランス能力検査には多くの検査法がありますが，パーキンソン病には，**Timed Up and Go Test**[6]，**Berg Balance Scale**[7]などが用いられます（表8）．急激な外部からの刺激に対する応答の検査として，Pull test（コラム⑥）[4]，Push and Release Test[10]，姿勢反射の検査などがあります．

⑨ 呼吸・嚥下機能

呼吸機能評価として，胸郭の可動性，肺活量（vital capacity：VC）や咳嗽機能（peak cough flow：PCF など）などを測定します．嚥下機能評価としては，食事姿勢，頸部や舌骨の可動性，食事場面の観察，反復唾液嚥下試験・水飲みテストなどの簡便な嚥下のスクリーニング検査を行います．また嚥下造影検査（VF），嚥下内視鏡検査（VE）などの結果も参考にします．

b 非運動機能障害の評価

① 感覚機能・疼痛

パーキンソン病では発症初期から嗅覚障害が出現する頻度が高く，固有感覚系を統合する機能の低下も報告されています．嗅覚の検査として，臭いに関する問診や嗅神経の検査を行います．固有感覚系の感覚検査として，位置覚，関節運動覚，母指さがし検査（コラム⑦）などを行います．

パーキンソン病患者の約2/3に疼痛の訴えがあるとされています．不良姿勢や筋緊張の異常，自律神経系障害による循環障害などによって，頸部や腰部に二次的な疼痛が起こりやすいことなどが原因として考えられます．問診や観察により，疼痛部位，疼痛の程度，疼痛の発生する姿勢や動作，疼痛発生時の患者の対応などを把握します．また，触診により疼痛部位の筋緊張，筋硬結の有無や程度を評価します．脊柱の変形による脊髄根性の感覚障害や疼痛が推測される場合は，より詳細な感覚検査を行います．

② 自律神経機能障害

起立性低血圧，便秘，四肢の循環障害などを確認します．起立性低血圧では，臥位と比較して立位で3分以内に20 mmHg以上の収縮期血圧の低下があるとき，起立性低血圧があると判断します．急に立ったときの立ちくらみ感など，患者の自覚症状の有無も確認します．

③ 認知・遂行機能検査，二重課題

パーキンソン病では認知機能や遂行機能が低下しやすいので，Mini-Mental State Examination（MMSE）やTrail Making Test（TMT）などを行います．パーキンソン病では同時に2つ以上の課題を実行するのが困難で，二重課題を行う際にすくみ足が起こり，転倒しやすくなります（コラム⑧）．二重課題の簡便な検査にStops Walking when Talking（SWWT）[11]がありま

コラム⑦　母指さがし検査

母指さがし検査は関節位置覚の検査で，次のように行います．検査する側の手を握り，母指だけを伸展させます．閉眼させ，検者が患者の手の位置を変えます．そして，患者にもう一方の手で母指をつまむように指示します．通常は，うまくつかめない場合に母指を伸展した側の関節覚の低下を疑います．固有感覚系の統合障害と運動実行自体の障害を含めた感覚運動統合の検査として，パーキンソン病にも適用できると考えられます．

コラム⑧　二重課題と歩行の自動性

1つの課題を実行しているときに，並行して別の課題を実行することを二重課題といいます．同時に2つの課題を実行するためには，2つのことに同時に注意を向けなければならず，1つひとつの課題に対する注意の分配量は低下します．歩行など普段行っている動作は，動作自体が自動化されており，あまり注意を向けなくとも実行できます．しかし，パーキンソン病では歩行を自動的に実行することが困難となり，歩行する際に歩行に注意を向け続けるようになります．歩行中に別のことを行う二重課題の状況になると，新たな課題に注意を割り当てるために歩行に向けられていた注意の分配量が不足し，それによって歩行が止まったり，すくみ足が起きたりすると考えられています．

す．SWWTは歩行中に会話をすることで，歩行が停止するかどうかをみるものです．歩行が停止する患者では，転倒の危険性が高くなります．

③ 運動イメージの障害

パーキンソン病では，患者自身が**イメージしている運動の大きさ（または運動の予測）に比べて，実際に実行できる運動の大きさ（運動の結果）が小さい傾向**があります．この乖離（見積もり誤差）が大きいと転倒の要因となったり，理学療法士の指示が理解されにくかったりします．FRTや立位でのステップ動作課題の際に，施行前に患者にどの程度リーチやステップが可能かを予測させて，実施後の結果と比較することによって，患者のもつ運動のイメージの歪み（見積もり誤差）を推測することができます．

また，背臥位で斜めに寝ているのに「まっすぐ」と感じていたり，椅子座位で斜めに座っているのに「まっすぐ」と感じていたりすることもあります（斜め徴候）．

⑤ 心理・精神面の評価

理学療法士にとって精神機能の詳細な評価は困難な面がありますが，患者の性格，抑うつ傾向の程度などを，患者や家族とのコミュニケーションや，作業療法士・臨床心理士などによる情報から把握します．障害が進行し，介助が必要な段階では，**介助者の疲労感や負担感**などの把握も必要になります．

c 活動制限の評価

① 起居移動動作の評価（動作分析）

寝返り，起き上がり，立ち上がり，歩行などの起居移動動作を患者に行わせ，**動作の自立度，動作の工程や方法，動作時にみられる特徴**を把握します（コラム⑨）．動作の自立度や特徴は，動作を実施する環境によっても異なるので，患者の生活場面を考慮して評価します．動作緩慢があるので，**動作を実行するために要する時間を測定**しておくと，症状の進行や理学療法による変化を数値として把握できます．

「トイレに行く」などの日常生活における目的のある動作は，ベッドからトイレに行きベッドに戻るまでに，①布団をどかす⇒②ベッドの端に座

コラム⑨ パーキンソン病患者の起居移動動作の背景にあるものは？

パーキンソン病患者に共通してみられる起居移動動作の特徴として，①動作が遅いこと，②動作範囲が小さいこと，③重力に抗して身体を十分に伸展できないこと，④身体を分節的に運動することが難しいこと（例えば，パーキンソン病が進行すると，寝返りをするときに，頭部から肩甲帯，骨盤帯が順番に回旋せず，身体全体がまるごと回転して寝返るようになります），などがあります．これらの現象の背景には，固縮，無動，姿勢反射障害，遂行機能障害などが複雑に絡み合っています．動作を観察したり，動作中に触診をしたりすることにより，患者の不足している運動機能や運動を妨げている要因を推測し，それらの機能改善や要因の軽減を図ることが理学療法の介入につながります．

る⇒③ベッドから立ち上がる⇒④トイレまで移動する（途中で方向転換したり，階段を昇降したりすることもある）⇒⑤トイレのドアを開ける⇒⑥ズボンを降ろし便座に座る⇒⑦用を足し，後始末をする⇒⑧立ち上がり，ズボンを上げる⇒⑨トイレから出てトイレのドアを閉める⇒⑩ベッドまで移動し，ベッドに座る，などの多くの工程から成り立っています．日常生活における動作の改善を図るためには，問題のある工程や個別の動作を把握し，身体機能と環境による影響の両面から問題の原因を考え，動作の改善につなげます．活動制限に関連する評価指標には次のようなものがあります．

② Parkinson activity scale

Parkinson activity scale[8]はパーキンソン病患者の起居移動動作全体をみる評価指標で，椅子からの起立や着座，歩行時の無動，ベッド動作を評価します．14の検査項目があり，0（正常）〜4（重度）までの5段階に評定します．**合計点が0に近いほど，起居移動動作の障害は軽く**なります（**表9**）[8]．

表9　Parkinson Activity Scale[8]

Ⅰ　椅子での起居動作
1. 椅子からの立ち上がり（肘かけのある椅子から立ち上がる．最初に上肢を使用しないで行い，次に上肢を使用して行う）
   - ―正常，特に問題なし □4
   - ―上肢を使用せず，軽度の困難があるが立ち上がれる（バランス保持のための足関節背屈など） □3
   - ―上肢を使用しないと立ち上がれないか，上肢を使用すれば普通に立ち上がれるが，数回の試行を要する □2
   - ―上肢を使用しても立ち上がるのが困難（数回の試行を要したり，動作が停止したりする） □1
   - ―介助を要する □0

2. 椅子への着座（最初は手をつかないで，次に必要があれば手をついて行う）
   - ―正常，特に問題なし □4
   - ―上肢を使用せず，軽度の困難で座れる（不意な着座など） □3
   - ―上肢を使用すれば普通に座れるが，上肢を使用しないと突然座ったり，不適切な場所に座ってしまう □2
   - ―上肢を使用しても突然座ったり，不適切な場所に座ってしまう □1
   - ―介助を要する □0

Ⅱ　歩行時の無動
3. 歩行の開始（椅子から立ち上がった後にテストする）
   - ―正常，特に問題なし □4
   - ―すくみや短時間の加速歩行がある □3
   - ―5秒以内の加速歩行を伴うまたは伴わない，意思によらない運動の停止がある □2
   - ―5秒より長い加速歩行を伴うまたは伴わない，意思によらない運動の停止がある □1
   - ―歩行開始に介助を要する □0

4. 360°回転（日常生活において回転が困難な場所でテストする）
   - ―正常，特に問題なし □4
   - ―短時間のすくみがある □3
   - ―5秒以内の加速歩行を伴うまたは伴わない，意思によらない運動の停止がある □2
   - ―5秒より長い加速歩行を伴うまたは伴わない，意思によらない運動の停止がある □1
   - ―介助を要する □0

Ⅲ　ベッドでの起居動作
5. ベッド座位から背臥位になる（患者に背中を下にして寝るように指示する）
   - ―正常，特に問題なし □4
   - ―足の挙上，体幹の運動，適切に腕を伸ばすことの1つに問題がある □3
   - ―足の挙上，体幹の運動，適切に腕を伸ばすことの2つに問題がある □2
   - ―足の挙上，体幹の運動，適切に腕を伸ばすことの3つに問題がある □1
   - ―介助を要する □0

6. 側臥位に寝返る（患者に横向きに寝返るように指示する）
   - ―正常，特に問題なし □4
   - ―回転，体幹の移動，適切に腕を伸ばすことの1つに問題がある □3
   - ―回転，体幹の移動，適切に腕を伸ばすことの2つに問題がある □2
   - ―回転，体幹の移動，適切に腕を伸ばすことの3つに問題がある □1
   - ―介助を要する □0

7. 起き上がり（患者に起き上がってベッドの端に座るように指示する）
   - ―正常，特に問題なし □4
   - ―足の運動，体幹の運動，適切に腕を伸ばすことの1つに問題がある □3
   - ―足の運動，体幹の運動，適切に腕を伸ばすことの2つに問題がある □2
   - ―足の運動，体幹の運動，適切に腕を伸ばすことの3つに問題がある □1
   - ―介助を要する □0

表9 Parkinson Activity Scale[8] つづき

Ⅳ　布団をかけた状態でのベッド動作

8. **布団をかけて背臥位になる（患者に布団をかけて背中を下にして寝るように指示する）**
   - 正常，特に問題なし　☐4
   - 身体の運動，布団の扱い，適切に腕を伸ばすことの1つに問題がある　☐3
   - 身体の運動，布団の扱い，適切に腕を伸ばすことの2つに問題がある　☐2
   - 身体の運動，布団の扱い，適切に腕を伸ばすことの3つに問題がある　☐1
   - 介助を要する　☐0

9. **布団をかけた状態での側臥位への寝返り（患者に布団をかけたまま横向きに寝返るように指示する）**
   - 正常，特に問題なし　☐4
   - 身体の運動，布団の扱い，適切に腕を伸ばすことの1つに問題がある　☐3
   - 身体の運動，布団の扱い，適切に腕を伸ばすことの2つに問題がある　☐2
   - 身体の運動，布団の扱い，適切に腕を伸ばすことの3つに問題がある　☐1
   - 介助を要する　☐0

10. **布団をかけた状態での起き上がり（患者に起き上がってベッドの端に座るように指示する）**
   - 正常，特に問題なし　☐4
   - 身体の運動，布団の扱い，適切に腕を伸ばすことの1つに問題がある　☐3
   - 身体の運動，布団の扱い，適切に腕を伸ばすことの2つに問題がある　☐2
   - 身体の運動，布団の扱い，適切に腕を伸ばすことの3つに問題がある　☐1
   - 介助を要する　☐0

---

③ 10m歩行テスト

加速と減速のための3mの補助路を設けて，10mの直線距離を歩行するのに要する時間，そのときのステップ数を測定します．そこから歩行速度，歩幅，歩行率を計算することができます．歩行速度や歩幅はパーキンソン病の動作遂行能力を簡便に，かつ量的に把握できるため臨床や研究で多く使用されています．また，10m歩行テストの際に，歩行姿勢，歩行開始や停止時のすくみ足，歩行中の加速歩行，腕の振り，肩甲帯・体幹部・骨盤帯の回旋運動なども観察します．

④ ADLの評価

ADLの評価指標として，機能的自立度評価法(FIM)，Barthel index，UPDRSのADLに関するパートなどが用いられます．症状の日内変動が大きい患者では，on時とoff時のADL状況や，1日の時間によるADLの状況なども把握します．

ⓓ 参加制約，QOLの評価

参加制約やQOLは，活動制限の程度や個人・環境因子によって患者ごとに大きく異なるため，問診や家屋環境調査などを通して患者ごとの問題点を把握する必要があります．パーキンソン病患者に対するQOLの評価指標として，Parkinson's Disease Questionnaire (PDQ-39)[12]があります（表10）．

表10　Parkinson's Disease Questionnaire (PDQ-39) [12]

質問事項

パーキンソン病によって，この1か月に以下のようなことがどの程度の頻度ありましたか．解答肢のうちの1つをチェックしてください．

	一度もない	まれにある	ときどきある	しばしばある	いつもある（まったくできない）
	0点	1点	2点	3点	4点
1　好きな余暇活動ができない	☐	☐	☐	☐	☐
2　日曜大工，家事，調理などができない	☐	☐	☐	☐	☐
3　買い物の荷物が運べない	☐	☐	☐	☐	☐
4　半マイル歩けない	☐	☐	☐	☐	☐
5　100ヤード歩けない	☐	☐	☐	☐	☐
6　家の中を思うように歩けない	☐	☐	☐	☐	☐
7　公共の場で歩けない	☐	☐	☐	☐	☐
8　外出時に他人の介助が必要	☐	☐	☐	☐	☐
9　公共の場では転倒が怖い	☐	☐	☐	☐	☐
10　家に閉じこもりがちになる	☐	☐	☐	☐	☐
11　身体を洗えない	☐	☐	☐	☐	☐
12　着替えができない	☐	☐	☐	☐	☐
13　靴ひもをしめられない	☐	☐	☐	☐	☐
14　きれいに字が書けない	☐	☐	☐	☐	☐
15　食物を切ることができない	☐	☐	☐	☐	☐
16　飲み物をこぼす	☐	☐	☐	☐	☐
17　気分が沈む	☐	☐	☐	☐	☐
18　孤独感や疎外感がある	☐	☐	☐	☐	☐
19　涙もろく悲しい	☐	☐	☐	☐	☐
20　怒りや辛辣さを感じる	☐	☐	☐	☐	☐
21　不安がある	☐	☐	☐	☐	☐
22　将来に不安がある	☐	☐	☐	☐	☐
23　パーキンソン病であることを隠したい	☐	☐	☐	☐	☐
24　公共の場で飲食をしたくない	☐	☐	☐	☐	☐
25　公共の場ではパーキンソン病であることが恥ずかしい	☐	☐	☐	☐	☐
26　他人からの反応が気になる	☐	☐	☐	☐	☐
27　身近な個人的信頼関係に問題がある	☐	☐	☐	☐	☐
28　配偶者やパートナーから援助が得られない	☐	☐	☐	☐	☐
配偶者やパートナーがいない場合はここをチェック	☐				
29　家族や親友から援助が得られない	☐	☐	☐	☐	☐
30　日中，思わず寝てしまう	☐	☐	☐	☐	☐
31　読書やテレビ鑑賞に集中できない	☐	☐	☐	☐	☐
32　記憶が悪くなった	☐	☐	☐	☐	☐
33　苦痛な夢や幻覚をみる	☐	☐	☐	☐	☐
34　睡眠できない	☐	☐	☐	☐	☐
35　人とうまく会話できない	☐	☐	☐	☐	☐
36　人から無視されていると感じる	☐	☐	☐	☐	☐
37　痛みを伴う筋のこむら返りや痙攣がある	☐	☐	☐	☐	☐
38　関節や身体に痛みがある	☐	☐	☐	☐	☐
39　不快な暑さや寒さを感じる	☐	☐	☐	☐	☐

Ⅲ. パーキンソン病に対する理学療法

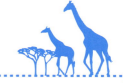

到達目標

- パーキンソン病の理学療法の目標について説明できる.
- パーキンソン病の主な機能障害や活動制限に対する理学療法について説明できる.
- パーキンソン病の重症度に沿った理学療法の目的や主な内容を説明できる.

パーキンソン病に対する理学療法は，日本神経学会による『パーキンソン病治療ガイドライン2011』[9]，日本理学士協会による『理学療法診療ガイドライン第1版　2011』[13]，European Physiotherapy Guideline for Parkinson's Disease[14] などで強く推奨されています．理学療法実施の際は，疾患としてのパーキンソン病や患者個々の特徴を評価し，目標を設定することが重要です．

1 目標設定・予後予測は？

ⓐ 予後予測の考え方と継時的評価の重要性

パーキンソン病は進行性疾患です．薬物療法や外科的治療により，症状の軽減は可能になってきましたが，進行自体を止める治療法はありません．理想的には将来の症状の進行を予測しつつ，理学療法の目標を設定することが望ましいと思います．しかし，パーキンソン病患者の予後予測は，疾患自体の進行の速さや症状の特徴，治療方法の選択やその効果などによって異なり，精度の高い予測は難しいと思います．パーキンソン病の進行は比較的遅いことを前提に，これまでの経過をよく把握し，その延長として予後を予測します．**予後を正確に予測するためには，経時的な評価がとても重要**になります．

ⓑ 理学療法の目標

パーキンソン病に対する理学療法では，**患者のもっている身体機能を有効に用いて，起居移動動作能力やADLの自立度を維持・改善し，少しでも活動的で豊かな生活に結びつけることが大きな目標**になります．しかし，症状の進行は避けられないのが現実ですので，機能が低下した際の対応も考慮しながら，今現在の問題点を少しでも改善することを考えます．

理学療法士は身体機能の専門家なので，今現在の**患者の身体機能レベルと患者が潜在的にもっている身体機能を推測し，その差を縮めること**，そして転倒による骨折や廃用症候群などの**二次的障害の発生を予防すること**が大きな目標になります．

ⓒ パーキンソン病に対する理学療法の考え方

パーキンソン病の理学療法の目標は障害の進行により変化していきます．Hoehn & Yahrの重症度分類Ⅰ～Ⅱの軽症の段階では，**現在の社会生活の維持，活動性の維持・向上による身体機能低下の予防，患者や介護者の疾患理解**（疾患のこと，活動性を維持することの重要性，転倒への注意など）などが目標になります．重症度分類Ⅲ～Ⅳの中等度の段階では，**生活における自立度の維持・改善，活動性の維持・向上，転倒予防，生活しやすい環境づくり**などが目標になります．重症度分類Ⅴの重度の段階では，栄養，呼吸，排泄などの**基本的生命活動の維持**，関節可動域などの**身体機**

表11 重症度に沿ったパーキンソン病の理学療法の目標と介入方法

Hoehn & Yahrの重症度 ADLの自立度	ステージⅠ～Ⅱ（軽度障害） ADL自立	ステージⅢ～Ⅳ（中等度障害） ADL自立～一部介助	ステージⅤ（重度障害） ADL全介助
目　標	● 現在の社会生活の維持 ● 活動性の維持・向上（身体機能低下の予防） ● 予測される身体機能低下に対する身体機能向上 ● 患者や介護者の疾患理解	● 生活における自立度の維持 ● 活動性の維持・向上 ● 転倒予防 ● 生活しやすい環境つくり	● 基本的生命活動の維持 ● 身体機能の維持 ● 介護者を含めた療養体制つくり（介護負担の軽減など） ● 緊急時への対応体制つくり
介入方法	● 社会生活上の問題への助言 ● 活動性を高める運動の指導，情報提供，援助 ● 柔軟性，抗重力筋力，バランス能力，持久性維持・向上のための運動療法 ● 患者・介護者へ序言・教育	● 柔軟性，抗重力筋力，バランス能力，持久性維持・向上のための運動療法 ● 代償的な動作やADLの方法の指導・練習 ● 転倒に配慮した環境調整 ● 介護者への助言・教育	● 呼吸，嚥下などの機能維持 ● 褥瘡予防，拘縮・変形予防 ● 活動性を高める工夫 ● 環境調整，介助機器の導入 ● 介助者への助言・指導 ● 療養体制作りへの援助 ● レスパイト体制つくり
特徴的な理学療法	● 一般的な軽度のスポーツ ● ダンス ● ノルディックウォーキング	● 手がかり刺激の利用 ● 認知運動戦略 ● 部分免荷トレッドミル歩行 ● ノルディックウォーキング	● 呼吸理学療法
社会的援助	● 就労援助	● 難病医療費助成制度 ● 介護保険 ● 身体障害者支援制度	● 難病医療費助成制度 ● 介護保険 ● 身体障害者支援制度

＊難病医療費助成はHoehn & Yahrの重症度分類Ⅲ以上で対象となる　　　　　　（文献15などを参考に作成）

能の維持，介護者を含めた療養体制づくりなどが目標になります（表11）[15]．

　これらの目標に向けて，医師，看護師，理学療法士，作業療法士，言語聴覚士，介護職，栄養士など多くのスタッフがチームとして患者や介護者に関わります．次の節からは理学療法士との関係が深い身体機能面に対する介入方法について説明します．

2 機能改善（関節可動域，筋力，姿勢，バランス）

　運動を実行するためには，身体運動の空間的な範囲を決定する関節可動域，身体運動の力源を提供する筋力，運動を持続するための持久性，運動を安定に行うためにバランス能力が必要になります．パーキンソン病では，これら4つの基本的運動要素すべてが障害されます．パーキンソン病にみられる運動機能障害の特徴を理解して理学療法を行うことが，効果的な理学療法につながります．

a 関節可動域の改善

　パーキンソン病では固縮，無動の影響で関節可動域制限が起きやすくなります．患者は可動域全体を使って大きく運動していると感じていても，実際の運動は小さくなりがちです．パーキンソン病の患者の関節可動域運動に際しては，①患者が自分の感じている運動の状態と実際の運動の大きさに差があることを意識すること，②能動的な運動を引き出すことがポイントになります．

　関節運動では大きな関節の運動に加えて，脊柱や胸郭，足部の小さな関節の可動性の維持・改善も重要です．胸郭は呼吸運動にとって重要ですが，動作を行うときも適度に変形する必要があります．足部の運動として，足部のアーチを伸張する運動，足趾の屈伸や内外転などを行います（図5，6）．ストレッチを行う際に，持続的に他動的な伸張を加えるだけでなく，回旋運動を加えながら伸張する，患者が自動的に運動できる範囲を超える部分で他動的な伸張を加えることを繰り返す，などを行うとより大きな運動を促すことができます．

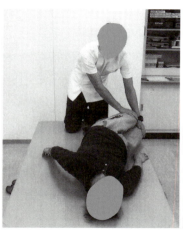 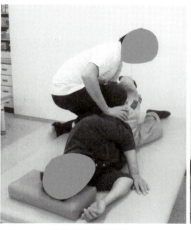 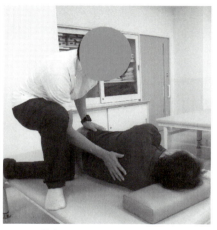

①体幹の回旋運動
両上肢を外転し，両膝を立てる．患者に膝がベッドに着くまで腰を回すように指示する．回旋が不足するときは理学療法士が回旋運動を介助する．また，肩が挙がるようであれば，肩が挙がらないように抑えて行う．

②股関節伸展運動
股関節伸展可動域は，歩行機能の維持改善に重要である．伸展可動域を確認し，骨盤帯をしっかりと固定して股関節を伸展する．

③脊柱の可動性を高める運動
手根部を脊柱にあて，脊柱の上部から順に，棘突起を介して椎骨を押していく．脊柱のモビライゼーション的な運動であるが，上部から順に押すことで，脊柱の可動性の低い部位も把握できる．

図5　関節可動域運動の例

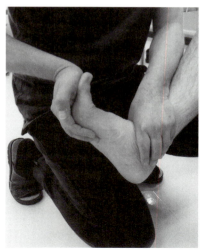 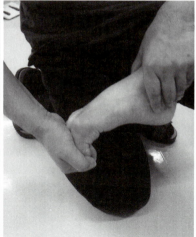 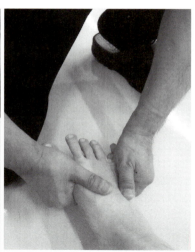

①足趾の伸展　　　　　　②足趾の屈曲　　　　　　③足趾の内外転

図6　足趾の運動例

b 筋力増強運動

パーキンソン病患者は，障害の進行とともに抗重力伸展筋を中心とする筋力低下が起こります．筋力低下は運動範囲の減少，姿勢の異常，バランス能力の低下，起居移動動作障害につながります．そのため，**抗重力筋を中心に筋力増強運動**（コラム⑩）を行います．筋力増強運動の負荷量は10～15RM（最大筋力の60～80％）程度で5～10回，1～3セットを目安とし，最初は軽めの負荷で回数も少なくして，徐々に増やします．また，ホームプログラムとして，自重を用いた筋力増強運動を指導します（図7）．

c 姿勢の改善

パーキンソン病では身体全体の屈曲・内転傾向があり，円背，骨盤後傾，股関節・膝関節屈曲の

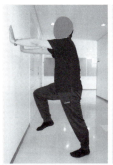 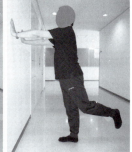 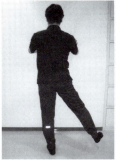 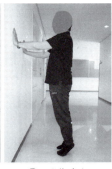 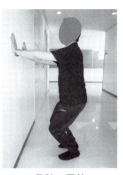

①腿を上げる　②足を後ろに上げる　③足を横に上げる　④つま先立ち　⑤膝の屈伸

図7　自重を利用した筋力増強運動例
強度は主観的運動強度できつく感じるくらいまでとし，1セット5〜10回で，1〜3セットを目安にする．負荷強度や運動回数は患者の状態に合わせて徐々に変える．

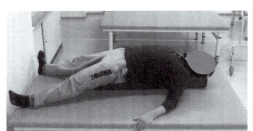 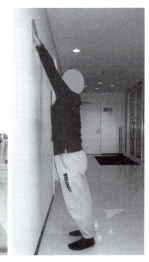

①ストレッチポールを用いた全身のストレッチと姿勢の改善（脊柱の伸展と正中化）　②壁にそってなるべく高く指先を伸ばすことによる，脊柱の伸展運動

図8　関節可動域の改善と姿勢の改善運動の例

姿勢がみられます．また，固縮に左右差があると脊柱の側弯をきたすこともあります．姿勢の変化は身体重心位置の偏りを起こし，変形を助長したり，バランス能力の低下につながったりします．姿勢の改善のためには，姿勢を崩すもとになる筋力のアンバランスを是正し，正しい姿勢を保つ時間を多くする必要があります．そのために，伸筋群の筋力増強運動（図8，9），部分免荷によるトレッドミル歩行（図10）などが行われます．トレッドミル歩行は持久性運動にもなります．

コラム⑩　パーキンソン病における体幹伸展筋力増強運動

パーキンソン病の運動療法では，伸展・外旋方向の筋力増強運動が行われます．体幹部伸筋の増強は重要ですが，体幹機能を改善するためには腹圧を高めた状態で体幹の伸筋が活動することが重要です．深部の腹筋群も含めた抗重力筋の活動を高めることが姿勢やバランス能力の改善につながります．

d 持久性運動

軽度の障害の段階では，一般高齢者の持久性運

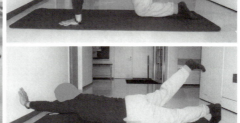

①セラバンド®を用いた背筋の　②腹臥位や四つ這い位での対側上下肢の挙上に
　筋力増強と伸展・回旋運動　　　よる背筋，股関節伸筋群の筋力増強運動

図9　伸筋群の筋力増強運動の例

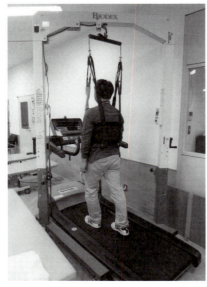

図10　部分免荷によるトレッドミル歩行
姿勢を正した状態で10～20分歩行する．後向き歩行を行うこともある．トレッドミルのスピードは姿勢を崩さない程度に調整する．歩行運動や持久性運動も兼ねる．

動の運動負荷量に準じて，持久性運動を行います．運動強度はBorg指数で13の「ややきつい」程度，1回10～30分，週2～3回が目安になります．障害が進行し，バランス障害が現れると転倒の危険性があるため，ハーネス付きのトレッドミルでの歩行，自転車エルゴメーターによる持久性運動などを行います．歩行練習の時間を長くすることも持久性運動になります．

e バランス能力の改善

Hoehn-Yahrの重症度分類Ⅲ以上になると，バランス能力の低下が著しくなってきます．バランス能力の低下は転倒を起こしやすくして，骨折による重複障害につながり，生命予後にも影響します．バランスを保つために必要な関節可動域や筋力の改善も並行して行いながら，患者ごとのバランス障害の特徴を踏まえてバランス練習を行います．

① パーキンソン病患者のバランス障害の特徴

Horakらによるバランスの6つのサブシステム[16]を用いて，パーキンソン病患者のバランス障害の特徴をまとめると図11のようになります．パーキンソン病による神経系の障害には，無動（動作緩慢，運動範囲狭小化など），固縮，姿勢反射障害などがあります．そして，神経系の障害があるなかで生活することによって，前屈姿勢，関節可動域制限，筋力低下，疼痛などの運動器系の障害や，感覚運動統合障害などの神経系に関わる新たな障害も起こると考えられます．これらが元になってパーキンソン病特有のバランス障害が現れます．

生体力学的制約には，**関節可動域制限，筋力低下**，前屈姿勢や側弯などの**アライメント異常**があります．安定性限界と垂直性では，**安定性限界が**

\<パーキンソン病の基本的な機能障害\>	
神経系の問題	運動器系の問題
・動作緩慢，運動範囲狭小化 ・運動開始，切り替え困難 ・筋緊張の異常（固縮） ・姿勢反射障害 ・感覚運動統合障害 ・二動作同時遂行の困難	・前屈姿勢などの姿勢の異常 ・関節可動域制限，変形 ・筋力低下，筋パワーの低下 ・関節の固さ ・疼痛

\<バランス障害の特徴\>

生体力学的制約	関節可動域制限，筋力低下，前屈姿勢，側弯
安定性限界と垂直性	安定性限界の狭小化，身体イメージの解離
予測的姿勢調節	著明に低下（動作範囲の減少，運動速度の低下）
姿勢反応	著明に低下（動作範囲の減少，運動速度の低下）
感覚指向性	視覚優位，感覚運動統合の障害
歩　行	小刻み歩行，加速歩行，すくみ足，方向転換時の動作の停止や不安定性

\<理学療法のポイント\>
・関節可動域（伸展・回旋方向，副運動），筋力の改善（抗重力伸展筋），姿勢の改善
・安定性限界の拡大と大きな運動の促通
・分節的な運動の促通
・体性感覚，視覚を利用した運動のフィードバック
・予測と結果のマッチング（身体イメージの再獲得）

図11　パーキンソン病患者のバランス障害の特徴と理学療法のポイント

 コラム⑪　予測的姿勢調節

　予測的姿勢調節は，**先行随伴性姿勢調節（anticipatory postural adjustments：APAs）** ともよばれ，目的とする運動をする前に，その運動による重心の移動や力関係の変化を予測し，あらかじめその変化を打ち消す方向に構えをつくる調節機構をさします．たとえば，立位で両手首に重りを付け，両上肢を伸展したまま水平の高さまで挙上するとき，両腕を挙上する前に身体の後面の筋群が活動し，重心を後方に移動します．この運動により，手首に重りを付けた上肢を挙上することによる重心の前方への移動を打ち消して，バランスを保つことができます．

　予測的姿勢調節は，学習によって獲得される調節機能で，学習された状況に依存して出現します．予測的姿勢調節が学習されると，バランスを崩しにくくなり，動作が安定的かつ円滑に実行できるようになります．バランス改善の理学療法は，患者の問題に応じた学習状況を設定し，その状況で動作を反復して予測的姿勢調節能力を患者に獲得させる過程と考えることができます．予測的姿勢調節は，大脳基底核と機能的に関連する補足運動野が関わっており，パーキンソン病では予測的姿勢調節が現れず，バランスが低下するとされています．

小さくなり，**小さくなった安定性限界を認識できなくなります**．また，**垂直軸が歪み**，体幹が斜めになっているのに意識されないこともあります．**予測的姿勢調節機能**（コラム⑪）**は低下し**，動作に先行する筋活動による重心の移動が不十分（時間的に遅く，調節の大きさも小さい）になります．**姿勢反応も低下**し，外乱刺激に対して素早く，適切な大きさで反応することができず，転倒しやすくなります．感覚指向性では，**視覚によるフィードバックが優位で，体性感覚を用いた感覚**

表12　分節的な運動と重心移動練習の例

1. 分節的な運動
   ①頭部と骨盤は正面を向いたまま，上部体幹（肩甲帯）のみを左右に回旋する
   ②頭部と上部体幹は正面を向いたまま，骨盤のみを左右に回旋する
   ③上部体幹と骨盤を反対方向に回旋する
   ④頭部と骨盤を反対方向に回旋する
   ⑤頭部と上部体幹を反対方向に回旋する
* 1つの課題を1分程度行う

2. 重心移動練習（開脚，閉脚で行う）
   ①前足部に体重をかけ，体重を左右の足に移動する
   ②踵側に体重をかけ，体重を左右に移動する
   ③右足に体重をかけ，体重を前後に移動する
   ④左足に体重をかけ，体重を前後に移動する
   ⑤体重を時計回りと反時計回りに移動する
* 重心移動はなるべく大きく行う
* 2の①〜④については，体重を移動した位置で，3秒程度静止する
* 2の①〜④については，膝の屈伸運動（軽度のスクワット運動）も行う
* 1つの課題を30秒〜1分程度行う

統合障害が生じやすいとされます．歩行は全体的に不安定になり，小刻み歩行，加速歩行，すくみ足などがみられ，とくに二重課題を付加するとより不安定になります．

② バランス障害に対する理学療法の実際

パーキンソン病のバランス障害に対する理学療法の基本は，より大きな，メリハリのある（素早く重心を移動し，安定に止まる）重心移動を促すことにあります．バランス運動の前に，動作をしやすい身体状態を準備するために，リラクゼーション（筋緊張や精神的緊張の緩和），ストレッチ運動（関節可動域の改善），身体アライメントの修正（身体重心位置の適正化），分節的な運動練習（細かい姿勢調節に必要な身体の分離した運動とそのコントロール）を行います．筋緊張の緩和には，評価で述べた肩甲帯，胸郭，骨盤帯を交互に揺らす運動を行います（図4）．

基本的なバランス運動は姿勢保持，重心移動，ステップ運動の順で進めます．姿勢の保持では，アライメントを整え，伸展活動を促します．重心移動やステップ運動では，患者に転倒恐怖感を与えないような条件や環境の下で，大きな運動，素早い運動，重心移動やステップ後に姿勢を保持する練習などを行います（表12，図12）．転倒の危険性が少なければ，ダンスや太極拳などもバランス能力の改善につながります（コラム⑫）．

コラム⑫　バランス運動としてのダンス

ダンスは，方向転換や前後左右への移動があるので，バランス能力の改善に有効とされています．ワルツよりタンゴのほうが動作にアクセントがあり，より効果的であったという報告もあります．また，ダンスは複数で行うので社会性の向上につながったり，リズムが聴覚刺激になり動作がしやすくなったりするという利点もあります．

3　基本動作練習は？

a　寝返り・起き上がり

寝返り・起き上がりは体幹の回旋運動が必要なため，パーキンソン病患者が苦手な動作です．寝返り・起き上がりには共通した部分的な動作があります．背臥位からの寝返りでは，頸部の屈曲と寝返る側への回旋，寝返る側と反対側の上肢の寝返る側へのリーチとそれに伴う肩甲帯の前方突出，上部体幹・骨盤帯・下肢へと波及する回旋運動が共通します．起き上がりでは，そこから上肢の支持と体幹の屈曲・回旋運動によって体幹が起

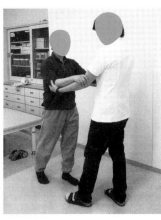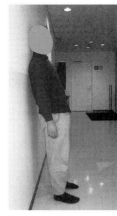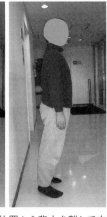

①患者に転倒恐怖感を与えないように，適度に介助しながら，より大きな重心移動，ステップ動作を誘導する．動作が安定してきたら，介助量を減らす．

②壁に背中をつけ，その位置から背中を離して立位をとる練習．逆に立位からゆっくりと壁に背中をつける練習もする．前後方向の重心移動と重心移動時の身体の運動方法を練習できる．後ろに壁があるので，安心感をもって練習できる．

図12 バランス運動（重心移動練習）の例

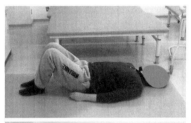 ①両膝を立てる

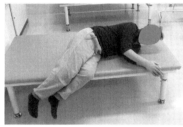 ⑤両下腿部をベッドから降ろす

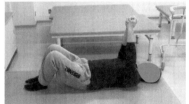 ②両手を組み，挙上する

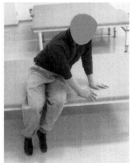 ⑥両手で上体を押し上げる

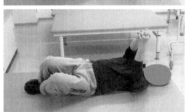 ③両膝，両腕を寝返る側に倒す

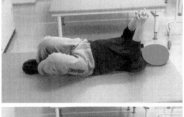 ④両手がマットに着くまで寝返る

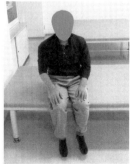 ⑦さらに上体を起こし，座位になる

図13 パーキンソン病患者にとって比較的容易な起き上がり方法
体幹の回旋をあまり使わず，上肢や下肢の重さを利用して起き上がる．⑤〜⑥の動作が難しく，障害が進むと介助が必要になってくる．

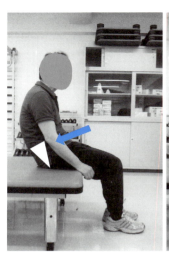 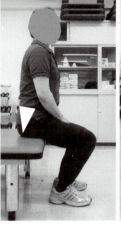 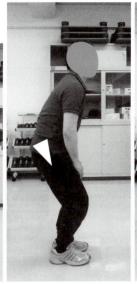 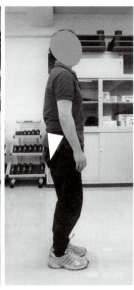

①骨盤後傾位　　　②骨盤前傾位　　　③骨盤後傾位　　　④骨盤前傾位
　　　　　　　　　（中間位）　　　　　　　　　　　　　（中間位）

図14　骨盤の前後傾による姿勢の変化
パーキンソン病では骨盤が後傾位になり，そこが起点となって全身の屈曲傾向が起こり，立ち上がりも困難になる．そのため，骨盤の前傾を促すことで伸展方向への姿勢の改善，立ち上がり動作の改善を促す（モデルは健常者）．

きて座位姿勢になります．

　軽症の段階では，これらの要素を強調して練習します．リーチ動作では目標物を置いたり，理学療法士がリーチ位置を誘導したりすることでより大きな運動を促通します．最初は運動が小さく，動作の途中で止まったりすることもありますが，動作を反復することでより大きな，より素早い運動になってきます．

　Hoehn & Yahrの重症度がⅢ～Ⅳになると，体幹の回旋を伴う寝返り・起き上がり動作は困難になります．そのようなときは，体幹の回旋運動が少なく，より力を必要としない動作方法を指導します（図13）．

b 立ち上がり

　立ち上がりは，座位姿勢で殿部にある重心を足部まで移動して，足部の狭い支持基底面内に重心を保ちながら立位になるため，前方向への重心移動と動的なバランスの調節が必要になります．パーキンソン病患者は，座位で骨盤が後傾して重心が後方にあることが多く，その状態から重心を足部まで移動するためには，大きく体幹を屈曲しなく

てはなりません．

　健常者の立ち上がりでは骨盤の前傾が起こるので，前方への重心移動が少なく，体幹も大きく屈曲しません．体幹の屈曲が小さい分，立位になるまでの伸展運動も小さく，伸展筋にかかる負荷が少なくバランスもとりやすくなります．そのため，パーキンソン病患者の立ち上がり練習は，骨盤の前傾運動を促し，健常者に近い動作方法で行います（図14）．また，足に重心が移動しないのに先に殿部を浮かし後方に倒れたり，立位から座位になるときに座っていく途中で後方にバランスを崩し，「ドスン」と座ってしまったりするときは，両手を椅子やベッドにつき，立ち上がるときは「お尻が上がってから手を離してください」，座るときは「両手がベッドに着くまで膝を曲げていってください」と指導するとよいでしょう．

　このような方法でも座位からの立ち上がりが困難なときは，動作を分割し，一つひとつの部分的な動作に注意を向けて行い，それらをつなげて全体の動作を完成させる認知運動戦略[17]とよばれる方法が行われます（図15）．

<動作方法>	<部分的な動作の目的>
1. 両手を座面の前方に置き，殿部を前に移動する	前方への重心移動距離を短くする
2. 両足を手前に引く	前方への重心移動距離を短くする
3. 上体を前に大きく曲げ，足に十分体重をかけ，立ち上がる動作を頭でイメージする	これから行う動作をイメージし，意識を集中する
4. 上体を前に大きく曲げ，足に十分体重をかけ，腕の力も利用して，勢いよく立ち上がる（「イチ，ニ，のサン」などの掛け声をかけてもよい）	足部へ重心を移動して立ち上がり，立位になる意識を集中し，素早く大きな動作を促す

図15 立ち上がり動作における認知運動戦略
動作の分け方，手がかり刺激の与え方，イメージの内容は患者ごとに検討する．

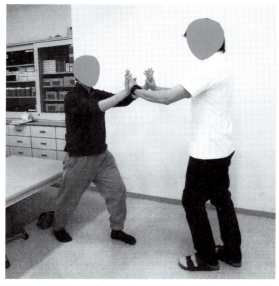

図16 上肢に抵抗を加えて，患者の伸筋の収縮を促す練習

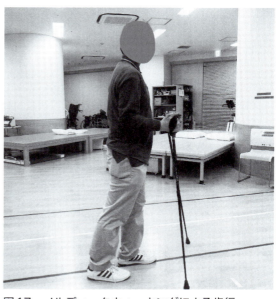

図17 ノルディックウォーキングによる歩行
ノルディックウォーキングでは，姿勢の矯正作用，四肢の協調性の向上，安定性の補助，手がかり刺激的機能などが期待される．杖の高さは，上腕下垂位，肘関節90°屈曲位の手の高さから2cm程度低い高さが目安になるが，実際に患者に使用した際の姿勢をみて加減する．

c 歩 行

　パーキンソン病では前屈姿勢や動作範囲の減少がみられるので，**姿勢を正した状態で歩幅の大きな歩行**を練習します．普段の生活でも大きな四肢の運動を伴う歩行をすることが重要で，「腕を大きく振って歩きましょう」，「踵からしっかりつくように歩きましょう」，「つま先で蹴ることを意識して歩きましょう」などの指導をします．また，体幹の伸展や立脚後期の股関節の伸展が不十分なときなどは，上肢から抵抗をかけながら歩行を行い，体幹や股関節の伸展を促します（図16）．歩行練習として，トレッドミル歩行や**ノルディックウォーキング**（図17）なども行われます．

表13 手がかり刺激の種類と与え方

種類	刺激の与え方	説明
視覚キュー	・進行方向と垂直に等間隔に線を引く	・下肢長の60〜80％（40〜60 cm）または，患者の通常の歩幅よりやや長い程度（実際に歩行して調節する）．床とのコントラストが大きい色の線がよいとされている．
	・L字型の杖	・T字杖の先端に横バーをつけたもので，横バーを跨ぐように足を出させる．横バーの作用にレーザー光を利用したものも市販されている．
聴覚キュー	・リズム刺激	・メトロノームなどを使用する．すくみの軽度な場合に適応があり，患者の通常の歩行リズムの10％増程度が目安になる．一定リズムの音楽を用いることもある．
	・かけ声，合図音	・歩行開始時に「イチ，ニー，サン，ゴー」などのようにかけ声をかける．
体性感覚キュー	・自分の身体の一部を軽く叩くなど	・歩行開始時に殿部や大腿部などを軽く叩く．
	・身体の一部に小型のバイブレーターを装着する	・歩行開始時にバイブレーターを振動させる．

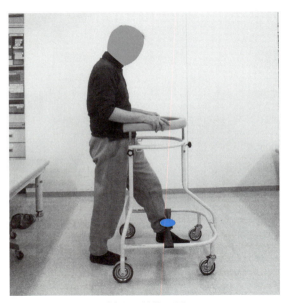

図18 すくみ足に対する対策の例
歩行器の枠にセラバンドを巻き，中央部に結び目をつくる．歩き出しに，「結び目を蹴ってください」または「結び目を蹴るように歩いてください」と指示すると，足が出やすくなることがある．中央部の結び目が視覚刺激となること，遊脚相となる足を内側に振り出すことで，支持脚への体重移動が容易になることが，足が出やすくなる理由として考えられる．

に起こりやすくなります．軽症の段階ではすくみ足の出やすい状況のなかで歩行練習を行い，状況への適応を促してすくみ足が軽減することを試みます．しかし，すくみ足が進行したときは**手がかり刺激（キュー：cue）やすくみ足が起こる状況を回避する**ことがすくみ足への対応になります（表13）．すくみ足の改善には，さまざまな試みが行われていますが，結果をみて，すくみ足の頻度や程度が低下するものを患者に適用しているのが現状と思われます（図18）．

e 呼吸・嚥下障害

パーキンソン病による呼吸機能障害は**閉塞性の換気障害**が基本になります．胸郭の容量や可動性を保つために，軽症の段階から体幹や胸郭の運動を指導します．呼吸理学療法として，**筋緊張の緩和，姿勢の改善，胸郭の可動性の維持，呼吸筋トレーニング，持久性運動**などを行います．

嚥下障害についても，**姿勢の改善，頸部周囲を中心とする筋緊張の緩和，舌の運動，頸部深部筋の活性化**などが行われています．

d すくみ足

パーキンソン病の歩行で最も問題になるのは**すくみ足**です．すくみ足は，**歩行開始時，方向転換時，目標物に近づくとき，狭いところを通るとき，歩行以外に他の課題を行うとき**（二重課題）

4 ADL指導は？

ADL指導のなかで理学療法士が最もかかわるのが**転倒の予防**です．患者のバランス能力，すく

表14 転倒予防に向けた対応策

転倒原因	対応策
バランス能力低下	• 家屋を整理し障害物をなくす • 段差の解消 • 滑りやすい床，浴室，浴槽の改善 • 手すりの設置 • 夜間照明，廊下と壁の色合い • 椅子を置き，座位で動作を行う（着替え，一部の家事など）
すくみ足	• 廊下に進行方向に対して横線を引く • 廊下など移動スペースの幅を広くする • スペースがあれば大きなカーブで向きを変えるよう指導する • 方向転換をする場所，狭い場所などに手すりを取り付ける 　（手すりは手の届く範囲に重なるように設置し，切れ目がないようにする） • 介護者に患者を「急がせない」ように，また「二重課題を与えない」ように指導する

み足の状況，転倒歴があれば転倒時の状況を把握し，家屋調査なども行って，安全な動作方法の指導・練習，介護者への指導や教育，家屋環境の調整を行います（表14）．進行すると座位での生活が多くなります．不良な座位姿勢は，前屈姿勢や脊柱の側弯を助長するので，車椅子やよく使用する椅子に座っているときの座位姿勢にも注意します．

Ⅳ. ケーススタディ

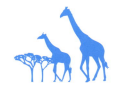

Aさん（70歳代，女性）
診断名：パーキンソン病
現病歴：6年前に右手の振戦から発症．大学附属病院の神経内科を受診し，パーキンソン病の診断を受け，L-ドパ内服により振戦はほぼ消失した．日常生活は自立しており，家事や買い物もできていた．3か月前，買い物中に急に知人に呼び止められた際に転倒し，腰を強く打撲した．整形外科を受診したが，骨折はなく，痛み止めを処方され，様子をみるように言われた．打撲による痛みは徐々に軽減したが，転倒が怖く家の中でも壁や家具に伝って歩くようになり，外出は夫に付き添ってもらい神経内科外来に行く程度であった．神経内科受診時に，歩行能力が著しく低下したため，身体機能の評価と歩行機能改善を目的に理学療法が依頼された．特記すべき併存症はない．

理学療法評価（初回）

1. 全体的な印象
夫の肩に右手をのせ，ゆっくりと入室した．歩行はややすり足様で，歩幅は狭かった．姿勢は右手を夫の肩にのせているせいか前屈姿勢は軽度であった．問診には的確に回答していたが，転倒が怖く一人での外出はしたくないこと，病気の進行が不安なことを何度も繰り返した．夫に依存的で，やや神経質そうにみえた．

2. 心身機能・身体構造の評価結果
● パーキンソン症状
Hoehn & Yahrの重症度分類Ⅲ
① 安静時振戦：緊張時に右手にわずかに出現する．
② 固縮：軽度の固縮（MDS-UPDRSの固縮の検査では2）．
③ 無動：表情はやや乏しい．動作全体が小さく動作範囲の減少が目立つ．
④ 姿勢反射障害：後方への外乱刺激を加えると，止まるのに5，6歩を要する．前方，側方は2，3歩で姿勢を保てる．
● 姿勢：胸椎部の軽度の後弯，股関節・膝関節軽度屈曲，重心はやや後方．
● 関節可動域：全体に最終可動域に制限あり．
● 筋力：下肢筋力MMT3～4，上肢4，体幹3～4
● 持久性：6分間歩行は220m（夫の肩に手をのせて歩行）
● バランス能力：TUGは14秒，BBSは42点

3. 活動の評価結果
● 起居動作
寝返り・起き上がり・立ち上がりは自立．両膝を立て側臥位になってから手で押して起き上がった．立ち上がりは，両手をベッドにつき，ゆっくりと体幹を前屈し，手で上体を支えながら立ち上がった．体重の前方移動が不十分で，1回では立ち上がれないことがあった．

● 歩行
家屋内では伝い歩行であるが，室内独歩も可能だった．体幹をやや前傾させ，すり足様に歩く．腕の振りはみられるが，動きは小さい．10m歩行は，18秒で38歩を要した．歩行中に急に静止したり，方向を変えたりするように指示すると，すぐに対応できず，静止したり方向を変えるのに5，6歩が必要で，バランスを崩すこともあった．また，歩行中に疲労度などを聞くと，いったん立ち止まってから答えた．

● ADL，IADL
階段，トイレ，浴室には簡易的な手すりが取り付けてあり，それを利用することでADLは自立しているが，時間を要した．家事は座ってできる

ことはするが，その他は夫が行っていた．

● 家屋状況，家庭環境

夫（無職）と2人暮らし．家屋は2階建てで寝室は2階，居間・食堂・浴室は1階にある．ベッドは一般用のものを使用している．

● 患者の希望

夫に大変な思いをさせてしまうので買い物や家事などをまた行いたいが，外出は転倒が怖いので気が進まない．

問題点の整理から理学療法の方針決定まで

本症例は，Hoehn-Yahrの重症度分類でⅢの初期に相当する軽度から中等度の障害と考えられます．筋力，持久性，バランス能力が低下していますが，これらは転倒恐怖感から活動性が低下したために起きた廃用性の機能低下の可能性が高く，改善の余地がありそうです．

転倒したときの状況をみると，買い物中に呼び止められたときに転倒して腰を打撲しているので，二重課題が与えられると転倒しやすいこと，後方に転倒しやすいことが推測できます．これらは，理学療法評価の場面でみられる後方への外乱刺激に対する反応の低下，歩行しながら質問に返答しにくいこととも合致します．動作全体としては動作範囲が小さく，そのことがバランス能力低下や歩行障害にも影響していそうです．

希望として，買い物や家事などを挙げていますので，具体的な目標として「買い物に行くこと」を目指してもよいと思います．ただし，一度転倒していますので，安全性を高めて，買い物や家事，散歩などの課題にチャレンジするのがよいと思います．そのため，屋外での歩行はブレーキ付きのショッピングカーを使用することにします．プログラムとして，姿勢の矯正，抗重力筋の筋力増強，大きな重心移動や起居動作，歩行練習などを行います．その際，転倒恐怖感を助長させないことが大切です．最初は，理学療法士の介助，平行棒内での運動，スリングを用いての転倒防止な

ど，安心して大きな運動ができる環境を準備することが必要です．起居動作練習や歩行練習の際に，二重課題を付加して順応性があるか様子をみてもよいと思います．

本症例の理学療法目標とプログラム

1．目標

① ショッピングカー（ブレーキ付き）での買い物，外出
② バランス能力の改善（後方に軽く引かれても転倒しない程度）
③ 歩行レベルの改善（屋内独歩，屋外見守り）

2．理学療法プログラム

① 自己ストレッチ運動（伸展，回旋方向を重視）
② 筋力増強運動（抗重力筋を中心に）
③ 重心移動練習（理学療法士の介助⇒自己練習）
④ 歩行練習（大股歩行，横歩き，後歩きなど）
⑤ ハーネス付きのトレッドミル歩行
⑥ ショッピングカーでの歩行（屋内⇒屋外）

帰結

3週間の入院と，退院後週2回の外来での理学療法を3か月継続したところ，下肢・体幹の筋力はMMT4レベル，TUGは8.5秒，BBSは48点，10m歩行は14秒，25歩まで改善し，後方に押されても2，3歩で止まれるようになりました．また，買い物や散歩をするようになりましたが，1人ではまだ不安があるので夫と2人で外出するようにしています．家事も少しずつできることを増やしています．

本症例は，転倒が契機となって見た目の障害が進んでしまったケースと考えられます．疾患自体が進行すると外出は難しくなるかもしれませんが，理学療法で改善できる部分を探し，少しでも活動的で有意義な生活が営めるよう援助することが，進行性疾患に対する理学療法士の役割と考えています．

3章　文献

1) Lundy-Ekman L：Neuroscience, fundamental for rehabilitation 4th ed. Elisevier, pp233-247, 2007.

2) 山永裕明，野尻晋一：図説パーキンソン病の理解とリハビリテーション．pp2-27，三輪書店，2010.

3) http://www.mhlw.go.jp/stf/seisakunitsuite/bunya/0000062437.html

4) Goetz CG, et al：Movement Disorder Society-sponsored revision of the Unified Parkinson's Disease Rating Scale (MDS-UPDRS)：scale presentation and clinimetric testing results. *Mov Disord*, 23 (15)：2129-2170, 2008.

5) Giladi N, et al：Construction of freezing of gait questionnaire for patients with parkinsonism. Parkinsonism *Relat Disord*, 6：165-170, 2000.

6) Podsiadlo D, Richardson S：The timed "Up and Go"：a test of basic functional mobility for frail elderly persons. *J Am Geriatr Soc*, 39：142-148, 1991.

7) Berg K, et al：Measuring balance in the elderly：preliminary development of an instrument. *Physiother Can*, 41：304-311, 1989.

8) Nieuwboer A, et al：Development of activity scale for individuals with advanced Parkinson disease：reliability and "On-Off" variability. *Phys Ther*, 80：1087-1096, 2000.

9) 日本神経学会 (監修)：パーキンソン病治療ガイドライン2011. 医学書院，2011.

10) Valkovic P, et al：Push-and-release test predicts Parkinson fallers and nonfallers better than the pull test：comparison in OFF and ON medication states. *Mov Disord*, 23：1453-1457, 2008.

11) Hyndman D, Ashburn A："Stops walking when talking" as a predictor of falls in people with stroke living in the community. *J Neurol Neurosurg Psychiatry*, 75 (7)：994-997, 2004.

12) Peto V, et al：The development and validation of a short measure of functioning and well being for individuals with Parkinson's Disease. *Qual Life Res*, 4：241-248, 1995.

13) http://jspt.japanpt.or.jp/guideline/

14) http://www.appde.eu/european-physiotherapy-guidelines.asp

15) Keus SH, et al：Evidence-based analysis of physical therapy in Parkinson's disease with recommendations for practice and research, *Mov Disord*, 22 (4)：451-461, 2007.

16) Horak FB, Wrisley DM, Frank J：The balance evaluation systems test (BESTest) to differentiate balance deficits. *Phys Ther*, 89：484-498, 2009.

17) Kamsma YPT, et al：Training of compensation strategies for impaired gross motor skills in Parkinson's disease. *Physiother Theory Pract*, 11：209-229, 1995.

（望月　久）

国家試験　過去問題

次の文により【1】【2】の問いに答えよ.

　50歳の男性. Parkinson病. 4年前から右足のふるえが出現し，抗Parkinson病薬を服用している. ADLは自立し，家事を行うことはできているが，作業に時間がかかるようになった. 最近，下り坂の途中で足を止めることができず，前方へ転倒するようになったという.

【1】47回PT午前10
　Hoehn&Yahrの重症度分類のステージはどれか.
1. I
2. II
3. III
4. IV
5. V

【2】47回 PT 午前 11
自宅でバランス練習を行うことになった.
練習方法として適切なのはどれか.

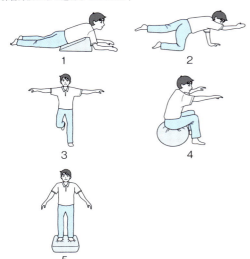

【3】47回 PT 午前 44
Parkinson病患者では, すくみ足の症状があっても, 床の上の横棒をまたぐことは円滑にできる.
この現象と同じ機序を利用した訓練法はどれか.
1. 水中での歩行訓練
2. 重りを用いた筋力増強訓練
3. リズム音に合わせた歩行訓練
4. バランスボードを用いた立位訓練
5. 自転車エルゴメーターによる有酸素運動

【4】47回 PT 午後 43
Parkinson病患者で早期に困難となる動作はどれか.
ただし, いずれの動作も上肢での代償はないものとする.
1. 寝返り
2. 平地歩行
3. 階段の昇り
4. 端座位の保持
5. 椅子からの立ち上がり

【5】48回 PT 午前 11
60歳の男性. 10年前にParkinson病と診断された. 日常生活は自立している. すくみ足のため自宅で頻回に転倒するようになった.
この患者に対する指導で適切なのはどれか.
1. スリッパを履くよう勧める.
2. 足関節に重錘バンドを装着する.
3. T字杖歩行を指導する.
4. 車椅子での移動を指導する.
5. 自宅での手すり設置の場所を指導する.

【6】49回 PT 午前 27
Parkinson病のすくみ足を改善させる方法はどれか.
1. 足下を注視する.
2. 体幹を屈曲する.
3. 踵を持ち上げる.
4. 一歩目を小さく前に出す.
5. 床に引かれた横線をまたぐ.

【7】49回 PT 午後 8
60歳の男性. Parkinson病. 3年前に右手の振戦で発症し, 2年前から左足と左手の振戦を認めている. 最近, 前かがみが強くなり, 腹部が締めつけられるような感覚を生じることがある. 独歩は可能. 事務仕事を継続している.
外来時の指導で適切なのはどれか.
1. 呼吸法
2. 毎日10分間の散歩
3. 体幹コルセットの装着
4. 四肢の高負荷筋力トレーニング
5. 肩甲帯と体幹を大きく動かす運動

【8】49回 PT 午後 26
Parkinson病に対するUPDRSを用いた理学療法の評価の説明で正しいのはどれか.
1. 3段階の定性尺度で評価する.
2. 安静時振戦はoff時に評価する.
3. 着衣はon時とoff時に分けて評価する.
4. 歩行中のすくみはon時のみで評価する.
5. 得点が高いほど活動性が高いことを意味する.

【9】50回 PT 午後 7
50歳の男性. Parkinson病. 発症後5年を経過し, すくみ足が出現してきている. 自宅で転倒が頻回に生じている.
転倒予防として自宅の廊下に模様を入れる際に効果的な図柄はどれか.

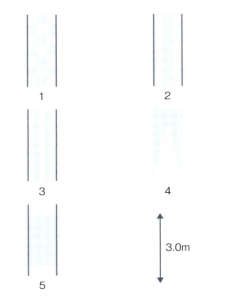

【10】51回 PT 午前 29
Parkinson病のHoehn & Yahrの重症度分類ステージで適切なのはどれか.
1. ステージⅠでは両側の機能障害がみられる.
2. ステージⅡでは姿勢反射障害がみられる.
3. ステージⅢでは機能障害の左右差が顕著となってくる.
4. ステージⅣでは日常生活に制限があり転倒しやすい.
5. ステージⅤでは日常生活に制限が大きいが手すり歩行は可能である.

【11】51回 PT 午後 28
すくみ足現象がみられるParkinson病患者の歩行練習を理学療法士の近位見守り下で実施した.
このときの練習法で適切でないのはどれか.
1. 横歩き
2. 階段昇降
3. スラローム歩行
4. 歩隔を狭めた歩行
5. メトロノームの音を活用した歩行

解　答
【1】3　【2】2　【3】3　【4】1　【5】5　【6】5　【7】5　【8】3　【9】1
【10】4　【11】4

4章

脊髄小脳変性症・多系統萎縮症

Ⅰ．脊髄小脳変性症・多系統萎縮症の病態と治療

Ⅱ．脊髄小脳変性症・多系統萎縮症に対する評価
―意義・目的・方法―

Ⅲ．脊髄小脳変性症・多系統萎縮症に対する理学療法

Ⅳ．進行段階に応じた理学療法

I. 脊髄小脳変性症・多系統萎縮症の病態と治療

> **到達目標**
> - 脊髄小脳変性症・多系統萎縮症の分類について説明できる．
> - 脊髄小脳変性症・多系統萎縮症の主な運動機能障害について説明できる．
> - 脊髄小脳変性症・多系統萎縮症に伴いやすい運動機能以外の障害について説明できる．
> - 脊髄小脳変性症・多系統萎縮症に対する主な治療方法について説明できる．

脊髄小脳変性症（spinocerebellar degeneration：SCD）は運動失調を伴う進行性の神経疾患の総称です．**SCDの有病率は人口10万人当たり18.6人と推定**[1]されています．他の神経難病と比較すると患者数が多く，理学療法の対象疾患としても重要です．SCD患者の機能障害の中核は運動失調による協調性障害で，バランスや巧緻性が低下します．しかし，病型により運動失調以外にも多くの機能障害を伴います．そのため，SCDの理学療法を考える際は，担当している患者がSCDのどの病型にあたるかを確認し，その病型の特徴を理解することが必要になります．

1 脊髄小脳変性症・多系統萎縮症の分類は？

SCDの病型は，**遺伝性の有無**（遺伝性/非遺伝性〔孤発性〕），**遺伝形式**（常染色体優性/劣性）によって分けられます（表1）．**遺伝性のSCDは，日本のSCDの約3割**を占めます．遺伝性SCDのなかでは常染色体優性を示す病型が約7割を占め，**日本では，SCA-3（マシャド・ジョセフ病），SCA-6の頻度が高く**なっています[2]．優性遺伝性のSCDの多くは，グルタミンを指定するDNAの塩基配列CAGが正常より多く連なっています．そのため，グルタミンが多く連なった異常な蛋白質ができ，神経細胞の機能を阻害すると考えられ

コラム① トリプレットリピート病

DNAには，A（アデニン），T（チミン），G（グアニン），C（シトシン）という4種類の塩基があります．蛋白質を構成するアミノ酸は，3つの塩基によって指定されています．その3つの塩基の組をトリプレットといいます．トリプレットが繰り返し連なると，同じアミノ酸が連なった蛋白質が産生されます．この繰り返しの回数（リピート数）が正常より多くなると，適切な蛋白質の立体構造が崩れ，異常な蛋白質として細胞の機能を障害します．このようにトリプレットのリピート数の異常によって起こる疾患をトリプレットリピート病といいます．遺伝子性のSCDの他に，ハンチントン病，筋緊張性ジストロフィー症などもトリプレットリピート病に含まれます．

ています（トリプレットリピート病）（コラム①）．

非遺伝性のSCDは，日本のSCDの約7割を占め，そのうちの約1/3が**皮質性小脳萎縮症（cortical cerebellar atrophy：CCA）**，約2/3が**多系統萎縮症（multiple system atrophy：MSA）**です．CCAはほぼ小脳皮質に限局した病変があるため，小脳性運動失調がみられます．

表1 脊髄小脳変性症の分類（主な病型）

病型			主な特徴
非遺伝性	多系統萎縮症（MSA）	MSA-C	症状として小脳性運動失調が優位
		MSA-P	症状としてパーキンソニズムが優位
	皮質性小脳萎縮症（CCA）		小脳性運動失調が主症状
			高齢発症（50～70歳）で進行が緩徐
遺伝性	優性遺伝性	SCA-1	運動失調がみられ，進行すると腱反射の亢進，眼球運動障害，顔面筋力低下などが加わる
		SCA-2	運動失調の他に，眼球運動速度の低下，末梢神経障害，認知症などを伴う
		SCA-3（Machado-Joseph病）	運動失調の他に，眼球運動障害，びっくり眼，錐体路・錐体外路障害，末梢神経障害などを伴う．日本の遺伝性SCDでは最も多い
		SCA-6	ほぼ純粋な小脳症状を示し，進行は緩徐．日本の遺伝性SCDでは頻度が高い
		SCA-31	日本特有のSCA．高齢発症で小脳性運動失調を主体とする
		歯状核赤核淡蒼球ルイ体萎縮症（DRPLA）	小児から高齢者まで発症する．若年型ではてんかん発作やミオクローヌス，遅発成人型（40歳以上）では舞踏病や認知症を示す
	劣性遺伝性	Friedreich運動失調症	若年発症（20～25歳）で，深部感覚障害による感覚障害性の運動失調を示す．日本ではまれ
		早発性運動失調症（EAOH）アプラキタシン欠損症（AOA1）	易転倒性などで小児期に発症し，深部感覚障害や筋萎縮が生じ，振戦や舞踏病なども伴う
		ビタミンE欠乏症（AVED）	運動失調と深部感覚障害が主体

CCAは比較的高齢に発症し，進行が遅いという特徴があります．SCDのなかで，非遺伝性でパーキンソニズムを呈するという共通の特徴をもつ疾患群がMSAです．MSAは症状として小脳性運動失調が強く現れるMSA-Cと，パーキンソニズムが強く現れるMSA-Pに分けられます（コラム②）．MSA-Cも進行するとパーキンソニズムが出現します．また，起立性低血圧などの自律神経症状がみられるMSAは進行が速い傾向があります[3]．MSAにもパーキンソン病でみられるαシヌクレインという蛋白質が発見され，病態の解明が進んでいます．

なお，MSAを除くSCDとMSAの診断基準は，表2，3[4]のようになっています．遺伝性のSCDについては確定診断として遺伝子検査が行われます．

コラム②　多系統萎縮症の分類

MSAはMSA-CとMSA-Pに分類されるようになってきましたが，少し前の分類ではオリーブ橋小脳萎縮症（主要な症状は小脳性運動失調），線条体黒質変性症（主要な症状はパーキンソニズム），シャイ・ドレーガー症候群（主要な症状は自律神経症状）の3つの疾患がMSAに含まれていました．オリーブ橋小脳萎縮症はMSA-C，線条体黒質変性症はMSA-Pに対応します．日本ではMSA-Cの頻度が高いとされています．

表2 脊髄小脳変性症（多系統萎縮症を除く）の診断基準（厚生労働省）[4]

> 脊髄小脳変性症は，運動失調を主要症候とする神経変性疾患の総称であり，臨床，病理あるいは遺伝子的に異なるいくつかの病型が含まれる．臨床的には以下の特徴を有する．
> ① 小脳性ないしは後索性の運動失調を主要症候とする．
> ② 徐々に発病し，経過は緩徐進行性である．
> ③ 病型によっては遺伝性を示す．その場合，常染色体優性遺伝性であることが多いが，常染色体劣性遺伝性の場合もある．
> ④ その他の症候として，錐体路症候，パーキンソニズム，自律神経症候，末梢神経症候，高次脳機能障害などを示すものがある．
> ⑤ 頭部のMRIやX線CTにて，小脳や脳幹の萎縮を認めることが多いが，病型や時期によっては大脳基底核病変や大脳皮質の萎縮などを認めることもある．
> ⑥ 以下の原因による二次性脊髄小脳失調症を鑑別する：脳血管障害，腫瘍，アルコール中毒，ビタミンB1，B12，葉酸欠乏，薬剤性（フェニトインなど），炎症［神経梅毒，多発性硬化症，傍腫瘍性，免疫介在性小脳炎（橋本脳症，グルテン失調症，抗GAD抗体小脳炎）］，甲状腺機能低下症など．

診断確度の分類	
Definite	脊髄小脳変性症に合致する症候と経過があり，遺伝子診断か神経病理学的診断がなされている場合．
Probable	(1) 脊髄小脳変性症に合致する症候があり，診断基準の主要項目①②⑤および⑥を満たす場合． または (2) 当該患者本人に脊髄小脳変性症に合致する症状があり，かつその家系内の他の発症者と同一とみなされる場合．（遺伝子診断がなされていない場合も含む）
Possible	脊髄小脳変性症に合致する症候があり，診断基準の主要項目①②⑤を満たすが，⑥が除外できない場合．

2 脊髄小脳変性症・多系統萎縮症の機能障害は？

ⓐ SCD・MSAにみられる機能障害

SCDの中核となる機能障害は小脳症状としての協調運動障害です．しかし，病型によりパーキンソニズム，自律神経症状，不随意運動，錐体路徴候，深部感覚障害，認知障害など多様な症状がみられます．これらの症状は，同じ病型でも患者ごとに異なり，時間経過に伴って出現したり，障害の進行が一様でなかったり，他の症状や機能障害の影響で目立たなくなったりします．

① 小脳症状

小脳症状として，小脳性運動失調，筋緊張の低下，筋力低下，企図振戦，眼振，構音障害，姿勢や歩行時の身体の動揺や不安定性などがみられます[3]．

• 小脳性運動失調（協調運動障害）

運動麻痺や大きな筋力低下がないのに，運動の協調性が乱れた状態を運動失調といいます．体幹部に強い不安定性があり，姿勢を保持したり，歩行中に体幹部が動揺したりするものを体幹失調とよびます．四肢の運動失調では，測定異常，運動分解，反復変換運動障害，共同運動障害などが現れます．

• 筋緊張の低下

小脳症状として筋緊張の低下がみられます．筋緊張の低下は，運動開始の遅れ，筋の脱力，筋力低下，易疲労性などと関連します．

• 筋力低下

筋緊張の低下や筋収縮の協調性の低下による影響，さらに廃用性の筋力低下も加わり，筋力低下が多くみられます．足関節底屈筋，ハムストリングス，股関節外転筋，腹筋群などに筋力低下が起きやすい傾向があります．

• 小脳性企図振戦

目標物に指先や手に持ったものを近づけようとすると，目標物付近で指先が大きく揺れる現象を企図振戦とよびます．企図振戦が強いと，水を飲むときにコップが揺れて水がこぼれてしまったり，ノートに書いた字が大きく乱れたりします．

• 眼球運動障害，眼振

眼球運動の協調性が崩れ，焦点が合わず物がぼやけて見えたり，周囲が絶えず動いて見えたりします．眼球運動障害が強いときは，閉眼したほうが姿勢や動作が安定することもあります．

表3　多系統萎縮症の診断基準（厚生労働省）[4]

Probable MSA, Definite MSA を対象とする．

1. 共通事項

　成年期（＞30歳以降）に発症する．主要症候は小脳性運動失調，パーキンソニズム，自律神経障害である．発病初期から前半期にはいずれかの主要症候が中心となるが，進行期には重複してくる．ほとんどは孤発性であるが，ごくまれに家族発症がみられることがある

2. 主要症候

　① 自律神経障害：排尿障害，勃起障害（男性の場合），起立性低血圧，発汗低下など

　② 小脳性運動失調：失調性歩行と構音障害，四肢の運動失調，もしくは小脳性眼球運動障害

　③ パーキンソニズム：動作緩慢，筋固縮，姿勢保持障害が主で振戦などの不随意運動はまれである．特にパーキンソニズムは本態性パーキンソン病と比較してL-ドパへの反応に乏しく，進行が速いのが特徴である．例えば，パーキンソニズムで発病して3年以内に姿勢保持障害，5年以内に嚥下障害をきたす場合はMSAの可能性が高い

　④ 錐体路徴候：腱反射亢進とバビンスキー徴候・チャドック反射陽性

3. 画像検査所見

　① MRI：小脳・橋の萎縮を認め（※），橋に十字状のT2高信号，中小脳脚のT2高信号化を認める．被殻の萎縮と外縁の直線状のT2高信号，鉄沈着による後部の低信号化を認めることがある（※X線CTで認める小脳と脳幹萎縮も，同等の診断的意義があるが，信号変化をみられるMRIが望ましい）

　② PET/SPECT：小脳・脳幹・基底核の脳血流・糖代謝低下を認める．黒質線条体系シナプス前ドパミン障害の所見を認めることがある

4. 病型分類

　① 初発症状による分類（MSAの疾患概念が確立する以前の分類）

　● オリーブ橋小脳萎縮症：小脳性運動失調で初発し，主要症候であるもの

　● 線条体黒質変性症：パーキンソニズムで初発し，主要症候であるもの

　● シャイ・ドレーガー症候群：自律神経障害で初発し，主要症候であるもの

　② 国際的Consensus criteriaによる分類

　● MSA-C：診察時に小脳性運動失調が主体であるもの

　● MSA-P：診察時にパーキンソニズムが主体であるもの

診断確度の分類	
Possible	パーキンソニズム，小脳症候に自律神経症候（②の基準に満たない程度の起立性低血圧や排尿障害，睡眠時喘鳴，睡眠時無呼吸，勃起不全）を伴い，かつ錐体路徴候が陽性であるか，もしくは画像検査所見（MRI，もしくは PET・SPECT）の基準を満たすもの
Probable	L-ドパに反応性の乏しいパーキンソニズム（運動緩慢と固縮）もしくは小脳症候のいずれかに明瞭な自律神経障害を呈するもの（抑制困難な尿失禁，残尿などの排尿力低下，勃起障害，起立後3分以内において収縮期血圧が30mmHgもしくは拡張期血圧が15mmHg以上の下降，のうちの1つを認める）
Definite	剖検により病理学的に確定診断されたもの

6. 鑑別診断

　皮質性小脳萎縮症，遺伝性脊髄小脳変性症，二次性小脳失調症，パーキンソン病，皮質基底核変性症，進行性核上性麻痺，レビー小体型認知症，二次性パーキンソニズム，純粋自律神経不全症，自律神経ニューロパチーなど

● 構音障害

　小脳性の構音障害では，酔っ払いが話すような不明瞭な発話や，反対に一音ごとに区切って発話する断綴性発語（scanning speech）などがみられます．構音障害は，コミュニケーション障害の大きな原因になります．

● 姿勢保持・歩行の障害

　姿勢保持や歩行時に身体が揺れ，不安定になります．酔っ払いの歩行のように，よろめきながら歩くことを酩酊歩行といいます．患者は姿勢や歩行の不安定性を代償するために歩隔を大きくします（wide-base歩行，図1）．

● 運動学習の障害

　小脳は運動学習の中枢とされています．小脳が障害されると運動学習が障害され，何回も反復練習しないと動作が上達しない傾向があります．

② 感覚障害

　Friedreich運動失調症では脊髄後索の病変により深部感覚障害が生じ，感覚障害性（脊髄性）の運動失調がみられます．末梢神経障害による感

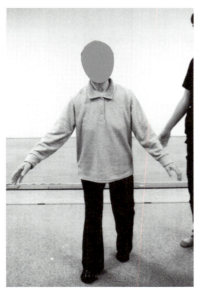

図1 SCD患者の歩行
小脳性運動失調のため，歩隔が広い（wide-base），動揺性のある不安定な歩行（酩酊歩行）がみられる．歩行の不安定性による緊張の亢進がみられ，バランスを保つために上肢はやや外転している（low guard, medium guard）.

覚障害が起こることもあります．

③ 錐体外路症状（主にパーキンソニズム）

錐体外路系に病変が及ぶと，固縮，動作緩慢，前屈姿勢，姿勢反射障害などのパーキンソニズムがみられます．振戦やすくみ足は少ない傾向があります．ジストニア，舞踏病様運動などの不随意運動を伴うこともあります．

④ 錐体路症状

上位運動ニューロンに病変が及ぶと，深部反射亢進，病的反射出現などの錐体路症状がみられます．

⑤ 自律神経障害

MSAなどでは，起立性低血圧，排尿排便障害，発汗障害などの自律神経障害がみられます．自律神経障害を伴うSCDの病型は進行が速く，重症化する傾向があります．

⑥ 末梢神経障害

脊髄前角細胞や後根神経節細胞，末梢神経に病変が及ぶと，末梢神経障害による筋力低下，感覚障害がみられます．

⑦ 睡眠時呼吸障害

MSAでは声帯外転麻痺などにより，大きく甲高いいびき，頻呼吸，胸骨上部の吸気時の陥凹などを特徴とする睡眠時呼吸障害がみられることがあります．睡眠時呼吸障害は突然死の原因ともなります．そのため，予防的処置として非侵襲的陽圧換気（non-invasive positive pressure ventilation：NPPV）を行うこともあります．

⑧ 精神症状，認知症

小脳は，運動機能だけでなく認知機能や情動機能とも関連します．SCD患者においても，遂行機能障害，注意機能障害，視空間認知機能障害，構成障害，記憶障害，性格変化などがみられます．

b 運動失調による協調運動障害

SCD患者の主要な問題は，運動失調による協調運動障害です．種々の原因で身体運動全体が正確性や円滑性を欠いた状態を協調運動障害とよびます．運動失調では，①身体部位を目標位置に正確に合わせることができない（測定障害），②運動の軌跡が滑らかでなく，目標の軌跡から外れる（運動分解，運動時の動揺など），③繰り返し運動のリズムや運動範囲を一定に保てない（反復運動障害，リズム障害），④運動の開始や終了が遅れる，などの現象がみられます．

動作障害の観点からみると，協調運動障害は大きく巧緻性障害とバランス障害（バランス能力低下）に分けられます．巧緻性障害は細かい作業を正確に素早くできないことを指し，主に上肢が関わる課題を行うときに問題になります．バランス障害は動作が不安定な状態を表し，姿勢保持や立ち上がり，歩行など全身に関わる運動を行うときに問題になります．上肢による正確な作業を行うためには安定した姿勢の保持が前提になるので，バランス障害は巧緻性障害にも影響を及ぼします（図2）．そのため，SCDに対する理学療法ではバランス障害に対する介入が重要になります（コラム③）．

c 小脳性運動失調によるバランス障害の特徴

バランスは姿勢や動作における安定性の程度を表す用語で，バランスを担う身体能力をバランス

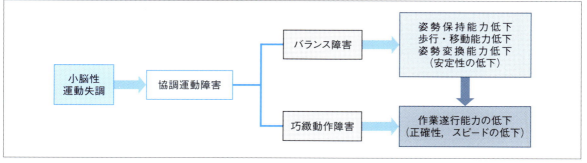

図2　小脳性運動失調による協調運動障害

 コラム③　協調運動障害と運動の自由度

　協調運動障害を考えるとき，**運動の自由度**と協調性との関係が重要です．運動の自由度とは，運動を調節する際に指定するパラメータの数に相当する量のことを表します．肩関節から手関節までの上肢の関節運動を例にすると，肩関節の運動は屈曲－伸展方向，内転－外転方向，内旋－外旋方向の3つの角度（パラメータ）を指定する必要があるので，自由度は3になります．肘関節は主に屈曲－伸展方向の運動だけなので自由度は1，前腕は回内－回外方向だけなので自由度は1，手関節は背屈－掌屈と橈屈－尺屈方向の2つがあるので自由度は2になります．合計すると，3（肩）＋1（肘）＋1（前腕）＋2（手）＝7となり，肩関節から手関節までの上肢の自由度は7になります．全身の運動や手指による微細な作業では，より多くの関節運動の自由度を指定することになります．関節運動は筋の活動によって調節されているので，個々の関節運動に関わる多くの筋の活動を調節するために，小脳は膨大な量の情報を処理しています．自由度が小さければ指定するパラメータが少なくなり，小脳にかかる情報処理的な負荷も減少すると考えられます．

　運動失調症の患者では，上体と肘から前腕をテーブルに押し付け，頸部を前屈して手首だけを動かして，スプーンで食物を口に運ぶことがあります．これは，このような姿勢をとることで運動の自由度を減らし，運動の調節を相対的に容易にしている可能性があります．運動の自由度の観点から協調運動障害をみると，患者の示す動作を解釈したり，患者にとって行いやすい動作を指導したりするときに役立ちます．

能力といいます．**筋活動により支持基底面と重心線との関係を，空間的（身体各分節の配置⇒アライメント）・時間的（身体各分節の動きのタイミング）に，適切に調節することによってバランスは保たれています**．運動失調があると筋活動の調節がうまくできず，支持基底面と重心との適切な関係が崩れ，バランス能力が低下します．それが姿勢や動作時の身体の動揺や不安定性に現れます．とくに，重心位置を高くしたり，支持基底面を狭くしたり，動作のスピードを急激に変化させたりすると，バランス障害がより強く現れます．

　姿勢を保持しているとき，支持基底面のなかで実際に重心線を移動することができる範囲を**安定性限界**といいます．安定性限界は支持基底面のなかで機能的に使用できる範囲になります．**小脳性運動失調優位のSCD患者では安定性限界に対して重心の動揺が大きい**ために，重心を調節するための余裕が少なくなり，動作が不安定になると考えられます．パーキンソニズム優位のSCD患者では，一定の姿勢で静止しているときは身体の動揺が少なく安定しているようにみえますが，重心移動をさせると急に姿勢を崩しやすくなります．これは，安定性限界が小さいことと動的なバランス能力の低下によると考えられます（図3）．

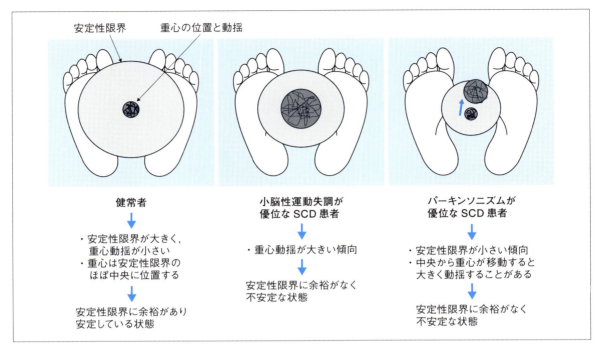

図3　SCD患者の安定性限界と重心動揺の関係

3 脊髄小脳変性症・多系統萎縮症に対する治療は？

　現時点でSCDの進行を抑え，完治させる治療法はありません．小脳性運動失調に対する治療薬として，酒石酸プロチレリン（ヒルトニン®）とタルチレリン水和物（セレジスト®）が認可されています．ヒルトニン®は注射薬で，セレジスト®は経口薬です．これらの薬物の使用により，一定期間運動失調症状の改善をみることがありますが，長期的に進行を抑えることはできないのが現状です．

　MSAに対しては，症状に応じてさまざまな薬物が使用されます．パーキンソニズムに対しては，L-ドパなどの抗パーキンソン病薬が使用されますが，パーキンソン病のような劇的な効果は得られません．起立性低血圧に対しては，水分と塩分の摂取を促したり，弾性ストッキングを使用したりします．薬物療法として，α受容体刺激薬のミドドリン（メトリジン®），ノルエピネフィリン前駆体のドロキシドパ（ドプス®），鉱質コルチコイドのフルドロコルチゾン（フロリネフ®）などが昇圧を目的に使用されます．排尿障害，痙縮，不随意運動に対しても，病態に応じた薬物が使用されます[5]．

　小脳機能を改善する方法として，小脳磁気刺激療法や電気刺激療法が試みられています．また，幹細胞を用いた細胞移植や遺伝子治療も研究されています．

Ⅱ. 脊髄小脳変性症・多系統萎縮症に対する評価—意義・目的・方法—

到達目標

- 脊髄小脳変性症・多系統萎縮症に対する評価の目的を説明できる.
- 脊髄小脳変性症・多系統萎縮症の評価に必要な検査項目を挙げることができる.
- 脊髄小脳変性症・多系統萎縮症によく用いられる評価指標について説明できる.

SCDの評価においても，国際障害機能分類（ICF）の枠組みを用います．SCDに起因する一次的機能障害，そこから派生する二次的機能障害，活動制限，参加制約，個人因子・環境因子を把握し，それらの関連性を検討します（図4）.

SCDに対する評価では，①機能障害の中核となる運動失調に起因する協調運動障害の特徴と程度，②運動失調以外の随伴する機能障害の有無と程度，③機能障害の進行状況，④転倒の危険性などをとくに考慮します．評価の目的は，①評価時点での患者の障害の程度や特徴，②これまでの経過と予後予測，③患者の生活環境，患者・関係者の疾患の受け止め方や希望，などを把握して，これからの患者の生活を再構築するためにどのような理学療法を提供するかを決定することです.

1 脊髄小脳変性症の重症度分類は？

SCDの重症度分類としては，厚生労働省運動失調研究班によるもの（表4），望月らによるもの（表5）などがあります．厚生労働省運動失調調査研究班による重症度分類は微度～最重度の5段階評価で，下肢機能障害・上肢機能障害・会話障害に分かれています．望月らによる重症度分類は，歩行自立期⇒伝い歩き期⇒四つ這い・車いす期⇒移動不能期に至るSCD患者の移動形態の変化に基づいて作成されています.

MSAの総合的な評価指標として，統一多系統萎縮症評価尺度（unified multiple system atrophy rating scale：UMSARS）[6]があります.

2 心身機能・身体構造の評価

動作障害の要因としては，小脳性運動失調とそれによるバランス能力の低下が重要です．しかしSCDは多彩な障害を合併する可能性があるので，身体機能全般にわたりスクリーニング的に検査をする必要があります．表6にSCDに行われる主な評価項目と方法をまとめましたので参考にしてください.

a 協調性障害

運動失調または協調性障害の評価には鼻指鼻テストや踵膝テストなどの神経学的検査を用います．包括的な運動失調の評価指標として，Scale for the Assessment and Rating of Ataxia (SARA) があります（表7）[7].

b バランス能力

バランス能力の評価指標としては，Berg Balance Scale (BBS)，Functional Reach Test (FRT)，Timed Up and Go Test (TUG) などがあります．また，介入指向的なバランス能力の包括的評価指標として，Balance Evaluation

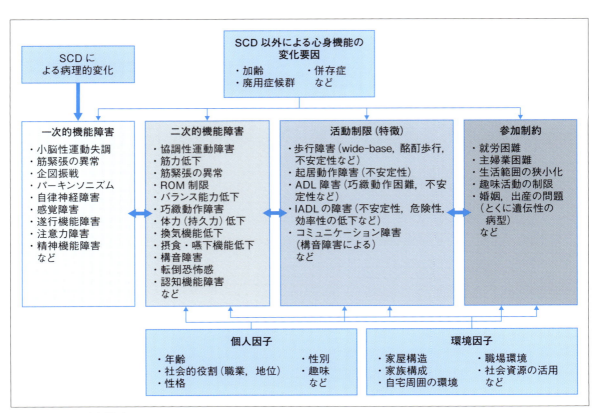

図4 SCDの障害構造

表4 脊髄小脳変性症の重症度分類（厚生労働省「運動失調調査研究班」1992）

	下肢機能障害	上肢機能障害	会話障害
Ⅰ度 （微度）	「独立歩行」 独り歩きは可能 補助具や他人の介助を必要としない	発病前（健常時）と比べれば異常であるが，ごく軽い障害	発病前（健常時）と比べれば異常であるが，ごく軽い障害
Ⅱ度 （軽度）	「随時補助・介助歩行」 独り歩きはできるが，立ち上がり，方向転換，階段の昇降などの要所要所で，壁や手すりなどの支持補助具または他人の介助を必要とする	細かい動作は下手であるが食事にスプーンなどの補助具は必要としない．書字も可能であるが，明らかに下手である	軽く障害されるが，十分に聞き取れる
Ⅲ度 （中等度）	「常時補助・介助歩行−伝い歩行」 歩行できるが，ほとんど常に歩行器などの補助具，または他人の介助を必要とし，それらがないときは伝い歩きが主体をなす	手先の動作は全般に拙劣で，スプーンなどの補助具を必要とする．書字はできるが読みにくい	障害は軽いが，少し聞き取りにくい
Ⅳ度 （重度）	「歩行不能−車椅子移動」 起立していられるが，他人に介助されてもほとんど歩行できない．移動は車椅子によるか，四つ這いまたはいざりで行う	手先の動作は拙劣で，他人の介助を必要とする．書字は不能である	かなり障害され聞き取りにくい
Ⅴ度 （最重度）	「臥床状態」 支えられても起立不能で臥床したままであり，日常生活はすべて他人に依存する	手先のみならず上肢全体の動作が拙劣で，他人の介助を必要とする	高度に障害され，ほとんど聞き取れない

注）下肢機能障害，上肢機能障害，会話障害を5段階に分類しているが，これらの障害は必ずしも並行しない．障害度の最も重いところをもって（その患者のその時期における）重症度とする．

表5 脊髄小脳変性症（運動失調症）の重症度分類（望月）

重症度	細分類	説　明
stage　Ⅰ 歩行自立期 （歩行安定期）	Ⅰa：屋外歩行自立	手放しの階段昇降，駆け足可．屋外歩行も安定して可
	Ⅰb：屋内歩行自立	階段昇降等不安定．平地歩行はほぼ安定して可
stage　Ⅱ 伝い歩き期 （歩行不安定期）	Ⅱa：随時伝い歩き	独歩は可能だが，要所要所でつかまるものが必要
	Ⅱb：常時伝い歩き	独歩はほとんどできず，歩行時は伝い歩きが主
stage　Ⅲ 四つ這い・いざり期 （車椅子期）	Ⅲa：四つ這い移動	独歩は全くできない．四つ這いまたは車椅子自立
	Ⅲb：いざり移動	いざりなどでなんとか移動できるが実用性は低い
stage　Ⅳ 移動不能期 （寝たきり期）	Ⅳa：座位保持可	移動はできないが，両手をついて座位保持はできる
	Ⅳb：座位保持不可	一人では座位も保てない．寝たきりの状態

表6 SCD患者に対する主な理学療法評価項目

機能障害の評価		
評価項目	主な検査方法（評価指標）	評価のポイント
協調性 （運動失調）	上肢：鼻指鼻試験，手回内回外検査，踵膝検査，International cooperative ataxia rating scale（ICARS），scale for the assessment and rating scale of ataxia（SARA）など	協調性障害の程度，上肢・下肢・体幹の障害の差，左右差に注意する
バランス能力	直立検査，平衡反応検査，Berg Balance Scale（BBS），Functional Reach Test（FRT），Timed Up and Go Test（TUG），Balance Evaluation Systems Test（BESTest），Falls Efficacy Scale（FAS），重心動揺検査，転倒頻度など	バランス障害の程度をみる検査が多い．いずれも定期的に検査を行い，経過をみることが重要である．直立検査において閉脚立位が安定しない場合は，独歩が不安定なことが多い
筋力	徒手筋力検査（MMT），簡易筋力測定器，トルクマシーンなど	下肢筋力と歩行能力は関連があり，歩行ができなくなると下肢筋力は低下しやすい．臨床的には，MMT4程度以上の筋力が，動作を安定に実施するために必要である
感覚	神経学的な表在および深部感覚検査	深部感覚障害は感覚性の運動失調の原因となり，小脳性運動失調症状を助長する
運動耐容能	6分間歩行，運動負荷試験（無酸素性作業閾値，最高酸素摂取量）など	動作が不安定な場合は，転倒に注意して実施する
関節可動域 （柔軟性）	関節可動域測定	動作に必要な大関節の可動域と，姿勢調節に必要な足部の小さな関節運動，胸郭の柔軟性なども重要
筋緊張	他動的関節運動位時の抵抗感，修正Ashworthスケール	低緊張から高緊張まで出現する可能性がある．低緊張では小脳の病変，固縮は錐体外路系，痙縮は錐体路系の病変を疑う．筋緊張の左右差は姿勢や脊柱の変形などに影響を及ぼす
脳神経	神経学的脳神経検査	機能障害や動作障害との関連性を念頭に検査する
呼吸機能，構音，嚥下機能	呼吸機能検査，呼吸様式，胸郭可動性，構音障害の検査（パタカの復唱など），水飲み試験，videofluorography（VF）	発声に必要な持続的な呼気が難しいことが多い．進行した段階では，誤嚥性肺炎の予防など呼吸管理が重要になる
自律神経機能	傾斜台試験（起立性低血圧），循環障害，発汗異常，流涎，便秘など	傾斜台試験では収縮期30mmHg以上の低下，拡張期15mmHg以上の低下を基準とする
認知機能	改訂版長谷川式知能検査（HDS-R），Mini-Mental State Extermination（MMSE）など	一部の病型では認知機能の低下を伴う
活動制限の評価		
起居・移動動作	10m歩行テスト，Rivermead Mobility Index，機能的動作尺度（臼田），動作観察・分析など	動作の安定性（バランス），動作のタイミング，代償動作などに注意し，動作障害と機能障害の関連性を検討する
ADL	Barthel index，機能的自立度評価法（FIM）	経過を把握するために定期的な検査が重要

表7　Scale for the Assessment and Rating of Ataxia (SARA)[7]

1) 歩行 以下の2種類で判断する．①壁から安全な距離をとって壁と平行に歩き，方向転換し，②帰りは介助なしで継ぎ足歩行（つま先に踵を継いで歩く）を行う． 　0：正常．歩行，方向転換，継ぎ足歩行が困難なく10歩より多くできる（1回までの足の踏み外しは可） 　1：やや困難．継ぎ足歩行は10歩より多くできるが，正常歩行ではない 　2：明らかに異常．継ぎ足歩行はできるが10歩を超えることができない 　3：普通の歩行で無視できないふらつきがある．方向転換がしにくいが，支えはいらない 　4：著しいふらつきがある．ときどき壁を伝う 　5：激しいふらつきがある．常に，1本杖か，片方の腕に軽い介助が必要 　6：しっかりとした介助があれば10mより長く歩ける．2本杖か歩行器か介助が必要 　7：しっかりとした介助があっても10mには届かない．2本杖か歩行器か介助が必要 　8：介助があっても歩けない
2) 立位 被検者に靴を脱いでもらい，開眼で，順に①自然な姿勢，②足を揃えて（母趾同士をつける），③継ぎ足（両足を一直線に，踵とつま先に間を空けないようにする）で立ってもらう．各肢位で3回まで再施行可能，最高点を記載する． 　0：正常．継ぎ足で10秒より長く立てる 　1：足を揃えて，動揺せずに立てるが，継ぎ足で10秒より長く立てない 　2：足を揃えて，10秒より長く立てるが動揺する 　3：足を揃えて立つことはできないが，介助なしに，自然な肢位で10秒より長く立てる 　4：軽い介助（間欠的）があれば，自然な肢位で10秒より長く立てる 　5：常に片方の腕を支えれば，自然な肢位で10秒より長く立てる 　6：常に片方の腕を支えても，10秒より長く立つことができない
3) 座位 開眼し，両上肢を前方に伸ばした姿勢で，足を浮かせてベッドに座る． 　0：正常．困難なく10秒より長く座っていることができる 　1：軽度困難，間欠的に動揺する 　2：常に動揺しているが，介助なしに10秒より長く座っていられる 　3：ときどき介助するだけで10秒より長く座っていられる 　4：ずっと支えなければ10秒より長く座っていることができない
4) 言語障害 通常の会話で評価する． 　0：正常 　1：わずかな言語障害が疑われる 　2：言語障害があるが，容易に理解できる 　3：ときどき，理解困難な言葉がある 　4：多くの言葉が理解困難である 　5：かろうじて単語が理解できる 　6：単語を理解できない．言葉が出ない
5) 指追い試験（左右別に行い平均を得点とする） 被検者に楽な姿勢で座ってもらい，必要があれば足や体幹を支えてよい．検者は被検者の前に座る．検者は，被検者の指が届く距離の中間の位置に，自分の人差し指を示す．被検者に，自分の人差し指で，検者の人差し指の動きにできるだけ早く正確についていくように命ずる． 検者は被検者の予測できない方向に，2秒かけて，約30cm，人差し指を動かす．これを5回繰り返す．被検者の人差し指が，正確に検者の人差し指を示すかを判定する．5回のうち最後の3回の平均を評価する． 　0：測定障害なし 　1：測定障害がある．5cm未満 　2：測定障害がある．15cm未満 　3：測定障害がある．15cmより大きい 　4：5回行えない 　（注）原疾患以外の理由により検査自体ができない場合は5とし，平均値，総得点に反映させない

表7 Scale for the Assessment and Rating of Ataxia (SARA)[7]（つづき）

---

6) 鼻 - 指試験（左右別に行い平均を得点とする）

被検者に楽な姿勢で座ってもらい，必要があれば足や体幹を支えてよい．検者はその前に座る．検者は，被検者の指が届く距離の90％の位置に，自分の人差し指を示す．被検者に，人差し指で被検者の鼻と検者の指を普通のスピードで繰り返し往復するように命じる．運動時の指先の振戦の振幅の平均を評価する．

  0：振戦なし
  1：振戦がある．振幅は2cm未満
  2：振戦がある．振幅は5cm未満
  3：振戦がある．振幅は5cmより大きい
  4：5回行えない
  （注）原疾患以外の理由により検査自体ができない場合は5とし，平均値，総得点に反映させない

---

7) 手の回内・回外運動（左右別に行い平均を得点とする）

被検者に楽な姿勢で座ってもらい，必要があれば足や体幹を支えてよい．被検者に，被検者の大腿部の上で，手の回内・回外運動をできるだけ速く正確に10回繰り返すよう命ずる．検者は同じ事を7秒で行い手本とする．運動に要した正確な時間を測定する．

  0：正常．規則正しく行える．10秒未満でできる
  1：わずかに不規則．10秒未満でできる
  2：明らかに不規則．1回の回内・回外運動が区別できない，もしくは中断する．しかし10秒未満でできる
  3：きわめて不規則．10秒より長くかかるが10回行える
  4：10回行えない
  （注）原疾患以外の理由により検査自体ができない場合は5とし，平均値，総得点に反映させない

---

8) 踵 - すね試験（左右別に行い平均を得点とする）

被検者をベッド上で横にして下肢が見えないようにする．被検者に，片方の足を挙げ，踵を反対の膝に移動させ，1秒以内ですねに沿って踵まで滑らせるように命じる．その後，足を元の位置に戻す．片方ずつ3回連続で行う．

  0：正常
  1：わずかに異常．踵はすねから離れない
  2：明らかに異常．すねから離れる（3回まで）
  3：きわめて異常．すねから離れる（4回以上）
  4：行えない．（3回ともすねに沿ってかかとをすべらすことができない）
  （注）原疾患以外の理由により検査自体ができない場合は5とし，平均値，総得点に反映させない

Systems Test（BESTest）[8]があります（**表8**）．

姿勢の安定性やバランス反応を検査するためには，座位や立位での姿勢保持，座位や立位での重心移動，立位でのステップ動作，椅子座位からの立ち上がりと着座の様子を観察するとよいでしょう（**図5，6**）[10]．ステップ動作では，足長を超す程度（30cm程度）の間隔をまたぐように前後左右にステップし，いったん停止してから元の位置に戻るまでの様子を観察します．また，立位で開脚位⇒閉脚位⇒継足位⇒片脚位のように支持基底面を小さくしていったとき，どの支持基底面まで立位を保持できるかを確認します．閉脚立位で10秒程度立位を保てると監視歩行可能，継足立ちで10秒程度立位を保てると屋内歩行自立の目安になります．

また，バランス能力が低下すると転倒の危険性が高まるので，過去半年間の転倒回数，転倒時の状況（何時ごろ，どこで，何をしているときに，どのように転倒したか）を患者や家族から聴取し，転倒の危険性の程度や転倒する要因を推測し，転倒予防につなげます．

ⓒ 筋　力

SCD患者にみられる筋力低下には，小脳症状や随伴症状としての筋力低下と廃用性の筋力低下の要素があります．筋力低下は，腹筋群，股関節伸展・外転筋，膝関節屈筋群，足関節底屈筋群に起こりやすい傾向があります．MMTを用いて体幹，四肢の大関節を中心に評価します．定量的な測定にはハンドヘルドダイナモメーター，握力計などを用いて評価します．

ⓓ 筋緊張の異常

小脳の病変では筋緊張の低下，パーキンソニズ

表8 バランス能力の評価指標

評価指標の名称	検査方法	信頼性・妥当性・カットオフ値
Berg Balance Scale (BBS)	座位・立位の姿勢保持，立ち上がり・着座，リーチ動作，その場での1回転など，バランス能力に関連する14項目の動作課題を実施し，0〜4点の5段階に評定する．56点満点．	●信頼性 ICC：0.72〜0.98 ●妥当性 r=0.67 (Dynamic Gait Index) r=0.76 (Barthel Index) ●カットオフ値 高齢者の転倒リスク ＜43〜45
Functional Reach Test (FRT)	開脚の立位姿勢をとり，一側の上肢を90°挙上して手を軽く握る．そのまま手をなるべく前方に伸ばし，移動した距離を測定する．3回測定し，2回目と3回目の値の平均値を代表値とする．	●信頼性 ICC：0.84〜0.99 ●妥当性 r=0.42 (Berg Balance Scale) r=0.71 (歩行速度) r=0.59〜0.64 (片脚立ち) ●カットオフ値，参考値 虚弱高齢者の転倒リスク ＜18.5cm
Timed Up and Go Test (TUG)	背もたれと肘かけのある椅子に座った状態から立ち上がり，安全で快適な速さで3m歩き，方向転換して再び椅子に腰かけるまでの時間を測定する．歩く速さを最速としたり，歩く距離を5mにしたりする変法もある．	●信頼性 ICC：0.55〜0.99 ●妥当性 r=−0.36 (Functional Reach Test) r=−0.70〜0.82 (Berg Balance Scale) r=−0.55 (Tinetti Balance) r=0.65〜0.79 (10m歩行時間) ●カットオフ値，参考値 地域在住高齢者の転倒リスク ＞13.5秒 パーキンソン病患者の転倒リスク ＞11.5秒
Balance Evaluation Systems Test (BESTest)	Ⅰ．生体力学的制約，Ⅱ．安定性限界，Ⅲ．予測的姿勢調節，Ⅳ．姿勢反応，Ⅴ．感覚指向性，Ⅵ．歩行安定性の6つのサブシステム，全36項目の検査項目からなる，介入指向型の評価指標．合計点は108点．サブシステムごとに得点を100％換算して，％の低いサブシステムは相対的に機能が低下していることを示す．簡略版のMini-BESTestもある．	●信頼性 ICC：全体0.88〜0.96，サブシステム 0.63〜0.96 ●妥当性 r=0.64 (Activities-specific Balance Confidence Scale) r=0.96 (Berg Balance Scale) ●カットオフ値 転倒リスク ＜69％
片脚立ち Single Leg Stance	両手を腰にあて，開眼で片脚立ちをする．床に足がついたり，腰から手が離れたりするまでの時間を測定する．閉眼で行うときもある．	5〜10秒未満のときに転倒リスクが高いとされるが，信頼性，妥当性，カットオフ値は確立されていない．

（文献9をもとに作成）

ムを伴う場合は筋固縮が，錐体路障害を伴う場合は痙縮がみられます．筋緊張の評価から病変部位が推測できます．また，動作のなかで過度な筋緊張があると，姿勢の異常がみられたり円滑な運動が阻害されたりします．筋緊張に左右差があると変形につながることがあります．

e 感覚障害

感覚障害も神経学的な検査で評価します．Friedreich運動失調症など，病型により深部感覚障害がみられます．感覚障害は，運動に際して感覚のフィードバックが阻害されるため感覚障害性の運動失調を示します．また，小脳性運動失調に感覚障害性の運動失調が加わると，より運動失調症状が増幅されます．

f 持久力

歩行が可能であれば，6分間歩行を行います．歩行が不安定になると自転車エルゴメータなどを用いて漸増負荷運動を行い，そのときの心拍数や

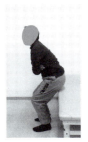
前方への重心移動
体重を足部に移動し，殿部を少し浮かす．3秒くらい静止して元に戻る

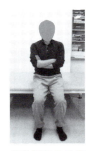
座位姿勢の保持
両足を床につけ，両腕を組んで，浅めに座る．10秒くらい静止する

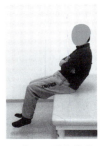
後方への重心移動
体重を仙骨部に移動し，両足を少し浮かす．3秒くらい静止して元に戻る

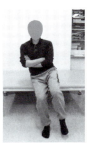
右方への重心移動
右の殿部に重心を移し，左の殿部と足部を少し浮かす．3秒くらい静止して元に戻る

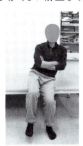
左方への重心移動
左の殿部に重心を移し，右の殿部と足部を少し浮かす．3秒くらい静止して元に戻る

図5 簡便な座位バランス能力の評価例[10]
座位姿勢の保持能力と前後左右への重心移動能力をみるテスト．5つの課題があり，安定してスムーズに実施できれば2点，実施できるがやや不安定であったり，スムーズさに欠ける場合は1点，十分に体重が移動せず，姿勢を崩す場合は0点とすると，10点満点で座位バランス能力を表すことができる．検査をするなかで，姿勢保持や重心移動に伴うアライメントの様子，動作のタイミングなども観察する．

主観的運動強度（Borg指数）などを用いて持久力を評価します．

g 関節可動域

パーキンソニズム優位型のSCDでは，早期から可動域制限が起こりやすくなります．四肢の大関節，胸郭や足部・足指などの関節可動域を確認します．

h 起立性低血圧

自律神経障害のなかで，起立性低血圧は意識消失や転倒につながる危険性があります．とくに多系統萎縮症では起立性低血圧を起こす頻度が高いので必ず血圧を測定するようにします．傾斜台で臥位から立位に起こしたとき，3分以内に収縮期血圧で30 mmHg以上，拡張期血圧で15 mmHg以上低下した場合に，起立性低血圧と判断します．

3 活動制限の評価

a 起居移動動作の評価（動作分析）

寝返り，起き上がり，立ち上がり，歩行などの起居移動動作を患者に行わせ，動作の自立度，動作の工程や方法，動作時にみられる特徴を把握します．動作の自立度や特徴は，動作を実施する環境によっても異なるので，患者の生活場面を考慮して評価します．とくに，動作のどの相で不安定になりやすいか，そのときの支持基底面と重心の関係は適切か，動作のタイミングは適切か，動作中に筋緊張が過度に高まっている部位はないか（コラム④），などに注意します．

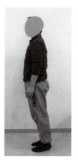
前方への重心移動
前足部に重心を移動し，両足の踵をわずかに浮かして3秒程度静止し，元に戻る

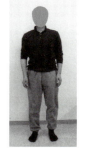
立位姿勢の保持
肩幅程度に足を開き10秒程度立位を保つ

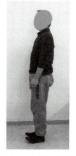
後方への重心移動
踵に十分重心を移動し，両足指をわずかに浮かして3秒程度静止し，元に戻る

右方への重心移動
右足に体重を移動し，左足を少し浮かして3秒程度静止し，元に戻る

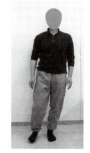
左方への重心移動
左足に体重を移動し，右足を少し浮かして3秒程度静止し，元に戻る

図6 簡便な立位バランス能力の評価例[10]
立位姿勢の保持能力と前後左右への重心移動能力をみるテスト．5つの課題があり，安定してスムーズに実施できれば2点，実施できるがやや不安定であったり，スムーズさに欠ける場合は1点，十分に体重が移動せず，姿勢を崩す場合は0点とすると，10点満点で立位バランス能力を表すことができる．このテストで10点の場合は，屋内歩行はほぼ自立している．検査をするなかで，姿勢保持や重心移動に伴うアライメントの様子，動作のタイミングなども観察する．

コラム④　運動失調にみられる筋の過緊張

　図1のように，SCD患者は歩行などの動作の際に過度な筋緊張を伴いやすい傾向があります．過度な筋緊張を起こす原因として，不安定な動作による精神的な不安に伴う筋緊張の亢進，筋緊張を高めて関節を固定し運動の自由度を低下させ運動のコントロールを容易にしようとする代償的な筋緊張の亢進，低緊張や筋収縮開始の遅延による筋出力の虚脱を防止するために同時収縮を促すための筋緊張の亢進，などが考えられます．頸部～肩甲帯，背部，股関節屈筋群，膝関節伸筋群，足関節背屈筋群は過緊張になりやすく，反対に腹部や股関節伸筋群は低緊張で体幹部が動揺しやすくなることもあります．

　筋緊張の過度な亢進は，関節を固定し円滑な運動を妨げ，エネルギー消費を高め，血行を阻害します．そのような状態で動作を継続すると，筋緊張のさらなるアンバランス，使用しない筋群の廃用性筋力低下，不良姿勢による変形や疼痛の発生，易疲労性につながる可能性があります．また，筋緊張が亢進した状態では，新たな運動を練習しようと思ってもうまく進みません．筋緊張亢進の原因を探り対応を考えること，練習する課題の難易度が高いようであれば条件を変えて難易度を下げて余裕をもたせること，などを考慮して動作練習を進める必要があります．

ⓑ ADLの評価

ADLの評価指標として，**機能的自立度評価法（FIM），Barthel index** などが用いられます．いずれも定期的に評価し，進行度の把握や今後現れる問題点の予測に役立てることが重要です．

4 参加制約，QOLの評価

参加制約やQOLは，活動制限の程度や個人・

環境因子によって患者ごとに大きく異なるため，問診や家屋環境調査などを通して患者ごとの問題点を把握する必要があります．軽度の運動失調でも，危険な仕事や高度なコミュニケーション能力が必要な仕事では大きな支障となることがあります．運動失調は動作や作業の安全性や効率面での問題を引き起こしやすいので，職場や家屋環境，作業や活動内容などを詳しく知る必要があります．

Ⅲ. 脊髄小脳変性症・多系統萎縮症に対する理学療法

到達目標

- 脊髄小脳変性症・多系統萎縮症の理学療法の目標について説明できる.
- 脊髄小脳変性症・多系統萎縮症の主な機能障害や活動制限に対する理学療法について説明できる.
- 脊髄小脳変性症・多系統萎縮症の障害の進行に沿った理学療法について説明できる.

1 目標設定・予後予測は？

　問診や定期的な評価に基づき，予後を予測しながら目標を設定します．皮質性小脳萎縮症やSCA-6などの小脳性運動失調優位型のSCDは進行が遅く，自律神経障害を合併するMSAでは進行が速いので，SCDの病型にも留意します．進行性の疾患では，疾患によらず患者のもっている身体機能を有効に用いて，起居移動動作能力やADLの自立度を維持・改善し，少しでも活動的で豊かな生活に結びつけることが大きな目標になります．SCDの場合は，①二次的な機能低下を予防・改善すること，②バランス障害などに対して患者が用いている代償的な動作方法の偏りを修正し，その時点の患者の身体機能からみてより機能的な動作方法を再学習すること，③機能の維持・改善が困難なときは自助具や補装具を用いたり，環境整備を行ったりして，安全で生活しやすい状況を整えることが重要です．

2 脊髄小脳変性症・多系統萎縮症の代表的な2つのタイプとは？

　SCD患者は多彩な症状を示しますが，SCDの理学療法を考える際はSCA-6や皮質性小脳萎縮症などの小脳症状が中心で比較的進行が緩徐な病型（小脳性運動失調優位型）と，多系統萎縮症

（MSA-Pや進行した段階のMSA-C）などのパーキンソニズムが目立ち比較的進行が速い病型（パーキンソニズム優位型）の2つの代表的な病型に分けることができます（図7）．小脳性運動失調優位のSCDでは，運動失調を中心とする機能障害に対してどのように適応するかが問題となります．パーキンソニズム優位のSCDでは，運動失調に加え，パーキンソニズムへの対応や合併する起立性低血圧や嚥下・呼吸障害などへの対応が必要になります．ここでは運動失調への対応と自律神経症状への対応を中心に解説します．パーキンソニズムへの対応は，「第3章　パーキンソン病」を参考にしてください．

3 脊髄小脳変性症に対する理学療法の効果は？

　SCDのような進行性疾患に対して理学療法の効果はあるのでしょうか．SCDに対する理学療法効果を検討した報告に，Ilgら（2009）[11]とMiyaiら（2012）[12]によるものがあります．両者とも4週間の介入後に運動失調症状，歩行能力，バランス能力などに有意な改善が得られ，8週間（Ilgら）および12週間（Miyaiら）の持続効果が認められています（表9）．これらの結果は，感覚障害が重度でなく比較的軽症のSCD患者では，集中的な理学療法による機能障害や活動制限の改善が可能で一定期間の効果の持続が期待できること，そして

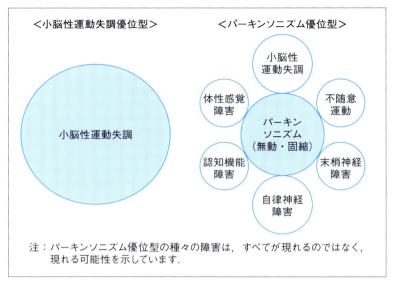

図7 SCDにみられる2つの代表的な病型
SCDの代表的な病型は，小脳性運動失調のみがみられるタイプと，パーキンソニズムが共通してみられ小脳性運動失調や自律神経症状などが合併するタイプの2つに分けることができる．

早期からの理学療法が重要なことを示しています．

4 理学療法の実際

a 関節可動域

MSA-Pでは，早期から関節可動域制限がみられます．ストレッチ運動や他動的な関節運動を行います．

b 筋　力

SCDでは，小脳症状としての筋力低下や廃用性の筋力低下が重なり，経過が長いほど筋力の低下が進行します．とくに，歩行が困難になり車椅子移動になると急激に下肢の筋力が低下します．そのことが，立位や歩行の不安定性を助長します．上肢筋力は手すりや家具などにつかまって安定性を保ったり，車椅子を駆動したりするために重要です．SCDの理学療法のなかで，筋力を維持することはADLの自立度を維持するためにとても重要になります．コアマッスルは体幹機能を高め，バランスを保つために重要です．筋力増強運動を図ろうとして強い負荷をかけると協調性やバランスが乱れるので，患者に適した負荷強度を選びます（図8）．第3章「図7　自重を利用した筋力増強運動例」も参考にしてください．

c バランス

バランス障害はSCD患者の動作障害の主要な原因です．バランス能力の改善には，**重心動揺を小さくする方向**と，**安定性限界を大きくする方向**，**安定性限界の中での重心の位置を適切にする方向**の3つアプローチが考えられます．小脳性運動失調優位のSCD患者では重心動揺を小さくする方向，パーキンソニズム優位のSCD患者では安定性限界の拡大が基本的なアプローチになります．しかし，SCDの運動失調は疾患に起因する一次的な機能障害との関連が強く，動作時の重心動揺を小さくすることは難しい面があります．そのため，小脳性運動失調優位のSCD患者では，安定性限界を拡大する練習，支持基底面と重心位置をコントロールする練習をします．また，機能的な改善が難しい場合は動作の安定性を高めるために補助具を使用したり，動作環境を調整したりします．

SCDは進行性疾患なので，**運動療法によるバランス能力の改善の可能性と，動作方法の変更，補装具の使用，手すりなどの環境調整によって患者が安定して生活できる体制を作ることの両面を**

表9　SCDに対する介入研究[11, 12)]

	Ilg ら（2009）	Miyai ら（2012）
対象	感覚障害のないSCD患者10名と感覚障害のあるSCD患者（6名）	小脳性運動失調を主体とするSCD患者42名
介入期間・時間	1回1時間，週3回，4週間	平日（週5回）は1日2時間，週末は1時間を4週間
評価時期	介入8週前，介入直前，介入直後，介入後8週目の4回	介入直前，介入直後，介入後4週目，介入後8週目，介入後12週目
介入内容	片脚立ち，サイドステップ，階段昇降，四肢体幹の協調性運動，転倒予防のためのステッピング練習，関節可動域運動	平日は理学療法，作業療法とも1時間ずつ計2時間，週末はどちらか1つを1時間 ＜理学療法の内容＞ 四肢体幹の関節可動域運動，筋力増強運動，立位・膝立ち位・座位・四つ這いでの静的・動的バランス練習，背臥位・腹臥位での脊柱のモビライゼーション，屋内および屋外歩行，階段昇降 ＜作業療法の内容＞ ADL練習，バランス練習，リーチ課題，上肢と体幹の協調性課題，立位や歩行中に物を操作するなどの二重課題練習
フォローアップ	介入終了時に患者ごとに渡された毎日1時間の運動課題を継続	介入前と同様の1週間当たり20〜40分の在宅での理学療法を継続
評価指標	SARA，ICARS，Berg balance score（BBS），歩行速度，歩幅，歩隔，身体の側方動揺，肢節内協調性の時間的変動，静的バランス検査（開眼閉脚位での重心動揺），動的バランス検査（トレッドミル上での外乱応答）	SARA，FIM，歩行速度，歩行率，functional ambulation category（FCA），転倒回数
主な結果	SARAは4週間の介入直後および介入後8週間においても，介入直前と比較して有意な改善がみられた	4週間の介入後，SARA，FIMの運動スコア合計，FAC，転倒回数，歩行速度に有意な改善がみられた．SARA，歩行速度，FACは介入後12週までは介入前との有意差があった．SARAにおいて軽症な患者の方が24週後の効果の持続が有意であった

考えながら理学療法を行います．バランス能力改善の運動療法にあたっては図9のSCDのバランス障害に特徴を考慮して，患者に適したプログラムを考えます．本章の図5, 6のバランスの評価に用いた動作や，第3章「表12　分節的な運動と重心移動練習の例」もバランス能力改善の練習課題になります．バランス障害がより進んだ段階では，両手で平行棒を把持したり，理学療法士が介助したりしてバランス練習を行います．

d) 持久力

症状が進行し，動作が不安定になると活動量が減少し，持久力が低下しやすくなります．Borg指数で11（楽である）〜13（ややきつい）程度の運動強度で，20〜30分程度の運動を行います．歩行が不安定なときは，手すりやスリングの付いたトレッドミルや，自転車エルゴメータを使用します．

e) 運動失調に対する対応

運動失調に対して，フレンケル体操，PNF，重錘負荷法，弾性緊迫帯法などが，経験的に用いられています．

① フレンケル体操

フレンケル（Frenkel）体操は脊髄癆による感覚障害性の運動失調に対する運動療法として考案されましたが，小脳性の運動失調に対しても適用されます．臥位→座位→立位→歩行のように安定した姿勢から不安定な姿勢，一側下肢の屈伸運動→両足下肢の交互屈伸運動のように簡単な運動から複合的な難しい運動課題へと進めていきます．視覚によるフィードバックにより，正確な運動を反復して行い，運動学習を促すことがフレンケル体操の基本です（表10）．

上段：負荷の少ない方法

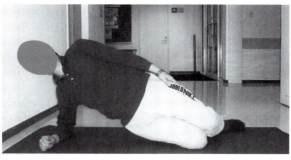 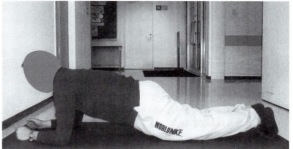

下段：やや負荷の高い方法

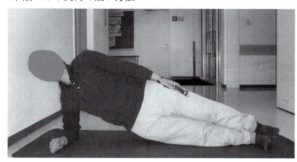 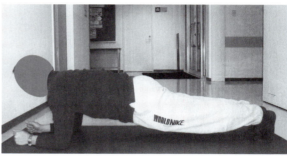

図8 コアトレーニングの例
コアマッスルのトレーニングは，バランスの基礎的な運動としても重要である．患者に適した負荷となるように姿勢を調節する．

<SCDの基本的な機能障害>

神経系の問題	運動器系の問題
・運動失調（協調性障害） ・筋緊張低下 ・病型により感覚障害	・廃用性筋力低下

生体力学的制約	あまりなし，筋力低下
安定性限界と垂直性	重心動揺増大
予測的姿勢調節	調節困難（過大・過小，タイミング不良）
姿勢反応	調節困難（過大・過小，タイミング不良）
感覚指向性	眼振があると視覚情報が乱れる．病型により深部感覚障害を伴う
歩 行	動揺性で不安定，wide base，肩甲帯〜上肢，下肢の過緊張，不適切な歩行パターン

理学療法のポイント
・重心動揺要素の減少，安定性限界の拡大，重心位置の適正化
・タイミングを中心とした動作学習
・筋力増強
・過剰な緊張の軽減と運動の再学習
・適切な運動感覚入力とその学習（準静的動作の利用）
・安定してできる動作や動作環境の指導（歩行補助具，手すり，家屋環境調整）
・自律神経症状への対応（特に起立性低血圧）

図9 小脳性運動失調優位型のSCDのバランス障害の特徴と理学療法のポイント

② PNF（リズミック・スタビリゼーション，ダイナミック・リバーサル）

固有受容性神経筋促通法（PNF）は，身体に抵抗や伸張刺激などを加え，固有感覚に働きかけながら筋の機能的な収縮を促す手技です．運動失調に対しては，リズミック・スタビリゼーション（rhythmic stabilization），ダイナミック・リバーサル（dynamic reversal）などの手技が用いられます．リズミック・スタビリゼーションは，患者の身体の対角線上に交互に抵抗をかけ，その抵抗に合わせて患者の筋収縮が協調されて起こることを通して機能的な安定性を高めることを目的としています（図10）．ダイナミック・リバーサルは拮抗筋間の動的な協調性の改善を目的としています．PNFを行った後，30分程度は効果が持続しますが，それ以上の持続効果は少ないとされます．

③ 重錘負荷法

手首，足首，腰部などに重錘バンドや重りを巻くと，バランス障害や協調性障害が改善することがあります．上肢では200～400g，下肢では300g～1kg程度の重さが用いられます．重りを取り付ける部位や重さを変えて動作を行い，最もよい条件を探して使用します．歩行器や靴に重りを付けて，動作の安定性を高めることもあります（図11）．

④ 弾性緊迫帯法

膝関節，大腿部，腰部，肘関節，肩関節などに弾性包帯を巻くことにより，バランス障害や協調性障害が改善することがあります．サポータ，圧迫性のある機能性下着などで代用することもあります．圧迫による感覚入力の増大や，圧迫が身体の動揺を抑えることなどが，弾性緊迫帯法の作用機序として考えられています．

表10　フレンケル体操の例

＜背臥位での運動＞
1. 踵をマットにつけ，踵をマットの上を滑らせるように一側下肢を屈伸する
2. 膝伸伸展位で，マットの上を滑らせるように一側下肢の股関節を内外転する
3. 踵がマット上を滑るように，両下肢を屈伸する
4. 一側下肢を屈曲しながら，対側の下肢を伸展する
5. 一側下肢を屈伸しながら，対側下肢を内外転する
＜座位での運動＞
1. 数分間，座位を保つ
2. 足部をセラピストの手に乗せる（手の位置を1回ごとに変える）
3. 床に描いた円に沿って，足部を動かす
4. 両膝をつけて，椅子から立ち上がり，着席する
＜立位での運動＞
1. 体重を左右の足に移動する
2. 直線上で，前後に足を踏み出す
3. 2本の平行線の間から足が出ないように歩く
4. 床に描いた足型に合わせて，足を踏み出しながら歩く

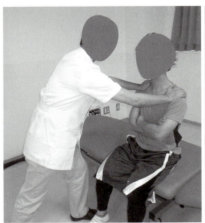 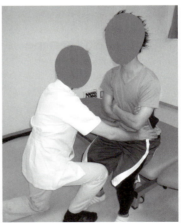

患者の肩甲帯に対して，斜め方向から交互に抵抗をかける．　患者の骨盤帯に対して，斜め方向や回旋方向に交互に抵抗をかける．

図10　PNFのリズミックスタビリゼーション
肩甲帯や骨盤帯に対角線方向または回旋方向に交互に抵抗を加え，体幹部の機能的な同時収縮やコアマッスルの収縮を促す．

5 基本動作練習は？

動作の安定性を高めることを主な目的として基本動作練習を行います．動作練習は動作の繰り返しによって運動学習を促すことが目的で，そのために，普通はやや不安定な動作（やや難易度の高い課題）を練習します．しかし，SCDは進行性疾

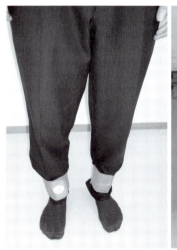
立位や歩行の不安定性に対して，足首に重りを巻く．

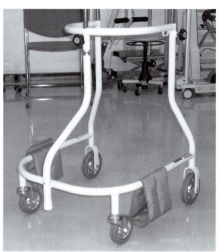
歩行器に重りを付けて歩行器歩行の安定性を高めることもある．

図11　重り負荷法

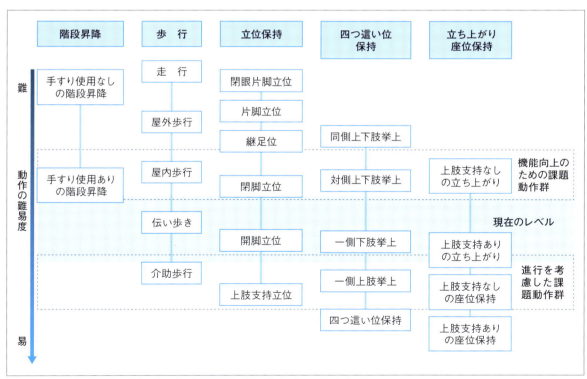

図12　バランス障害による動作の難易度と練習課題との関連性
運動学習の基本は，やや難易度の高い動作を練習して，それに対する適応を促すことで機能を高めることである．図の横の並びが難易度のほぼ等しい動作を示している．SCDの理学療法では，疾患の進行と運動療法による身体機能の維持・改善を考慮し，現在の起居移動動作のレベルよりやや難しい動作からやや進行した段階のレベルまでの難易度の動作を練習する．

患であるため，現在は安定している動作もやがて不安定になり，より難易度の低い動作をするようになります．SCDのような進行性疾患の場合，運動学習による動作の安定性の維持・改善を図るとともに，次の進行段階への準備として難易度の低い動作も練習します（図12）．歩行でも，独歩，杖歩行，平行棒内歩行など難易度の異なる方法で歩行することで，患者に自己のバランス能力を認識させることもできます．平行棒内や手すりを用いて歩行練習を行う際に，上肢の運動失調が強い場合は，手すりや平行棒を握ったり，離したりするのが拙劣なため，手を離さずに手掌を滑らせながら把持するように指導すると安定性を保ちやすいことがあります．自己のバランス能力を知っていると，転倒の危険性を回避することができ，極端な転倒恐怖感を修正することもできます．

　はじめは，転倒恐怖感などからくる過剰な筋緊張を抑えるために，患者が安心して動作ができる条件の下で練習を行います．座位や立位での重心移動，リーチ動作，ステップ動作，起き上がり，立ち上がりと着座，歩行，階段昇降などを，アライメント，支持基底面と重心線の関係，動作のタイミングなどに注意しながら，反復して練習します（図13～15）．立ち上がりと着座などは，患者自身が自己の運動を確認できるように，はじめはゆっくりと行うとよいでしょう．

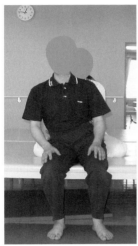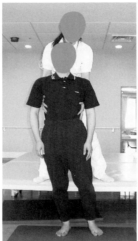

アライメントを整えながら，重心移動練習をする．患者の安定性限界がどの程度あるか，特定の方向に崩れやすいかなどに注意する．

図13　座位・立位での重心移動練習

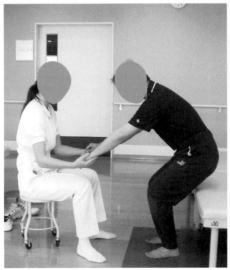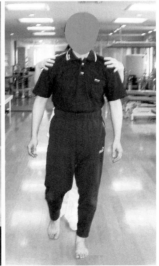

立ち上がり練習
立ち上がり時のアライメントや離殿のタイミングを調整しながら，立ち上がりと着座を反復練習する．はじめは理学療法士が支えたり，動作を誘導する．ゆっくりと行い，患者がどのようにすれば安定して動作ができるか，感覚的にフィードバックできるようにしていく．

歩行練習
立脚相に合わせて両肩から圧迫を加えることで，重心移動の調整や歩行のタイミングをフィードバックしていく．

図14　立ち上がり練習，歩行練習例

6 ADL指導は？

ADL指導では転倒防止が重要です．患者のバランス能力を把握し，それに合った動作方法，移動方法を指導します．杖や歩行器の使用，手すりの取り付け，安定な動作ができる工夫（図16），転倒した際の骨折予防のためのヒッププロテクターの使用，頭部保護帽の使用なども検討します．

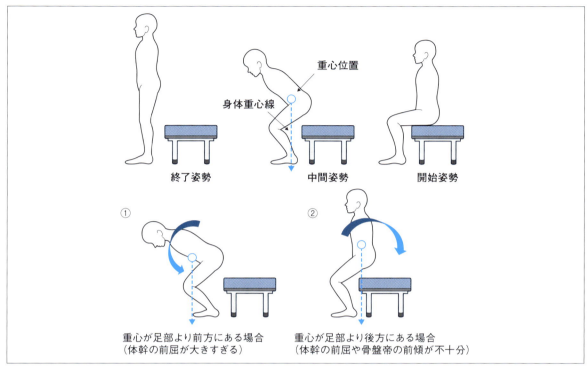

図15　立ち上がりのタイミングの練習
椅子からの立ち上がりは，座面から殿部が浮くときに，重心が足部に入っていないとうまくできない．この椅子の座面から殿部が浮き，重心が足部に入っている姿勢を中間姿勢という．立ち上がりの開始姿勢から中間姿勢までは，重心は主に前方に移動する．中間姿勢から終了姿勢（立位）までは，重心は主に上方に移動する．この重心移動のタイミングが立ち上がり動作のポイントになる．バランス障害があると①体幹を前傾しすぎて前方にバランスを崩したり，②身体重心が足部に移る前に立ち上がり，後方にバランスを崩したりする．このようなときの練習方法として，まず中間姿勢での姿勢保持を練習し，次に開始姿勢から中間姿勢，中間姿勢から終了姿勢というように動作を分割して練習し，最後に開始姿勢から終了姿勢まで全体を練習するとよい場合がある（部分練習法）．

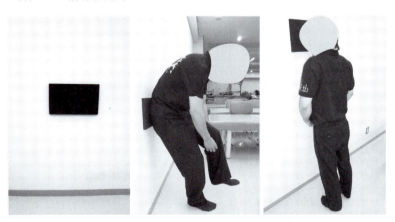

壁面にやや厚めのスポンジのシートを貼り，それに殿部や頭部をあてて立位動作時の安定性を高めている．

図16　立位動作の安定性を高める工夫

Ⅳ. 進行段階に応じた理学療法

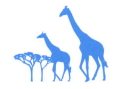

　本章では，ケーススタディに代えて，障害の進行段階ごとの理学療法について解説します．

歩行自立期（不安定性があっても自立歩行が可能な時期）

理学療法

　歩行の安定性の維持・改善を目的に，バランス運動や歩行練習を中心に行います．継足位や片脚位などの狭い支持基底面での姿勢保持，立位での重心移動，ステップ運動などを行います．適応性を高めるために，バランスボード上での立位姿勢保持や重心移動練習，速度や動作範囲を変化させた重心移動やステップ練習，閉眼での立位保持，計算や上肢動作を伴う二重課題下でのバランス練習などを行ってもよいと思います．歩行練習として，速度を変化させた歩行，歩行中の方向転換，横歩き・後ろ歩き，階段昇降，障害物を跨ぐ練習などをします．

　また，全身的な体力の維持・向上を目的に，コアマッスルや下肢筋を中心とする筋力増強運動や持久性運動をします．筋力増強運動は健常者のプログラムに準じますが，安定して実施できるように工夫します．持久性運動はBorg指数で13（ややきつい）程度までの強度で，運動時間は20〜30分程度を目安にします．

　バランスの改善がみられるようであれば，重錘負荷法や弾性緊迫帯法を試みます．上肢の運動失調が軽度な場合は，屋外歩行時にT字杖やロフストランド杖などを用います．

生活指導・環境調整

　バランス能力を要求される仕事や危険物を取り扱う仕事などを除き，これまでの生活を継続するように指導します．家屋や職場に転倒しやすい場所あれば，改善を図ります．

伝い歩き期（自立歩行は困難で，歩行に際してつかまるものや歩行器が必要な時期）

理学療法

　起居動作の自立，歩行機能の維持を目的に，バランス運動，基本動作練習，歩行練習，筋力増強運動，持久性運動などを行います．バランス運動として，支持基底面を狭くした姿勢での立位保持練習，膝立ち位での重心移動，四つ這い位での上肢・下肢の挙上や重心移動，理学療法士が介助した状態や手すりにつかまった状態でのステップ練習などを行います．持久性運動は安全性を配慮して，手すりやハーネス付きのトレッドミルや安定性のある自転車エルゴメータなどを用います．重錘負荷法，弾性緊迫帯法を試みます．屋内歩行も不安定になるので，歩行器や歩行車なども使用します．パーキンソニズムを伴う場合は，パーキンソン病に準じた運動療法を行います．

生活指導・環境整備

　転倒予防のために，風呂場，トイレ，階段，廊下などに手すりを取り付けます．入浴やトイレ動作などは，対象者が実際に動作を行う場面をみて，手すりの取り付け位置や安定してできる動作方法を指導します．転倒による骨折を予防するために，ヒッププロテクターなども紹介します．

　多系統萎縮症などで起立性低血圧を伴う場合は，下半身に弾性包帯や弾性ストッキングを着用します．また，起き上がりや立ち上がりをゆっくり行う，動作前に血圧を上げるような準備運動（手を何回か強く握る，足関節の底背屈運動を行う）をする，などの対応を指導します．睡眠時無呼吸を伴う場合は，夜間の非侵襲性陽圧換気が適用されます．

四つ這い・車椅子期（実用的な伝い歩きができず，四つ這いや車椅子で移動が可能な時期）

理学療法

屋内でのADL自立のために，座位や四つ這いの安定性，つかまり立ちなどができることが重要になります．バランス運動として，座位や四つ這い位の保持や重心移動，理学療法士の介助や手すりなどにつかまった立位姿勢の保持や重心移動・ステップ練習・下肢の屈伸運動などを行います．起居動作や移動練習では，起き上がりや四つ這い，理学療法士の介助や手すりなどにつかまった状態での立ち上がりや歩行練習などを行います．持久性運動は，安定性のある自転車エルゴメータなどを用います．運動失調による構音障害や呼吸効率の低下がある場合は，腹式呼吸練習やゆっくりとした呼気の練習（ストロー吹きなど）をします．

生活指導・環境整備

車椅子を用いる場合は，車椅子が使用しやすい環境を整えます．車椅子や四つ這いから立ち上がる場所には手すりを取り付け，家族や介護者に安全で適切な介助方法を指導します．和式の住居では四つ這いのほうが実用的なこともあります．起立性低血圧が強く意識を失う可能性があるときはリクライニング式の車椅子にします．転倒による傷害や骨折を予防するために，頭部保護帽やヒッププロテクターを用います．構音障害が重度な場合はトーキングエイドなどを使用します．下部胸郭から骨盤帯にかけて弾性帯を巻くと，呼気が安定し，言葉が聞き取りやすくなることがあります．

移動不可能な時期の治療プログラム

運動療法

介助量の軽減のために，座位姿勢の保持，体重を支える下肢筋力の維持が重要になります．バランス運動として，可能であれば座位姿勢の保持練習，介助立位の保持練習などを行います．起居動作や移動練習では介助量が多くなりますが，なるべく患者自身の動きを引き出すようにします．より進行した段階では，身体機能維持のために関節可動域運動，受動的な座位保持，呼吸理学療法などを行います．

生活指導・環境整備

車椅子またはベッド上で安定した姿勢が保てるように，車椅子のアームレストを高めにする，座位姿勢が崩れないように腹部にベルトを巻く，ベッドでの姿勢保持用クッションの配置を工夫する，などを行います．家族や介護者への介助方法の指導，呼吸困難時や食物が喉に詰まったときへの対応なども看護師などと協力して指導します．

4章　文献

1) 辻　省次：脊髄小脳変性症の診断アルゴリズム［アクチャル脳・神経疾患の臨床　小脳と運動失調］．pp75-83，中山書店，2013.
2) 岩田　誠：小脳の症候学［アクチャル脳・神経疾患の臨床　小脳と運動失調］．pp64-74，中山書店，2013.
3) 望月　久，小町利治：脊髄小脳変性症患者障害像の臨床経過．理学療法学，21：315-319，1994.
4) http://www.mhlw.go.jp/stf/seisakunitsuite/bunya/0000062437.html
5) 村田美穂：薬物療法．*Clin Neurosci*，27：92-94，2009.
6) Wenning GK, et al：Development and validation of the Unified Multiple System Atrophy Rating Scale（UMSARS）．*Mov Disord*，19：1391-1401，2004.
7) Schmitz-Hübsch T, et al：Scale for the assessment and rating of ataxia．Development of a new clinical scale．*Neurology*，66：1717-1720，2006.
8) Horak FB, et al：The Balance Evaluation Systems Test（BESTest）to Differentiate Balance Deficits．*Phys Ther*，89：484-498，2009.
9) Rehab Measures（http://www.rehabmeasures.org/Lists/RehabMeasures/DispForm.aspx）
10) 望月　久，金子誠喜：基本バランス能力テストの考案と信頼性・妥当性・臨床的実用性の検討．理学療法科学，24：329-336，2009.
11) Ilg W, et al：Intensive coordinative training improves motor performance in degenerative cerebellar disease．*Neurology*，73：1823-1830，2009.

12) Miyai I, et al：Cerebellar ataxia rehabilitation trial in degenerative cerebellar diseases. *Neurorehabil Neural Repair*, 26：515-522, 2012.

（望月　久）

国家試験　過去問題

●脊髄小脳変性症

【1】47回PT午後14

45歳の女性．脊髄小脳変性症．ADLは自立している．独歩は可能で，会社へは電車で通勤している．最近ふらつきが多くなり，時に転倒することがあるという．

この患者に指導する内容として適切なのはどれか．
1．杖歩行
2．片脚起立訓練
3．下肢のスクワット訓練
4．職場での車椅子の使用
5．リズムに合わせた歩行訓練

【2】47回PT午後44

脊髄小脳変性患者で，運動範囲が小さく動作が緩慢な状態に対する運動療法として適切なのはどれか．
1．Frenkel体操
2．重錘負荷を用いたバランス練習
3．外的リズム刺激による歩行練習
4．弾性緊迫帯を装着した協調運動
5．PNFを用いた同時筋収縮の促通

【3】48回PT午前36

伝い歩きが可能なレベルの脊髄小脳変性症患者で姿勢バランスを崩す危険性が高いのはどれか．
1．閉脚立位
2．片膝立ち位
3．四つ這い位
4．タンデム肢位
5．踵接地でのしゃがみ位

【4】49回PT午前8

45歳の女性．脊髄小脳変性症．ADLは自立している．独歩は可能で，会社へは電車で通勤している．最近ふらつきが多くなり，ときに転倒することがあるという．

この患者に指導する内容として適切なのはどれか．
1．背臥位でのストレッチ
2．眼球運動による前庭刺激運動
3．立位での下肢筋力増強
4．外的リズムに合わせた平地歩行
5．T字杖を使用した応用歩行

【5】50回PT午前8

62歳の男性．5年前に脊髄小脳変性症と診断され，徐々に歩行障害が進行している．体幹失調が顕著で，下肢には協調運動障害があるが筋力は保たれている．歩隔をやや広くすることで左右方向は安定しているが，前後方向への振り子様の歩容がみられる．最近になって自力歩行が困難となり，理学療法で歩行器を用いた歩行を練習している．

この患者の歩行器に工夫すべき点で適切なのはどれか．
1．サドル付型を用いる．
2．ピックアップ型を用いる．
3．歩行器は軽量のものを選ぶ．
4．上肢支持面の側方に重錘を装着する．
5．上肢支持面は前腕部で支持できる高さにする．

【6】50回PT午前24

脊髄小脳変性症に比べて多発性硬化症に特徴的なのはどれか．
1．痙　縮
2．運動失調
3．嚥下障害
4．構音障害
5．有痛性けいれん

解　答

【1】3　【2】3　【3】4　【4】3　【5】5　【6】5

●多系統萎縮症

【1】47回専門基礎午前83

発症早期の多系統萎縮症で頻度が低いのはどれか．
1．認知症
2．尿失禁
3．動作緩慢
4．起立性低血圧
5．姿勢反射障害

解　答

【1】1

5章

頭部外傷・脳腫瘍

Ⅰ．頭部外傷
Ⅱ．脳腫瘍
Ⅲ．ケーススタディ

I. 頭部外傷

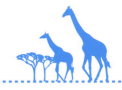

到達目標

- 頭部外傷の発生原因とそのメカニズムについて理解する．
- 頭部外傷に対する一般的治療について理解する．
- 頭部外傷に対する理学療法の目的と考え方について理解する．
- 頭部外傷に対する理学療法の具体的介入について理解する．

1 頭部外傷とは？

頭部外傷とは，頭部（頭皮，頭蓋骨，頭蓋内）に外傷があった場合の総称であり，特に脳に損傷が及んだ場合には，**外傷性損傷**または**脳外傷**（traumatic brain injury：TBI）とよばれます．

頭蓋骨骨折の状況によって，**閉鎖性頭蓋損傷**（closed head injury：CHI）と**開放性頭蓋損傷**（open head injury：OHI）に分類されます．外傷性脳損傷の病態生理には，外力による一次的損傷と続発する循環障害や代謝異常による二次性脳損傷が関与しています（表1）．

2 外傷性脳損傷の発生メカニズム

前頭部に衝撃を受けた場合（図1），直下の前頭部には陽圧による**直接損傷**が発生し，反対側の後頭部では陰圧を生じて骨と脳の間に空洞化が起こり，気泡の形成と崩壊により**対側損傷**が発生します．一方，これらの中間部位では脳の表層部と深層部に外力が不均一に伝わることにより**剪断損傷**が発生し，びまん性に軸索が損傷を受けます．

表1 二次性脳損傷の原因[1]

頭蓋内因子	占拠病変による脳の圧迫・破壊・脳ヘルニアによる脳幹障害，脳虚血，脳浮腫，痙攣，感染
頭蓋外因子	低酸素血症，低血圧，高・低二酸化炭素血症，貧血，高熱

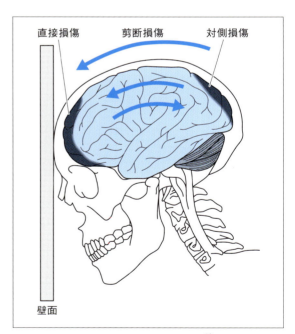

図1 外傷性脳損傷の発生メカニズム[1]

3 頭部外傷による症状は？

外力による脳損傷では，脳血管性脳損傷とは異なり，典型的な巣症状は現れにくいといえます．

脳挫傷やびまん性軸索損傷では，前頭葉や側頭葉に加え，これらが投射する神経経路が離断されやすいため，意識障害の遷延化，多様な運動機能障害，高次脳機能障害が現れることが多いのです．特に，運動機能障害では，片麻痺，四肢麻痺，運動失調，不随意運動が認められ，これらが重複して出現することも少なくありません．

高次脳機能障害では，記憶障害，意識障害，社会行動障害，遂行機能障害，意欲の障害などが認められます．

遷延性意識障害がある場合や骨・関節や多臓器損傷の場合は，廃用症候群の問題が大きくなり，運動障害を重症化させることになります．

4 頭部外傷（特に二次性脳損傷）に対する治療は？

脳浮腫に対しては，抗浮腫薬が用いられ，できるだけ速やかに浮腫を軽減します．

頭蓋内圧が亢進している場合には，鎮静を保ち，脳静脈うっ血を予防するため，頭部を15〜30°挙上するようにします．

血圧は高めに維持し，平均動脈圧を90 mmHg以上に保ちます．

体温が1℃上昇すると10〜15％程度代謝が亢進し，頭蓋内圧の亢進が起こるため，氷嚢などを用いて身体をクーリングして温度上昇を抑えるようにします（コラム①）．

5 頭部外傷に対する理学療法の目的と考え方は？

頭部外傷では，脳挫傷は前頭葉や側頭葉，びまん性軸索損傷は脳幹部や脳梁に多く，それぞれの損傷部位に起因する症状が起こります．

重症例では生命予後が不良な場合もあり，長期に意識障害が続く場合には，呼吸管理や廃用症候群に対する対応が必要となってきます．

頭部外傷によって生じる運動麻痺，不随意運動，運動失調などの運動機能の障害に対する対応は，脳血管障害や小脳性失調に準じて行います．そして，頭部外傷後は，運動機能障害とともに高次脳機能障害が生じることが多くみられます．これらの症状は単独ではなく，複数の症状を伴うことが多いのです．

頭部外傷では，失語，失行，失認のような認知障害は比較的少ないのですが，性格変化，知能低下を伴う幼児化，感情抑制の困難などのために，社会生活の適応が困難となる例もあります．

理学療法の阻害因子として，拘縮や痙縮とともに，抑うつ，自発性低下，エピソード記憶の障害などが挙げられます．こうした問題に対しては，他職種による包括的なアプローチが必要となります．

> **コラム① 脳低温療法**
>
> 脳低温療法では，体温を31〜33℃程度に下げることによって代謝機能を低下させることで，虚血領域やその周辺における神経細胞の損傷や浮腫を防ぐ効果があるとされています．
>
> この他，バルビツレートという薬剤を用いて，頭蓋内圧の低下，脳代謝の抑制，脳血流分布の改善を行う治療法もあります．
>
> 急激に頭蓋内圧が亢進した場合には，内減圧術，外減圧術，血腫除去術，脳室ドレナージ，シャント術を行うことによって対応します．

6 頭部外傷に対する理学療法評価

a 急性期

この時期には，評価はベッド上で行われることが多く，いろいろな面で制約を受けることが多いため，意識レベル，筋緊張，関節可動域，疼痛の有無，感覚障害，筋力低下・運動麻痺や運動失調

の程度などについて，手際よく検査を進めていくようにします．

頭部外傷後では，皮質脊髄路や大脳基底核の障害によって筋緊張が亢進している場合もあれば，運動失調を呈し，筋緊張が低下している場合もあり，患者によって筋緊張の状態はさまざまです．痙縮や固縮によって筋緊張が亢進している場合には，関節拘縮や関節可動域制限の原因となることから，筋緊張の評価は関節可動域の評価と併せて実施するようにします．

運動麻痺の程度は，ブルンストロームステージやMMTを用いて評価します．頭部外傷のびまん性脳損傷の好発部位は脳幹や小脳であるため，四肢や体幹に運動失調がみられることがあります．したがって，運動失調に対する一般的な検査やScale for the assessment and rating of ataxia（SARA，p138参照）[4]などの疾患特異的な評価指標を用いて評価を行うようにします．

b 亜急性期

●機能評価

肩甲帯，体幹，骨盤帯の障害によって近位部の固定が不良となり，上下肢の運動が制限されるため，しばしば基本動作やADLの獲得に大きな支障をきたします．体幹筋の活動や運動失調の影響について，座位や立位での静的および動的な姿勢制御能力を評価します．

●ADL評価

頭部外傷では，身体機能障害だけでなく高次脳機能障害もADLに影響を及ぼすため，Barthel IndexやFIMのような定量的評価だけでなく，実用性の評価（介助量の程度，当該動作の遂行時間や正確性，等）についても評価する必要があります．

●高次脳機能評価

急性期から亜急性期にかけては，記憶や言語障害などの高次脳機能障害の問題が表面化してくる時期です．また，認知障害や社会的行動障害によって社会への適応が困難となることが多いため，高次脳機能の評価が重要となります（表2）．

なお，これらの検査は，言語聴覚士や作業療法士，臨床心理士によって行われることが多く，理学療法士はこれらの評価によって明らかになった

表2　高次脳機能の評価で用いられる指標

知能障害
- MMSE
- 長谷川式認知症スケール
- ウェクスラー成人用知能検査（WISC）

記憶障害
- 三宅式対語記銘力検査
- 長谷川式認知症スケール
- ウェクスラー成人用知能検査（WISC）

注意障害
- かな拾いテスト
- TMT
- BIT

遂行機能障害
- ウィスコンシンカード並べ検査WCST
- BADS
- FAB

言語障害
- 標準失語症検査（SLTA）
- western aphasia battery（WAB）

高次脳機能障害が基本動作能力やADLにどのように影響を及ぼしているか把握することが必要となります．

7 理学療法介入は？

頭部外傷では，全身状態や意識レベルの回復，さらに運動機能障害の程度やその回復については個別性が高いことから，個々の患者の状態に合わせながら理学療法介入を進めていくことが大切です（表3）．

急性期では，頭蓋内圧をコントロールするために安静を余儀なくされるため，できるだけ発症後早期から廃用症候群を予防するための良肢位や，関節可動域を保持するための他動運動，ストレッチングを行います．意識状態が改善したら，早期離床を進め，積極的に運動機能の回復促進を図るようにします．

片麻痺や運動失調の改善を図るとともに，立位保持，立ち上がり，歩行の獲得に向けたトレーニングを実施します．これらは，脳血管障害による片麻痺や小脳失調に対するアプローチに準じて行われます．

亜急性期以降，易疲労傾向の強い患者もおり，

表3 頭部外傷の各時期における理学療法の目的，主な評価および内容

	目 的	評 価	内 容
急性期	二次的合併症（呼吸器合併症や関節拘縮等の廃用症候群）の予防	意識レベル 全身状態の把握 運動麻痺の有無と程度	呼吸介助／気道クリーニング ポジショニング 関節可動域運動 早期離床（ベッド上座位，トイレ座位）
亜急性期	運動機能の回復 基本動作およびADLの獲得	覚醒状態 高次脳機能障害に対する評価 運動機能評価 基本動作および基本的ADL評価	基本動作練習・指導 歩行練習・指導 ADLトレーニング 筋力強化・持久力トレーニング
亜急性期以降	社会生活への適応	生活環境の評価 運動障害の変化に関する評価 高次脳機能（特に認知障害，社会的行動障害）に対する評価	適応能力の拡大のためのADLトレーニング 応用動作トレーニング・指導 環境整備

反応が不安定であったり，攻撃的な症状や抑うつ的な症状がみられたりすることもあります．このほか，注意が持続せず合目的的な動作の遂行が困難な患者もいます．したがって，理学療法士は患者にとって理解しやすいトレーニングや動作練習を行ったり，集中する時間と休息（リラックス）時間のリズムを明確にしながら進めるようにします．

前述したように，運動機能障害の予後が比較的良好でADLは保たれていても，認知障害や社会的適応障害などの高次脳機能の障害が残存することも多く，それらの障害に応じたアプローチが必要となります．

若年者の場合には，就学や就職の問題も大きいため，復学や復職に向けた支援が必要となります．理学療法では，通勤・通学手段も含め，学業や職業に関連する身体能力，作業耐久性はもとより，知的能力，意欲や対人関係などの状況に関する評価をもとに，その対応を検討するようにします．

II. 脳腫瘍

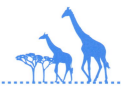

到達目標
- 脳腫瘍の分類と病態について理解する．
- 脳腫瘍に対する一般的治療について理解する．
- 脳腫瘍に対する理学療法の考え方および評価について理解する．
- 脳腫瘍に対する理学療法の具体的介入について理解する．

1 脳腫瘍の分類と病態は？

　脳腫瘍（brain tumor）とは，頭蓋内に発生した新生物の総称であり，脳実質だけでなく，髄膜，下垂体，脳神経，血管，リンパなど頭蓋内に存在するあらゆる組織から発生します（図2）．

　脳腫瘍は頭蓋内組織から発生する原発性脳腫瘍（82％）と他の臓器の（悪性）腫瘍からの転移性脳腫瘍（18％）に大別されます．原発性腫瘍では，髄膜腫（26％）（図3），神経膠腫（23％），神経鞘腫（10％）の順に発生頻度が高いとされています．

　転移性脳腫瘍（図4）の原発巣としては，肺がんが最も多く，以下，乳がん，胃がん，腸・直腸がん，腎・膀胱がん，子宮がんの順に発生頻度が高いとされています．

　腫瘍の発育形式によって，浸潤性（悪性）と圧排性（良性）に分類されますが，後者の場合，手術困難な場合には臨床上は悪性となります．

2 予後は？

　原発巣のコントロールにより生存率は改善されつつありますが，現状では5年生存率は12％となっています．脳転移が認められても，治療により局在症状，脳圧亢進症状の除去をはかることでよりよい生活を回復，維持することが可能と考えら

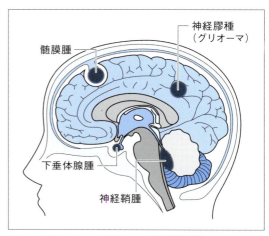

図2　部位による脳腫瘍の種類[1]より改変

れています．

3 脳腫瘍に対する治療は？

　治療は手術，放射線療法，化学療法などが中心になります．

a 手　術
　転移性脳腫瘍は悪性脳腫瘍ですが，脳原発のものと違い脳組織との境界が明瞭であり，脳表のものは特に手術的に摘除することで脳局在症状を改善しうる可能性が高いといえます．

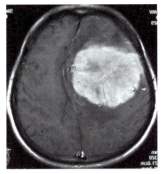

図3 巨大化した髄膜腫のMRI画像

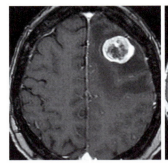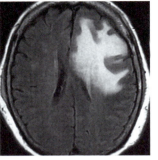

図4 転移性脳腫瘍のMRI画像所見
右のフレア画像では，腫瘍の周囲に脳浮腫が認められる．

b 放射線照射

●全脳照射

全脳照射は一般に高エネルギーX線を用いています．脳転移の症状緩和に対して60〜80%に有用であり，現在も広く施行されています．しかし，全脳照射のみの治療では80%以上の例に再発が起こります．手術療法との組み合わせ，または定位放射線療法との組み合わせが必要となります．

●定位放射線療法

定位放射線療法にはライナックナイフ（X線を病巣部に集光させる定位放射線治療装置），サイバーナイフ（工業用ロボットの技術を導入し，X線を大量照射する治療装置），ガンマナイフ（201個のコバルト線源から発せられるガンマ線を病巣に集中させる方法）などがあります．これらは腫瘍が脳深部にあり手術が難しい場合や，腫瘍が複数あり一度の手術では切除困難な場合は，特に有効な治療法となっています．

c 化学療法

がん細胞の細胞分裂を停止させる薬剤を，静脈内注射や経口（内服）で投与します．用いられる薬剤はがんの種類によって異なります．副作用として，血小板・白血球減少による易感染性，出血傾向，貧血，腎臓機能や肝臓機能の低下，吐き気，脱毛などが起こる可能性がありますが，個人差がみられます．

4 脳腫瘍に対する理学療法の考え方は？

脳腫瘍は，腫瘍の部位により多様な精神および身体症状を起こします．腫瘍の部位によって神経脱落症状を生じ，脳腫瘍の約8割の患者で片麻痺や四肢麻痺，認知障害が認められます．

そして，嚥下障害や構音障害，失語がみられる患者もおり，これらの症状は単一でなく重複して出現するため，複数の症状に対して介入していく必要があります．その対応には作業療法士や言語聴覚士などの多職種による連携が必要となってきます．

脳腫瘍のリハビリテーションは，腫瘍による局所の神経脱落症状に起因する機能障害とADLの低下に対して行われますが，その方法は脳血管障害のリハビリテーションに準じて行われるものと考えてよいでしょう．ただし，症状や障害像が安定化する脳血管障害とは異なり，原疾患の進行や生命予後，さらには手術，化学療法，放射線治療の使用による身体機能への影響，再発による身体機能の低下，告知による心理的な影響によって症状が変化します．

したがって，理学療法では，現在の生活で何が困難で何が改善可能であるのかを十分に把握し，明確な介入目標を設定し，プログラムを立案することが必要です（コラム②）．

表4 Karnofsky Performance Scale (KPS)[5]

ポイント	症　状	介助の必要性の有無
100%	正常，臨床症状なし	正常な活動は可能．特別なケアは不要
90%	軽度の臨床症状を認めるものの，正常の活動は可能	
80%	かなりの臨床症状はあるものの，努力すれば正常の活動は可能	
70%	自分自身の世話はできるものの，正常の活動や労働は困難	労働は困難．家庭での療養が可能．日常の行動の大半に病状に応じた介助が必要
60%	自分に必要なことはできるものの，時々介助が必要	
50%	病状を考慮した看護および定期的な医療が必要	
40%	動けないため，適切な医療および看護が必要	自分自身のことをすることが困難．入院治療が必要．疾患が急速に進行していく時期
30%	まったく動けないため入院が必要であるものの，死は差し迫っていない	
20%	非常に重症．入院が必要で精力的な治療が必要	
10%	死期が切迫している	
0%	死	

表5 開頭による腫瘍摘出術前後における理学療法の目的と内容[2]より改変

時期	目的	内容
術前	適切な目標設定	術前の運動機能とADL状況
急性期〜回復期	術後の合併症と二次的障害の予防 腫瘍による神経脱落症状の改善 基本動作・ADLの獲得	関節可動域運動 良肢位保持・体位交換 呼吸理学療法 早期離床 バランス練習 起居・移動動作練習 ADLトレーニング
回復期以降	自宅復帰に向けた調整 通院・通勤の自立支援	装具や自助具の作成・指導 環境調整 社会資源の活用 家族に対する介護方法の指導 ホームプログラムの指導

5　脳腫瘍に対する理学療法評価

　脳腫瘍に対する理学療法は，①開頭による腫瘍摘出術の前後，②急性期から回復期，③維持期・緩和期に分類されます．なお，維持期・緩和期では病気の進行とともに徐々に運動機能やADLが低下していくために，実際には回復は望めないことも多いと考えられます．

　がん患者の活動性に対する評価法として，**Karnofsky Performance Status (KPS)** があり，これは脳腫瘍患者にも用いられています（表4）．この評価法は**全身状態を総括的に評価する方法**で，0〜100％で評価され，80％以上であればある程度通常の日常生活や就労が可能であ

り，60％以上で日常生活が概ね自立，50％以下では介助が必要と判定されます．この評価法は，予後の判定や日常生活活動能力の変化などに使用されています．

6　理学療法介入は？（開頭による腫瘍摘出術を行った場合）

　ここでは，開頭術を行った場合の理学療法介入の進め方について説明します．

　表5に，腫瘍摘出術を行った場合の術前および術後における理学療法の目的と実施内容を示します．

ⓐ 術前評価

　術後の適切な目標設定やより効率的な理学療法

コラム② がん患者に対するトレーニングの可否

通常，血小板が$3×10^4/\mu l$以上（基準：$14.0～34.0×10^4/\mu l$）あれば特に運動制限の必要はありませんが，$1～2×10^4/\mu l$では有酸素運動を主体として実施し，筋力強化を目的とした抵抗運動は行わないようにします．また，$1×10^4/\mu l$以下では積極的なトレーニングは行うべきではありません．それは，強い負荷による抵抗運動によって筋内出血や関節内出血を起こす可能性があるとされるためです．

表6 脳腫瘍（がん）特有の問題点

- がんの進行による悪液質※と体力低下
  ※慢性疾患の経過中に起こる主として栄養失調に基づく病的な全身の衰弱状態で，全身衰弱，羸痩，眼瞼や下腿の浮腫，貧血による皮膚蒼白などの症状
- 再発や転移に対する不安や抑うつ
- 再発や転移による障害の重度化
- 放射線療法や化学療法の副作用による活動制限や重度の合併症
- 根治術による機能低下や機能喪失（麻痺，高次脳機能障害の出現）
- 廃用症候群の高い合併率
- 限られた時間内での目標設定の必要性
- 家族を含めたQOLの低下

表7 放射線療法・化学療法にみられる副作用

- 全身倦怠感
- 食欲低下
- 下痢・便秘
- 脱毛
- 悪心，嘔気，嘔吐
- 腫脹
- 嚥下障害
- 尿や膀胱の変化
- 血小板・白血球減少による易感染性，出血傾向，貧血
- 過敏症
- 腎機能障害
- 肝機能障害

を進めていくためには，術前における病変部位とそれに伴う運動機能について把握しておく必要があります．さらに，記憶障害や失語症などの高次脳機能障害に関する情報等を他部門から得ることで，術後のADLや自宅退院に向けての問題点を明らかにすることができます．

b 術後評価

まず，患者の意識レベルをJCS（Japan Coma Scale）やGCS（Glasgow Coma Scale）を用いて評価します．術前の病変部位とそれに伴う運動機能を把握しながら，術後の状態や変化を観察します．

麻痺肢について筋緊張や随意運動の程度（ブルンストロームステージやMMT）を確認します．意識障害がある場合には，深部腱反射や病的反射などの錐体路障害の評価や痛覚刺激に対する反応の左右差を確認します．

安静臥床による二次的障害（合併症）を予防するために，術後はできるだけ早期から離床を図るようにします．術後の理学療法は，安静度に応じて，起き上がり，座位保持，立位・歩行へと段階的に進めます．この場合，意識障害や痙攣の程度，呼吸状態などの変化に注意します．

意識レベルや全身状態が不良な場合や，脳室ドレーンが留置されているような場合には，ベッド上安静を余儀なくされるため，褥瘡や関節拘縮，呼吸器合併症の予防のために，できるだけ体位交換や良肢位保持に努めるようにします．本疾患では，他の疾患と同様，廃用症候群の予防がとても重要です．

術前や開頭術後に運動麻痺や運動失調などのような運動機能障害が認められた場合には，基本動作やADLトレーニングを積極的に行います．

脳腫瘍では，腫瘍の進行や再発によって，精神および身体症状が変化することから，明確な目標設定を行い，生命予後を考慮した理学療法プログラムが必要となります（表6）．この点が，脳血管障害に対する理学療法と大きく異なる点といえます．

c 急性期～回復期

放射線療法や化学療法が行われる場合には，さまざまな副作用がみられます（表7）．したがって，副作用の程度や体力の状態などを判断しながら，理学療法を進めるようにします．特に，白血球や血小板の減少などの骨髄抑制を生じる可能性が高いため，血液データを確認し，易感染性や易

出血傾向の有無に十分注意を払うことが必要です.

こうした放射線療法や化学療法の効果，さらにはステロイドの増減により，意識レベルや運動麻痺などの症状が変化することもあります.

そして，患者の訴える全身倦怠感や嘔気は日常の活動量や動作能力と関連するため，理学療法の実施時間を患者の体調に合わせるようにします.

さらに，開頭による腫瘍摘出術後では，脳実質への物理的刺激や出血，血流の変化，外気への曝露等の手術による侵襲が原因で，痙攣発作を起こすことがあります．したがって，痙攣発作による転倒や嘔吐（窒息）がつねに起こりうることを念頭に置いて理学療法を実施しなければなりません.

d 回復期以降

この時期には，局所症状に対する介入を行い，自宅復帰に向けて必要なADLの獲得を図ります．そして，適切な歩行補助具や装具の選定を行い，実用的な移動手段を獲得できるようにします.

脳腫瘍による症状の進行（悪化）が最小限に抑えられている期間に，適切な目標設定を行い，全身状態が良好な時期を逃さずに退院できるように対応することが大切です.

e 維持期・緩和期

脳腫瘍では，いったんは帰宅できるケースが多いものの，再発を繰り返すたびに徐々に運動機能やADL能力が低下していくことが少なくないため，目標の再設定が必要となってきます.

再発例では，運動機能の改善を図ることよりも，むしろそのレベルに応じて，適切な人的サポートや環境設定を行うことが必要となります．歩行補助具や装具，自助具を再検討するとともに，介護方法，ホームプログラム，利用可能な福祉資源等について，本人および家族に情報提供を行うようにします.

終末期では，心理的なサポートを重視し，日常生活活動をできるだけ維持していけるよう支援します.

Ⅲ．ケーススタディ

Case1：Aさん（52歳，男性）
診断名：脳腫瘍
現病歴：半年前より，頭痛・吐き気・嘔吐がみられたため，近医受診後，当大学病院を紹介され入院．腫瘍摘出術が施行され，病理診断により神経膠芽腫（WHOの臨床的悪性度グレード【2016】Ⅳ）と診断された．

今後，インターフェロン療法，化学療法および放射線療法が予定されている．

治療方針および予後については，現在，治療直後のため寛解状態にあるものの，今後の治療感受性については不明である．担当医からの依頼として，「現状維持，可能であればADLの向上を図りたい」とのことであった．

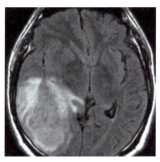

膠芽腫のフレア画像

理学療法評価

他部門からの情報
視野障害：左同名半盲あり．MMSE 29/30点（単語の再生で減点）

全体的な印象
家族に付き添われ，車椅子で入室．ぼんやりした表情で，集中力が乏しい．発語も乏しく，ややコミュニケーションが取りづらいものの，口頭指示の理解は可能．全身倦怠感を訴え，顔の表情を歪めることがしばしばみられた．易疲労傾向を認め，集中力に欠ける．

心身機能・身体構造の評価結果
姿勢：車椅子上の座位姿勢は，頭部・体幹とも右に偏っており，自ら修正することは困難であった．
感覚・痛み：左上下肢で表在・深部ともに軽度鈍麻．左肩から肘にかけて痛みあり．
関節可動域：左右・上下肢ともに特に著明な制限なし．
運動麻痺：ブルンストロームステージ左上肢Ⅲ，手指Ⅱ，下肢Ⅲ．筋緊張は左上下肢でいずれも低下が認められた．

活動および参加の評価結果
基本的動作

起居動作：時間はかかるが，自力で可能（ベッドの柵や端を引っ張りながら行っている）．
座位保持：端座位保持可能（やや右に偏倚する傾向あり，左下肢も外旋位をとりやすい）
移乗動作：監視レベルで可
立位：保持可能だが，バランスはやや不良
歩行：介助により5m程度可能．左下肢の引きずりを認め，転倒のリスクあり．
ADL：病棟での基本的ADLは低下（Barthel Indexは55点）
家庭状況・住環境：本人の職業は会社員（経理担当）で，通勤は自宅からバスと電車利用で約1時間，徒歩時間は15分程度である．性格は明るく，趣味も多い（リハビリテーションにも意欲的である）．妻と子どもは仕事をしており，日中は不在となるため，介助を期待することは難しい．住環境はバリアフリー対応のマンション（持ち家）であり，一部は改修可能である．

問題点の整理から理学療法の方針決定まで
運動麻痺と感覚障害が認められ，基本動作と移動動作の自立度（実用性）は低い状況です．さらに，易疲労傾向を訴えることが多く，注意の集中

が続かないこともリハビリテーションの阻害因子のひとつになっています.

なお，本症例は，WHOによる臨床的悪性度のグレード評価で，グレードIVは最も悪性度が高く進行が早いため，症状が急速に進行することが考えられます（生存期間は1年未満）．したがって，早期の自宅退院を目指すことが必要であり，そのためには治療状況と身体機能の状況を判断したうえでの外泊を実現し，治療終了後には自宅退院に円滑につなげることが長期目標となります．入院期間中は，病院生活の安全性を第一に考え，①残存筋力および体力の維持・向上，②起居・移乗動作の安全性確保，③立位および歩行能力の改善を当面の介入（短期目標）としました.

そして，並行して行われる治療（化学療法や放射線療法）の影響（副作用）や，安静による易疲労傾向により，長時間の臥床もしくは車椅子座位を余儀なくされるため，活動性を徐々に高めていく必要があります．特に，歩行トレーニングは全身調整を目的とした運動（general conditioning exercise）の意味も含めて積極的に実施していくべきです.

ただし，機能面の変化によっては，目標設定の下方修正も必要となること，また全身状態の変化によっては継続した理学療法介入が困難となり大幅にレベルダウンすることも予想されます．この

ことを念頭に置いてプログラムを進めていく必要があります.

本症例の理学療法プログラム

①関節可動域運動（麻痺側上下肢に対し，自動介助運動を中心に）
②ベッド上基本動作練習（起居動作中心）
③車椅子–ベッド（便座）間の移乗練習
④立位（バランス中心）・歩行練習（ハーネス付きのトレッドミル歩行）

帰結

本症例は，手術も含め初期治療の入院生活の間，約3か月間にわたり理学療法を実施してきました．その結果，機能的な改善については，心身機能・身体構造レベルには著明な変化は認められなかったものの，活動レベルであるADLには改善が認められています（BI＝75点）．ただし，家族の希望で自宅退院はできませんでした．当院を転院後，1か月半が経過した時点で意識レベルの低下がみられ，徐々に全身状態が悪化し，転院後2か月半経過時に永眠されました.

謝辞
本章に掲載されている画像はいずれも，さわむら脳神経クリニック院長　澤村　豊先生のご厚意によりホームページから転載したものである.

5章　文献

1) 潮見泰藏（編）：脳・神経系リハビリテーション．羊土社，2012.
2) 石川　朗（編）：神経障害理学療法学．中山書店，2012.
3) 神奈川リハビリテーション病院脳外傷リハビリテーションマニュアル編集委員会（編）：脳外傷リハビリテーションマニュアル．医学書院，2001.
4) http://www.nanbyou.or.jp/upload_files/sca_sara.pdf
5) Karnofsky DA, et al：The use of nitrogen mustard in the palliative treatment of carcinoma．Carcer，1：634-656，1948.

（潮見泰藏）

国家試験　過去問題

【1】47回PT午前43

頭部外傷によるびまん性軸索損傷で誤っているのはどれか.
1. バランスの障害がみられる.
2. 四肢の外傷が理学療法の阻害因子になる.
3. 記憶障害のため復学が困難になる.
4. 認知障害の回復は良好である.
5. 行動障害が社会生活上の問題となる.

【2】49回PT午後10

25歳の男性. オートバイ運転中に乗用車と接触して頭部を強打し救急搬送され, 外傷性脳損傷と診断された. 理学療法が開始され2か月が経過した. FIMは92点. 基本動作はすべて可能であるが, 注意散漫になりやすい. Brunnstrom法ステージは上肢Ⅵ, 下肢Ⅴ, modified Ashworth scale 1, 歩行速度は0.9m/s, functional balance scaleは52点であった.
　現時点の理学療法で重点的に行う内容はどれか.
1. 痙縮の軽減
2. 平地歩行練習
3. 二重課題練習
4. 分離運動の促通
5. 立位バランス運動

【3】50回PT午前7

19歳の男性. オートバイ事故による頭部外傷で入院加療中. 受傷後1か月. JCS (Japan coma scale) はⅠ-1. 右上下肢はよく動かすが, 左上下肢の筋緊張は亢進し, 上肢屈曲位, 下肢伸展位の姿勢をとることが多い. 座位保持は可能であるが, 体幹の動揺がみられる. この時期の理学療法で適切なのはどれか. 2つ選べ.
1. 介助なしでのT字杖を用いた歩行練習
2. 臥位での左上肢のFrenkel体操
3. 座位での左下肢筋の持続伸張
4. 立位でのバランス練習
5. 階段を降りる練習

【4】51回PT午後26

局所性脳損傷と比べた場合のびまん性軸索損傷の特徴として正しいのはどれか.
1. 脳幹部の症状が出現しやすい.
2. 急性硬膜下血腫を合併しやすい.
3. 重度の感覚障害を合併しやすい.
4. 行動障害は早期に改善しやすい.
5. バランス障害は軽度であることが多い.

解　答
【1】4　【2】3　【3】3, 4　【4】1

6章

筋ジストロフィー症

Ⅰ．筋ジストロフィー症の病態と治療

Ⅱ．筋ジストロフィー症に対する評価
　　─意義・目的・方法─

Ⅲ．筋ジストロフィー症に対する理学療法

Ⅳ．ケーススタディ

Ⅰ. 筋ジストロフィー症の病態と治療

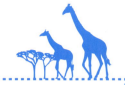

到達目標
- 筋ジストロフィー症の主な病態がわかる．
- 筋ジストロフィー症の分類がわかる．
- 筋ジストロフィー症の治療の概要がわかる．

1 筋ジストロフィー症とは？

筋ジストロフィー症は，**進行性の筋力低下に伴う運動機能障害を主症状とする疾患の総称**です．筋ジストロフィー症の特徴は，以下の5つです．

① 遺伝性
② 筋の異常
③ 進行性の筋萎縮と筋力低下
④ 筋の壊死と再生が同時に進行
⑤ 特異的病理的所見なし

合併症は，疾患により特徴もありますが，関節拘縮・変形，呼吸機能障害，心筋障害，嚥下機能障害，消化管症状，骨代謝異常，内分泌代謝異常，眼症状，難聴，中枢神経障害などがあります．

2 筋ジストロフィー症の分類は？

臨床像，遺伝形式に基づく臨床病型分類と，責任遺伝子・蛋白に基づく分類があり，近年，責任遺伝子の同定に基づく分類が進んでいます（表

表1 臨床病型分類[1]より改変

臨床病型	代表的疾患	遺伝形式	臨床病型
a. ジストロフィン異常症	Dystrophinopathy, Duchenne/Becker muscular dystrophy：DMD/BMDなど	X染色体連鎖（ジストロフィン遺伝子変異）	近位筋優位の筋力低下症状から出現
b. 肢帯型筋ジストロフィー症	Limb-Girdle muscular dystrophy：LGMD	常染色体優性/劣性	近位筋優位の筋力低下，1歳以後に発症
c. 先天性筋ジストロフィー症	Congenital muscular dystrophy：CMD	常染色体優性/劣性，X染色体連鎖	生後1年未満の発症
d. 顔面肩甲上腕型筋ジストロフィー症	Facioscapulohumeral muscular dystrophy：FSHD	常染色体優性	肩甲帯，上腕，顔面筋優位の筋力低下
e. 筋強直性筋ジストロフィー症	Myotonic dystrophy：DM	常染色体優性	筋強直現象，遠位筋・体幹・顔面・咬筋の筋力低下，表現促進現象
f. エメリー・ドレイフス型筋ジストロフィー症	Emery-Dreifuss muscular dystrophy：EDMD	常染色体優性/劣性，X染色体連鎖	心伝導障害，関節拘縮
g. 眼咽頭筋型筋ジストロフィー症	Oculopharyngeal muscular dystrophy：OPMD	常染色体優性	外眼筋，咽頭筋優位の筋力低下，高齢発症が多い
h. 分類不能型	—	—	—

1，コラム①）．

　臨床病型分類ではa～hに区分されていますが，明確な分類が困難な場合もあります．筋ジストロフィー症の確定診断は，臨床学的検査（問診・理学所見・血液学的検査・生理機能検査・画像検査・電気生理学的検査）後に，遺伝子検査，組織学的検査（筋生検），免疫学的検査などを経て，疾患の特定や病型診断が確定します．（コラム②）．

3 デュシェンヌ型筋ジストロフィー症

デュシェンヌ型筋ジストロフィー症（Duchenne muscular dystrophy：DMD）は，筋ジストロフィー症の代表的疾患であり，それに関わるチーム医療は，他の筋ジストロフィー症に対する医療の手がかりになるとされています（コラム③）．

ⓐ 病　態

　デュシェンヌ型筋ジストロフィー症は，ジストロフィン異常症に分類されます．ジストロフィン異常症は，遺伝子座Xp21に存在するジストロフィン遺伝子の変異であり，X染色体連鎖形式をとる疾患のひとつです．

　ジストロフィン遺伝子変異により，筋線維膜直下に存在するジストロフィン蛋白が欠損した病態です．ジストロフィンやジストロフィン結合蛋白質は細胞膜を基底膜や膜細胞骨格と連結し，筋を補強するとされています．最も激しく動く骨格筋において，細胞膜の脆弱性により，筋が機械的な障害を受けると考えられています．筋細胞の正常な機能が破綻し，筋肉の変性・壊死が起きます．筋肉の再生能力を上回る変性壊死や脂肪変性・線維化により徐々に筋萎縮・筋力低下をきたし，運動機能障害を引き起こします．病期によっては，変性・壊死を上回る再生（デュシェンヌ型筋ジストロフィー症における偽［仮］性肥大など）や弛緩（巨舌など）により，部分的に筋肥大が起きることがあります．運動機能障害が主症状であり，知覚・感覚障害は生じないとされています（図1）．

ⓑ 臨床経過

　デュシェンヌ型筋ジストロフィー症では，乳児期の運動発達には問題はないことが多いのですが，まれに軽度の運動発達障害で経過観察となっている患者もいます．3～5歳頃に転びやすい，走れ

コラム①　多くの疾患が含まれる"筋ジストロフィー症"

　筋ジストロフィー症には，予後の異なる多くの疾患が含まれています．
　遺伝子の解析・研究が進むにつれ，データによる臨床病型分類に責任遺伝子・蛋白による分類が加わり，変化してきています．

コラム②　家族への支援

　確定診断にあわせて，家族の遺伝カウンセリングや患者への説明など，適切な時期に，適切な情報提供と精神的支援が行われることが必要です．ピアカウンセリングが役立つ場合もあります．

コラム③　デュシェンヌ型筋ジストロフィー症[2]

・X染色体劣性遺伝形式（2/3は保因者の母親から生まれるが，1/3は突然変異による）．
・男児にのみ発症，女性の場合は保因者にまれに発症．
・3,000～5,000人に1人の割合で発症．

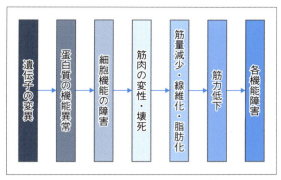

図1 筋ジストロフィー症の病態モデル[1]

ない，**下腿三頭筋の偽性肥大**，**登はん性起立（Gowers徴候）**，**動揺性歩行**などの症状から気づかれることが多くあります（コラム④）．**筋力低下は，下肢の近位筋から左右非対称的に出現**します．また症状出現前に，乳幼児期に別の目的で実施された採血で高クレアチンキナーゼ（CK）血症が見つかることをきっかけに診断に至ることも増えています．

運動能力のピークは5歳ごろとなる場合が多く，その後は緩徐に低下し10歳ごろに歩行不能となるとされています．一般に10歳以降に呼吸障害，心筋症の合併を認めることが多くなります．15歳ごろに座位保持困難となり，自然経過では，平均20歳で呼吸不全や心不全で死亡するとされています．ただし，早期のステロイド治療と適切な時期の呼吸管理や心筋障害治療により生命予後が延長し，日本における平均寿命は30歳を超えるとされています．デュシェンヌ型筋ジストロフィー症の機能障害は，ステージ分類に沿って進行することが多くみられます．

先天性筋ジストロフィー症の日本における代表的疾患は，福山型筋ジストロフィー症です（コラム⑤）．乳児期からの発症であり，定頸・座位獲得が困難な症例も多く，幼児期からの呼吸・嚥下障害の治療やてんかんなどの合併症への対応が必要となります．

4 筋ジストロフィー症の治療

医療の標準化を図る目的で，2014年に『デュシェンヌ型筋ジストロフィー診療ガイドライン2014』[3]が発刊されています．根本的な治療法はありませんが，診断，薬物治療，リハビリテーション，整形外科，呼吸，循環器，栄養，心理社会面などの多面的な要素に対し，**多職種が連携**し診断時からの継続的かつ適切な医療の提供が生命予後とQOLの向上に大きく貢献するとされています．

筋ジストロフィー症を含む神経筋疾患では，その長期的な**生活支援**の視点に立ったマネジメントが重要であり，リハビリテーションもその一端を担います（表2）．

5 「難病の患者に対する医療等に関する法律」の指定難病に

筋ジストロフィーは，2015年に「難病の患者に対する医療等に関する法律」の**指定難病**に新たに登録され，遺伝子レベルの診断・治療に関わる研究と医療体制の整備と医療の標準化が進められています．各地域において，医療と福祉の連携が進むことが期待されています．

6 施設から在宅へ

福祉分野では，1964年ごろから，全国の国立療養所に児童福祉法の措置として，筋ジストロフィー病棟（筋萎縮症病棟）が設置され，入所療育体制が整備されました．その後，在宅療養に対し1976年にデイケア病棟が整備され，生命予後の延長に対し1980年には成人化対策病棟が整備されました．近年では施設入所者数が減少し，在宅で医療的ケアを受ける患者が増えています．

理学療法も，施設入所者への対応より外来・在宅での対応が増え，在宅で実施可能な理学療法プログラムの見直しが必要となっています．また，人工呼吸器療法で非侵襲的呼吸管理が第一次選択となってきたことに伴い，排痰機器の活用が増え，姿勢管理・排痰介助など，呼吸リハビリテーションの重要性が高まっています．

コラム④　デュシェンヌ型筋ジストロフィー症の代表的な症状

● **登はん性起立（Gowers徴候）**
　深く体幹を前屈させ，上肢を下肢について支持し，股関節より膝関節伸展を先に完了させる立ち上がり動作です．下肢近位筋の筋力低下に対する代償運動です．

● **動揺性歩行**
　腰椎前弯，股関節外転外旋位・膝関節過伸展位・尖足位にて，上体を反らした形で左右に重心移動させながら歩行します．下肢近位筋の筋力低下に対する代償運動です．

● **下腿三頭筋の偽性肥大**
　デュシェンヌ型筋ジストロフィー症では，筋の破壊と再生のアンバランスから下腿三頭筋の肥大が早期に生じることがありますが，筋力が増強するわけではありません．

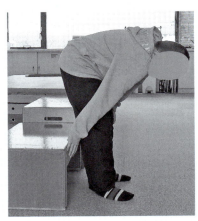

登はん性起立

 コラム⑤　福山型筋ジストロフィー症（Congenital muscular dystrophy：CMD）[2]

- 常染色体劣性遺伝．
- 発生頻度は1～2人/10万人．日本人に多い．
- 中枢神経症状を伴い，ほとんどに知的な発達の遅れが，半数に痙攣がみられる．
- 定頸平均8か月，座位獲得平均2歳くらい．
- 5～10％は歩行が可能（良好群），多くは座位・いざり獲得までが発達の上限であり，定頸を獲得しない症例もある．
- 生命予後は20代，重症な症例は幼児期に死亡することもある．
- 顔面筋萎縮，口を開け，ふっくらとした特徴のある顔貌．

表2　神経筋疾患の患者に対するマネジメントのポイント[4]

一般的考察	①早期の確実な診断に基づいた遺伝カウンセリング ②栄養的介入 ③消化管合併症の管理 ④心臓合併症の早期発見と予防のためのモニター
歩行可能な時期	①早期の十分な説明によるカウンセリングと精神的サポート ②早期からの筋肉，関節，胸壁の拘縮予防
車椅子が必要になる時期	①日常生活動作（ADL）における独立の促進 ②脊柱変形の早期からの予防と矯正
呼吸管理の適応になる時期	①補助呼吸法の訓練 ②嚥下困難の管理 ③ADLの独立の促進と感情の健全さの維持

II. 筋ジストロフィー症に対する評価
―意義・目的・方法―

到達目標
- 筋ジストロフィー症の理学療法評価を行う意義や目的を把握する．
- 評価の方法と内容を把握し，各評価の結果から，機能障害とQOLを統合的に把握する．
- 評価結果を，理学療法の目標設定やプログラム，生活指導に速やかに反映させる．

1 評価の意義は？

筋ジストロフィー症の代表的な障害構造を図2に示しました．そこに二次的合併症や障害が加わってくると考えられます．理学療法の目的は，①QOLの低下をもたらす機能低下と障害の把握，②残存機能の活用，③長期的な障害の軽減，④運動障害に起因する二次的合併症の予防・軽減，⑤精神・運動・社会性における活動性の維持です．

機能障害の進行度を評価する場面が多いため，**評価の実施が，患者やその家族に役立つ理学療法の提供に必要であることを伝えます．**

理学療法評価により，現状の病態・治療・機能障害を把握します．また，ADLの質の低下をもたらしている機能障害の原因を推察し，今後の機

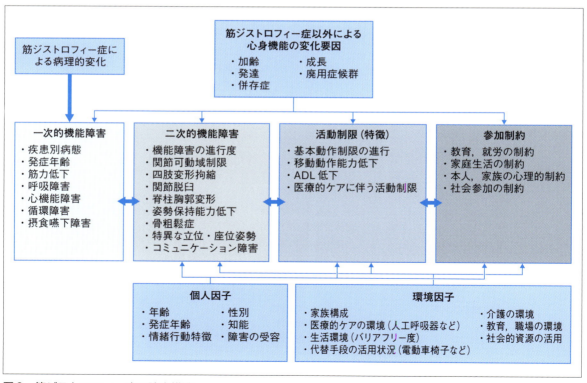

図2 筋ジストロフィー症の障害構造

表3　主な理学療法評価

機能障害評価	筋ジストロフィー機能障害度の厚生省分類（新分類）（表4） 上肢機能障害度分類
身体的評価	身長・体重・BMIなど：成長・栄養状態の把握
	筋力（MMT）
	関節可動域（ROMT）
	変形拘縮：四肢の関節，脊柱・胸郭変形・頭部・手指などの変形拘縮を評価する
基本動作評価	粗大運動の可否および方法を評価
発達評価	運動発達検査（遠城寺式・乳幼児発達検査法・デンバー発達検査法など），知能発達検査：先天性・乳幼児期発症の疾患では，発達到達状況の評価が必要となる
生命維持機能評価	呼吸・咳機能：肺機能検査・最大吸気量・咳力を評価する
	摂食・嚥下機能：食事量・スピード・食事姿勢・方法・食形態・嚥下機能評価などを行う
ADLの評価	年齢に即した基本的ADL（Barthel Index・FIM・WeeFIM・PEDI），学校など社会的環境に即した手段的ADLを評価：障害の進行度，生活の自立度，介助ニーズを把握できる．小児期では，できるADLと自立しているADLが大きく異なることも多い
QOL評価	SF-36など：機能障害の進行に伴い，基本動作，ADLが困難となるためQOLの評価が重要となる
生活・介護ニーズ	問診

能障害をきたす原因を把握し，リハビリテーションおよび**理学療法の目標設定・プログラムの立案に役立てます**．理学療法評価では，患者や家族のニーズや希望，疾患に対する理解度や受容状況，生活環境，社会的資源なども，プログラム立案に関わる大切な情報となります．

特に小児期発症の疾患では，継続的な関わりのなかで，年齢に合わせた社会生活と発達の支援を行うことが大切です．精神的発達のなかでも，特に感情の表出と自己肯定感の獲得の支援が重要といえます．

2 評価の目的は？

病態および運動機能・ADL低下の進行度を評価し，短期的および長期的視点に立った理学療法の目標設定，理学療法プログラムの立案を行います．また理学療法効果を評価し，予後予測，目標やプログラムの修正を行います．特に，病態の進行に伴って機能障害が進行するため，機能障害レベルに合わせたプログラムの変更・修正が大切です．

進行性疾患の場合，機能障害の改善における効果判定は困難であり，機能の維持や二次的障害の

進行を遅らせることが効果とみなせる病態もあります．ADLの質の維持や活動性低下の予防のためには，機能評価をもとに環境整備や代替手段の提案など，迅速な対応（プログラム変更）が重要となります．

筋ジストロフィー症を含む神経筋疾患では，その長期的な生活支援の視点に立ったマネジメントが重要であり，その方針に沿ったリハビリテーション・理学療法の評価と実施が必要です．

3 評価の方法は？

理学療法評価の主な内容を**表3**に示します．身体的能力（筋力・関節拘縮・変形・発達状況），知的能力，生命維持機能（呼吸・循環器・摂食嚥下・消化・栄養），生活環境などを機能レベルに配慮しながら評価します．評価の際には，患者の身体的・精神的負担に配慮し，その評価の目的と必要性を示したうえで同意と協力を得ることが大切です．乳幼児などでは，家族への聴き取りによる評価が必要となることから，家族の同意と協力が大切となります．

表4　筋ジストロフィー機能障害度の厚生省分類（新分類）[7]

ステージ1	階段昇降可能 　　a-手の介助なし 　　b-手の膝おさえ
ステージ2	階段昇降可能 　　a-片手手すり 　　b-片手手すり膝手 　　c-両手手すり
ステージ3	椅子からの起立可能
ステージ4	歩行可能 　　a-独歩で5m以上 　　b-一人では歩けないが，物につかまれば歩ける（5m以上） 　　　1）歩行器　2）手すり　3）手引き
ステージ5	起立歩行は不能であるが，四つ這いは可能
ステージ6	四つ這いも不可能であるか，いざり這行は可能
ステージ7	いざり這行も不可能であるが，座位の保持は可能
ステージ8	座位の保持も不能であり，常時臥床状態

4　筋ジストロフィー機能障害度の厚生省分類（新分類）

筋ジストロフィー機能障害度の厚生省分類（新分類）では，主な基本的動作能力を手がかりに，機能障害の進行度をステージで分類しています（**表4**）．特にデュシェンヌ型筋ジストロフィー症の平均的な機能障害の進行は，本分類に沿うことが多くあります．

5　上肢機能障害度分類

肩周囲の近位筋から始まる筋力低下による上肢機能障害レベルは，上肢機能障害度分類（9段階法，**表5**）[8]で示されることが多くあります．

上肢機能障害は，食事・更衣・書字などの

表5　上肢機能障害度分類（9段階法）[8]

1. 500g以上の重量を利き手に持って，前方から直上まで挙上
2. 500g以上の重量を利き手に持って，前方90°まで挙上
3. 重量なしで，利き手を前方から直上まで挙上
4. 重量なしで，利き手を前方90°まで挙上
5. 重量なしで，利き手を肘関節90°以上屈曲
6. 机上で，肘伸展による手の水平前方移動
7. 机上で体幹の反動を利用し，肘伸展による手の水平前方への移動
8. 机上で体幹の反動を利用し，肘伸展を行った後，手の運動で水平前方への移動
9. 机上で，手の運動のみで水平前方への移動

ADL機能に直結するため，機能障害の進行に合わせて補装具（スプリント）や代替手段の提案が重要となります．

Ⅲ. 筋ジストロフィー症に対する理学療法

> **到達目標**
> - 筋ジストロフィー症の理学療法の目的・種類・方法と配慮すべきポイントを知る．
> - デュシェンヌ型筋ジストロフィー症の年齢や機能障害度ステージに適した目標を設定し，それに合わせた理学療法プログラムを選択する．
> - 疾患特有のリスク管理を把握する．

『デュシェンヌ型筋ジストロフィー診療ガイドライン2014』[3]では，治療，生活マネジメントの一環として，リハビリテーションおよび理学療法の役割が示されています．ここでは，デュシェンヌ型筋ジストロフィー症に対する主な理学療法を示します．

1 目標設定・予後予測は？

a 目標設定
① 各年齢・各機能障害度ステージにおけるQOLの維持・改善
② 精神運動発達の支援
③ 残存機能を活用した二次的障害の予防

b 予後予測
筋ジストロフィー症の疾患・タイプにより，発症時期・病態の進行・合併症の有無などが異なり，機能障害の進行および生命予後も異なります．

デュシェンヌ型筋ジストロフィー症の平均的な機能障害の進行の経緯は，機能障害度ステージに示されています．四肢体幹の骨格筋のうち，姿勢保持に働く抗重力筋，つまり四肢の近位筋群から筋力低下が生じ，全身性の筋力低下と筋萎縮に移行します．3～5歳で筋力低下の症状を認め，転びやすさ，尖足歩行，下腿三頭筋の偽性肥大，登はん性起立，動揺性歩行などの特徴的な徴候を認めます．歩行距離・スピードの減少，立位保持時間の低下，10歳ごろに歩行不能，15歳ごろに座位保持困難となり，座位保持装置など姿勢保持・ポジショニングのための外的支持が必要となります．

機能障害の進行を予測し，進行の促進要因を予防すること，環境整備を適時行うことで，ADLの維持やQOLの維持改善を図ることが大切です．

筋ジストロフィー症のなかには，乳児期発症の先天性福山型筋ジストロフィー症のように機能障害度ステージ7～8の運動機能の疾患もあり，乳幼児期から呼吸・嚥下障害への対応が必要となります．先天性筋強直性ジストロフィー症のなかには，新生児期に呼吸・嚥下障害も合併する重度な筋力低下（フロッピーインファント，コラム⑥）

> **コラム⑥ フロッピーインファント（floppy infant）**
>
> 乳児期発症の神経筋疾患の多くは運動発達遅滞の形をとり，臨床症状は全身の筋緊張低下という非特異的徴候であるため，フロッピーインファントと総称されます．
>
> 新生児期，乳児期早期には呼吸障害，筋緊張低下，哺乳不良，定頸遅延を，乳児期後半では座位，独歩の遅延を呈します．

を示しながらも，独歩を獲得し，機能障害度ステージ4までの運動発達を示す患者もいます．一方で，骨格筋以外に顔面筋や舌筋の筋萎縮と筋力低下を早期から認め，構音障害や摂食障害，表情の乏しさの原因になる患者も多くいます．

2 機能改善の方法は？

ⓐ 関節可動域

① 関節可動域の低下

筋の変性による筋の線維化・筋と軟部組織の粘弾性の低下・短縮による関節可動域制限と，姿勢の限定や運動範囲の減少による拘縮・変形が生じます．成長期には，骨の成長と筋・軟部組織の伸張性低下により，関節拘縮・変形が進行しやすくなります．

筋の変性による筋力低下→運動性低下と姿勢の限定→関節可動域制限→廃用性筋力低下→機能障害の進行といった循環が生じます．また，特に機能障害の初期段階では，関節可動域制限が運動性の低下の要因となります．

筋ジストロフィー症の疾患別・タイプ別に，運動発達の到達ステージと筋力低下の進行度が異なることから，関節可動域の制限が生じる程度・発生部位に特徴があるとされています．

② デュシェンヌ型筋ジストロフィー症の場合

機能障害度ステージ1の時期から，大腿筋群の結合組織（大腿筋膜と腸脛靱帯）の短縮により**股関節屈曲拘縮**，下腿三頭筋・ハムストリングスの短縮による**足関節底屈拘縮，膝関節屈曲拘縮**，股関節屈曲拘縮の代償としての**腰椎前弯**の増強，下肢から腰部の関節拘縮が立位アライメント不良（図3）の一因となり，筋力低下による**立ち上がりの困難**（機能障害度ステージ4）とあわせて，歩行機会・時間が減少し，**歩行能力を失う**などがみられます．

機能障害度ステージ5では，床でのあぐら姿勢の機会が増えることにより，**膝関節屈曲拘縮，股関節屈曲外転外旋拘縮，股関節脱臼**が進みます．股関節拘縮は，寝返りや側臥位姿勢を阻害し，臥位姿勢に限定される要因となります．

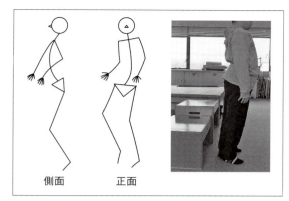

図3 デュシェンヌ型筋ジストロフィー患者の立位姿勢

機能障害度ステージ6～7では，臥位姿勢が増えることにより上肢の使用位置が固定的になり，**肘の屈曲回外拘縮，手関節掌屈や指関節の拘縮**の要因となります．**脊柱の側弯，後弯や前弯，頸部の拘縮**は，座位・臥位姿勢の限定により生じます．

機能障害度ステージ8では，背臥位姿勢の増加に伴い**胸郭変形**，特に前後径の扁平化が生じ，側弯とともに呼吸の換気量低下の一因となります．臥位姿勢の限定は，頭蓋骨や下顎骨の変形の一因となり，摂食嚥下障害や構音障害，また，NPPV（非侵襲的換気療法）マスク装着の阻害要因となることがあります．

③ 関節可動域練習

四肢の関節可動域練習は，徒手療法とあわせ，スプリント・装具療法などによる持続的な筋や軟部組織の伸長が推奨されます．痛みを伴う筋線維の急激な伸長は，粘弾性の低下した筋腱を損傷させるリスクがあるため，丁寧かつ持続的な伸長が必要です．関節可動域練習により拘縮を防ぐことは困難ですが，機能維持への効果から，早期の予防的介入と在宅での継続のための指導が推奨されています．

日常的な動作・姿勢の限定から側弯などの変形拘縮を予測し，座位保持装置，ポジショニング・ADL用具の導入など，より生活場面に合わせた環境調整を提案することも重要です．

ⓑ 筋 力

① 筋力低下

筋の変性により筋力低下を生じます．デュシェ

ンヌ型筋ジストロフィー症では，最も激しく動く骨格筋において，機械的な障害を受けてより筋力低下が生じるとされており，姿勢保持のための抗重力筋として作用する近位筋優位に四肢体幹の筋力低下が進行します．

立ち上がり動作で下肢の近位筋，股関節周囲筋，膝関節の伸展筋の筋力低下が多く認められます．筋力低下と下肢関節の拘縮に伴い，より立位歩行の不安定性が悪化します．活動性の低下は，廃用性筋力低下をもたらします．日常生活の活動状況から廃用性筋力低下を予測し，二次的障害の予防に関わる部位の筋力の維持に努めることを提案します．

② 筋力増強練習

筋力低下には，筋の変性による筋力低下，過用性筋力低下（overwork weakness）（コラム⑦），廃用性筋力低下が混在します．筋力増強練習では，過用性筋力低下と廃用性筋力低下に配慮した，負荷の調整が大切となります．機能低下時のやみくもな筋力増強練習は禁忌であり，心機能・呼吸機能に配慮し，運動時から翌日にかけて筋痛や疲労を訴えない程度とします．

重力を活用した姿勢設定で負荷量を調整し，低負荷量・高頻度の等張性運動（求心性）と等尺性運動を組み合わせます．デュシェンヌ型筋ジストロフィー症においては，筋力低下が進行している筋に対する抵抗運動は推奨されていません．運動量維持のためには，年齢や生活場面，患者の好みや希望に配慮し，遊びや日常生活のなかでの活動を提案します．

徒手筋力検査3以下では，抗重力活動が困難となるため，骨性支持や外的支持を活用し，従重力方向の関節運動を提案します．特に体幹から下肢の運動性の維持には，適切な環境設定と運動の提案が重要となります．

徒手筋力検査2以下では，四肢の使用が困難となるため，筋の変性と廃用性筋力低下および関節可動域の制限が進行します．手指の運動は，触覚が残存するため，環境設定と意欲により機能が残存しやすいものです．手指の操作が行いやすいようにポジショニングやテーブルの高さを提案することで手指の筋力維持を図ります．

3 基本動作練習は？

筋ジストロフィー機能障害度の厚生省分類（新分類）は，患者の実施可能な基本動作からステージが分類されています．デュシェンヌ型筋ジストロフィー症ではその分類どおりに，階段昇降，椅子からの立ち上がり，歩行，立位保持，四つ這い移動，いざり移動，床座位保持の順に，スピード低下，不安定性，反復困難，持久性低下の症状が進み，動作が困難となる患者が多くなります．動作が困難となる主な原因は，筋力低下と筋・軟部組織の短縮および関節拘縮であり，また習慣性の姿勢限定が，関節拘縮および変形を増強させ，機能低下が進行します．特に，立ち上がり，起き上がりなど，体幹部や下肢の抗重力筋を必要とする姿勢変換時から介助が必要となることが多くあります（コラム⑧）．

コラム⑦　過用性筋力低下（overwork weakness）

筋ジストロフィー症では，運動負荷が不適切に大きすぎる場合，筋のダメージによる筋力低下が生じるとされています．特に抵抗運動は避け，低負荷・高頻度の運動を無理せず日常生活活動のなかで行うことが必要です．

コラム⑧　機能低下予防のコツ

機能低下の予防には，機能訓練に取り組むことよりも，日々の基本的動作を可能な範囲で行うことが効果的とされています．たとえば，洗面台で立ち上がる，椅子で食事をするなど，活動性の維持を大切にします．

主な基本動作

① 階段昇降
② 床からの立ち上がり
③ 歩行
④ 立位保持
⑤ 椅子からの立ち上がり
⑥ 四つ這い
⑦ 起き上がり
⑧ いざり移動
⑨ 寝返り

a 階段昇降（ステージ1レベル）

股関節・膝関節の筋力低下により，階段下り時のみ不安定性，転倒に注意が必要となります．学校などでは，つかまりやすい手すりの使用や，必要に応じて近監視での昇降とします．特に，疲労時の筋力低下に注意が必要です．

b 床からの立ち上がり（ステージ2レベル）

登はん性起立が負担となる場合には，つかまる場所の提案や，椅子からの立ち上がりの提案をし，立位歩行の機会の減少を予防すると同時に，転倒に注意します．

c 歩行（ステージ2〜4レベル）

座位・立位姿勢での，足関節背屈運動の自動（介助）運動を行います．

冷えによる末梢循環不全は，筋の痛みや伸張性低下を引き起こすこともあるので，冷やさないように配慮し，朝およびお風呂上がりにストレッチを実施します．起立保持具や斜め台を用いて筋の伸張を図ることも効果的です．

靴は，軽さと前足部の固定性を重視します．尖足歩行に対し，足底装具にて踵を補高することで歩行が安定し，歩行距離が伸びることもあります．

登下校時など日常生活のなかで，スピードを求めず歩行機会を確保します．疲労時に歩行が不安定になるため，夕方の下校時などには配慮します．体育や行事では，参加方法や範囲を工夫し，楽しく参加できるようにします．

立ち上がりの介助により立位歩行機能を維持で

きる期間があります．

d 立位保持（ステージ4レベル）

股関節・膝関節の抗重力筋の筋力低下を補う目的で，座面の高さを調整した椅子からの立ち上がり練習，片足立位練習，手すりにつかまった立位や壁によりかかった立位で靴下・ズボンに足を通す課題などを日常生活で提案します．

学校生活では，転倒を予防し，手すりの使用または手つなぎ介助歩行を提案します．杖・歩行器の長期的な活用は困難となることが多くあります．

e 椅子からの立ち上がり（ステージ4レベル）

椅子からの立ち上がり練習では，座面の高さを高くしていくことで負荷を軽減します．トイレでは筋力低下の進行度を評価し，便座からの立ち上がりを想定して手すりの高さを調整します．

f 室内移動能力・座位姿勢（ステージ5・6レベル）

室内を四つ這いで移動する機会が多くなり，床レベルの生活となりやすいのですが，椅子座位と車椅子での生活環境を用意することは，活動機会の維持と下肢屈曲拘縮・側弯変形の進行の予防につながります．

座位姿勢の調整は，手の操作性・使いやすさと相反することがあります．たとえば，前方のテーブルによりかかった座位姿勢は机上動作が行いやすい一方で，腰椎前弯と股関節屈曲拘縮が増強し褥瘡の原因となることもあります．定期的に背もたれによりかかり，股関節屈曲位を緩和し腰部伸張の時間をつくるなど，現実的かつ多様な姿勢への変換を提案します．

g 起き上がり（ステージ7レベル）

骨性の支持を利用して座位姿勢を保持できるステージにおいても，起き上がりなどの粗大な姿勢変換が困難となります．クッション，座椅子，電動リフト，介護用ベッドなどの積極的な導入により介助負担を軽減しつつ，頻回な姿勢変換を行うことが変形拘縮予防や呼吸機能の維持には必要です．

ⓗ いざり移動

上肢で支持しての四つ這い移動は困難であっても，あぐら座位姿勢で向きを変え，殿部をずらしながら室内の移動が可能な患者がいます．電動車椅子を活用できる生活環境を整えることは，社会性の維持にも役立ちます．

ⓘ 寝返り・姿勢変換（ステージ8レベル）

上肢の重さを免荷し，体位・姿勢に配慮することで，手の使用機会の増加を促します．電子機器などの使用により，コミュニケーション・社会参加活動の維持が可能となることもあります．

ⓙ 上肢機能

肩周囲の近位筋から始まる筋力低下による上肢機能障害レベルは，上肢機能障害度分類（9段階法）[7]で示されることが多くあります．

上肢機能障害は，食事・更衣・書字などのADL機能に直結するため，機能障害の進行に合わせて，補装具（スプリント）や代替手段の提案が重要となります．

4 ADL指導は？

主なADL動作
① 移動・トランスファー
② 食事（栄養摂取）
③ トイレ動作（排泄）
④ 書字・学習
⑤ 会話（コミュニケーション）

機能障害度ステージの進行に伴い，獲得されていたADL機能が低下します．動作のスピードが遅くなり，環境調整と監視が必要となり，段階的に全介助となります．努力すれば自立可能な機能障害度ステージにおいても，早めに環境調整をして機器・用具を活用し，楽に行える活動を維持することは，廃用性筋力低下・過用性筋力低下・変形拘縮の予防に重要です．特に，上肢機能障害は，食事・更衣・書字などのADL機能に直結するため，機能障害の進行に合わせて，補装具（ス

プリント）や代替手段の提案が重要となります．

しかし，頑張ることで生じる不良姿勢や誤用がその後の障害の進行の一因となる例もあり，部分介助の範囲と方法を上手に伝え，患者本人が主体的に介助とつきあう姿勢を育てることも重要となります．

姿勢保持・体位変換・移乗・更衣・排泄・食事などの介助方法の具体的な提案と易介護性確保を目的とした関節可動域練習などの理学療法は，患者と家族の生活を守りつつ残存能力を維持するために大切です．

ⓐ 移動・トランスファー

歩行の不安定性，スピード・持久性の低下が認められ，学校生活で不具合が生じれば，歩行器や車椅子の活用を早急に検討します．

歩行器・装具を用いた移動手段は，転倒の恐れ，介助者の必要性などから，在宅生活で便利に活用される期間は総じて短いものです．手すりや手引き歩行などのほうが使いやすい場面も多くみられます．

車椅子は，自走式・電動補助ユニット，簡易型電動式車椅子，座位保持装置付き電動車椅子などを機能に合わせて選択・調整します（図4）．残存機能活用の視点も大切ですが，自分で頑張ることを尊重しすぎてテーブルや体幹ベルトにもたれかかった不良姿勢での座位姿勢・車椅子自走を続けることにより，胸郭脊柱の変形が進行することもあります．上肢が使いやすく姿勢が楽な，機能に配慮した座位保持部の調整は重要です．座位保持装置や電動車椅子導入に抵抗感をもつ患者もいますが，不良姿勢の問題点についての情報提供が大切です．

トランスファーによる介護負担軽減には，介助用リフトの活用などがあります．家屋の改修やヘルパーの活用など介護負担の軽減を早めに提案していくことが必要です．

ⓑ 食事（栄養摂取）
① 上肢操作

座位姿勢保持困難でも，肩関節の徒手筋力検査で筋力2があれば，テーブルや肘かけに胸郭下部

181

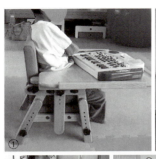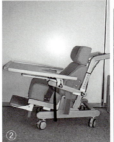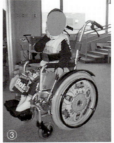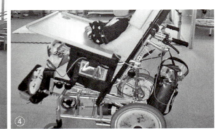
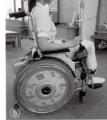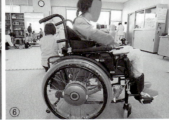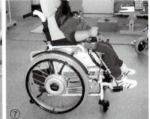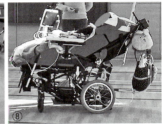

図4　各種座位保持装置と車椅子
①座位保持装置
②座位保持装置（ティルト式）
③普通型車椅子（自走式）
④手押し型車椅子（リクライニング式・座位保持装置付き）酸素ボンベ搭載
⑤簡易型電動車椅子
⑥簡易型電動車椅子
⑦簡易型電動車椅子（座位保持装置付き）
⑧電動車椅子（リクライニング式・座位保持装置付き）人工呼吸器・酸素ボンベ搭載

を支点によりかかる形で机上動作が可能です．手関節の固定性の低下に対しては，スプリントを活用できます．肘や前腕部で支持できるテーブルの高さやよりかかる姿勢を調整することで，変形拘縮の進行を防ぎつつ，日常生活のなかで上肢を使う機会を維持することができます．ADL動作の細かな分析と筋力評価により，動作のために支持点（固定点）を提案することで，可能となる上肢活動が増えることがあります．

② 嚥下機能

食事機能のうち，補食・咀嚼・送り込み・嚥下に関わる咀嚼筋群や舌筋群，喉頭挙上筋などの筋力低下，頸部の拘縮・運動性低下，座位機能低下などにより，嚥下障害が進行します．日常生活のなかで食事にかかる時間と負担，誤嚥・窒息のリスク，本人の嗜好・栄養に配慮し，食形態・介助方法・姿勢の調整など，言語聴覚士や栄養士と連携した対応が必要です．

③ 栄　養

身体の成長と筋力増強練習には，蛋白質の摂取

> **コラム⑨　なぜ栄養状態の維持が大切か？**
>
> 立位歩行が困難となり，運動量の低下から急激な体重増加を認めることや，嚥下機能の低下により食事量が減少し，体重減少を認めることも多くみられます．栄養状態の維持は，呼吸機能など各器官の機能維持に大切な要素であるため，摂食機能の評価とあわせて栄養評価と指導が大切となります．

が大切であり，努力性呼吸のエネルギーとしては脂質の摂取が必要となります．座位機能低下に伴う食事機能低下により，栄養・エネルギーの不足と偏りが生じることがあるため，体重の急激な低下に注意します（**コラム⑨**）．

 トイレ動作（排泄）

つかまり立ちの運動機能を維持し，トイレまでのアプローチ練習と環境調整を行うことにより，

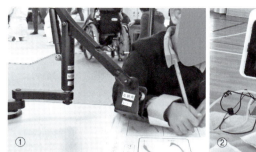
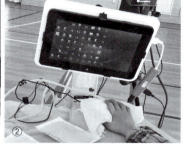

図5 上肢把持用装具（BFO），スイッチ・コミュニケーション機器
①上肢把持用装具（BFO）
②スイッチ・コミュニケーション機器

自立可能な時期を延ばせる場合があります．トイレ座位では，前方に用意した手すりにつかまり前傾姿勢をとることで腹圧をかけやすくなるよう工夫ができます．また，車椅子座位でのゴム便器・尿器の使用を提案することもあります．

d 書字・学習・コミュニケーション（図5）

上肢についても，近位筋優位に筋力低下が進行するため，肩関節周囲の筋力低下に対し**上肢把持用装具（BFOなど）**を用いて上肢の重さを免荷することで，手指の残存機能を活用できることがあります．また，学童期から積極的に電子機器を活用し，学習およびコミュニケーション活動を保障します．軽度の知的障害を合併する患者も多く，本人にあった学習の機会が保障されない場合，精神的発達に影響すると考えられます．

顔面の表情筋の筋力低下も，表情の表出を困難にし，対人コミュニケーション障害の一因となります．

社会的活動の確保には，環境調整の一端として，たとえば教育現場などで患者を取り巻く人（子ども・大人）たちに障害について的確な情報提供を行い，理解を促すことが必要となります．本人や家族の意向を中心に，主治医や教育現場との連携が大切です．

5 装具療法（図6）

a ステージ1～4

歩行可能なステージにおいて，尖足の進行によ

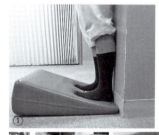
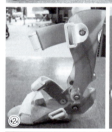
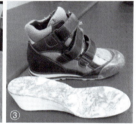
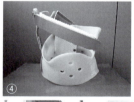
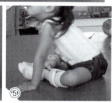
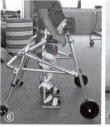

図6 装具療法
①傾斜台による下腿三頭筋のストレッチ
②短下肢装具
③足底装具
④，⑤体幹装具
⑥，⑦体幹装具付き長下肢装具

り立位が不安定となる場合には，足関節の安定を目的とした**短下肢装具**や補高を目的とした**足底装具**，膝・股関節の支持を目的とした**長下肢装具**などを作製します．また，足関節背屈や股関節・膝関節伸展ストレッチと下肢の持続的な体重負荷を目的として，装具などを用いて日常生活のなかで起立時間を確保することが大切とされていますが，在宅で継続的に立位練習を実施できる患者は限られています．

ⓑ ステージ4〜7

体幹の筋力低下と股関節の伸展制限に伴い，脊柱の側弯や後弯が出現し，座位の不良姿勢により進行します．進行予防として，早期の体幹装具や座位保持装置の作製と適合調整を行います．従来の体幹装具のエビデンスは低いとされていますが，姿勢保持を目的として活用する患者もいます．外科的に脊柱固定術を早期に実施する場合もありますが，術後の呼吸管理などの不安要因もあり欧米と比較してわが国では実施数が少ないのが現状です．

ⓒ ステージ7〜8

臥位姿勢においても，ポジショニンググッズや姿勢保持具を活用し，姿勢の多様性を維持し，変形の進行を予防することが必要です．

6 呼吸リハビリテーション

2004年，米国胸部疾患学会（American Thoracic Society：ATS）より発表された「Duchenne型筋ジストロフィーの呼吸ケア」に関するコンセンサスステートメント[15]をもとに，呼吸リハビリテーションの主な介入を示します．

筋ジストロフィー症の呼吸障害の主な病態は，胸郭呼吸運動に関わる筋力低下による，**拘束性呼吸障害**から始まります．

①筋力低下：呼吸筋・呼吸補助筋の筋力低下
↓
②変形拘縮：脊柱・胸郭の拘縮・変形…（**拘束性呼吸障害**）
↓
③機能低下：咳嗽力の低下
↓
④二次的障害：誤嚥や呼吸器感染による気管支炎・肺炎・無気肺の反復による肺実質障害
↓
⑤**拘束性・閉塞性呼吸障害**

主な症状は，まず咳嗽力の低下で，呼吸器感染時や誤嚥時の喀痰が十分に行えなくなります．また，一回換気量の低下（機能的残気量の低下）は，

コラム⑩　咳の最大流量（cough peak flow：CPF）の検査方法

①深呼吸の最大吸気位で声門を閉じ，息をためる．
②一気に呼出される呼気量を，マスクに装着したピークフローメーターで測定する．

コラム⑪　器械的咳介助法

徒手的な咳介助では十分に喀痰できないときに，器械的咳介助法を行います．
カフ・アシスト®（フィリップスエレクトロニクスジャパン）などがあります．

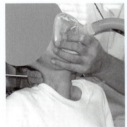 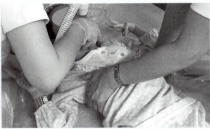 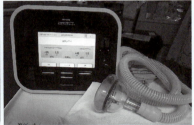

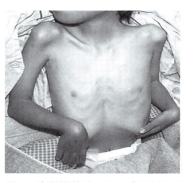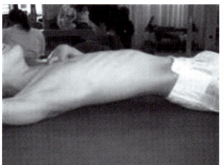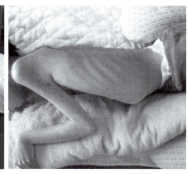

図7 胸郭筋萎縮・変形（先天性の福山型筋ジストロフィー）

換気効率の低下を招きます．特に睡眠時の換気量低下により睡眠が浅くなり，日中の活動性の低下の一因となることもあります．運動障害の進行の評価とあわせて呼吸機能検査および夜間モニタリングを定期的に実施し，呼吸障害の進行の評価結果をもとに排痰機器・吸引・人工呼吸器療法・酸素療法，場合によっては気管切開術など，種々の呼吸療法が適応されます．

呼吸機能検査では，肺活量，経皮的炭酸ガス分圧（$Ptc CO_2$）の睡眠時モニタリングなどの定期検査を行います．

咳嗽力の検査として，可能な患者では咳の最大流量（cough peak flow：CPF）（コラム⑩）を，練習，検査します．CPFの検査は，姿勢の調整や本人の協力が必要となるため，当院では呼吸リハビリテーションの一環として実施することが多くあります．健常成人のCPFは，360～960l/分とされています．CPFが270l/分以下の場合に，咳介助練習や機械的咳介助法（排痰器機の導入）の検討が必要とされています（コラム⑪）．

小児期発症の先天性筋ジストロフィーでは，乳幼児期から臥位姿勢が多く，胸郭が扁平化し可動性が低下します（図7）．呼吸機能検査およびCPF検査は困難なことが多く，血液ガス検査や経皮的酸素飽和度・経皮的炭酸ガス分圧などを手がかりに呼吸障害の進行度を予測し，NPPVや排痰機器の導入を決定します．

換気不全に対する長期的な人工呼吸器療法では，気管切開術による人工呼吸器療法，口・鼻マスクによる非侵襲的陽圧換気（Non-invasive positive pressure ventilation：NPPV）（コラム⑫）があります．NPPVの適応機会が増えていますが，NPPVの適応には，①介助者の協力，②確実な陽圧換気を可能とするマスクフィッティング，③呼吸器設定の細やかな調整，④胸郭・肺の可動性，⑤気道クリアランスの維持が重要です．特に年少期の導入には丁寧な準備と家族の協力が不可欠です．夜間のNPPV導入により，日中の活動性の改善・体重増加などの効果を認めることもあります．機能障害の進行に伴い，呼吸器の装着時間は24時間となります．

咳嗽力の低下に対し，体位排痰法・徒手的排痰・咳介助法，器械的咳介助法（排痰機器）の導入が検討されます．

理学療法では，姿勢管理（ポジショニング），胸郭脊柱を中心とした関節可動域練習，呼吸筋力増強練習，体位排痰法，喀痰（咳）介助の方法を実施・指導します（図8）．

呼吸障害においても，残存機能を活用しつつ，長期的なQOLの維持を目標に，予防的かつ早期からの介入が大切であることは，他の理学療法と同様です．特に，生命維持に関わる領域であるため，呼吸機能の検査結果など医学的情報の収集とリスク管理が重要となります．また，運動障害の進行に伴う慢性的呼吸障害への対応（プログラム）と，呼吸器感染時など急性増悪時の対応の両方が重要です．

7 リスク管理（過用症候群等）

筋ジストロフィー症の理学療法を行う際に特に

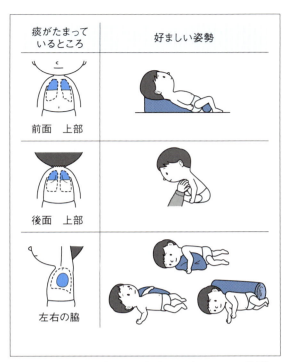

図8 体位排痰法（群馬県立小児医療センター指導用パンフレットより）

大切です．

　機能障害の進行により，可能な動作が不安定となります．特に疲労時の立位歩行練習や座位保持練習，日常生活活動時の転倒・転落などには十分配慮する必要があります．筋力低下に伴う嚥下・呼吸機能・咳嗽力の低下に伴う食事時の誤嚥や窒息，痰による気道閉塞は，生命維持に関わるリスクです．機能障害の進行の評価は，リスク管理において重要となります．

　また，ステージ7～8では，介護量の増加に伴い，日常生活介護や運動療法の際の骨折には十分配慮します．

　ステージ8で，呼吸器や経管栄養，胃ろう管理など医療的依存度が増えるにしたがい，よりリスク管理が大切となります．小児においても，在宅用の医療機器の増加に伴い家族や訪問看護ステーション，教育機関などでの医療的ケアが増えてきており，十分な退院時指導が必要となります．手法だけではなく，緊急時の対応法の確認も大切です．

　配慮すべきリスクは，過用症候群，転倒，転落，骨折，窒息，誤嚥，医療機器の誤用などです．

　筋力増強練習や日常生活活動のなかで，運動量や負荷が多すぎることにより，筋線維が破壊され，過用性の筋力低下が生じます．廃用性筋力低下の予防とあわせて，運動の質・負荷量の調整が

8 その他の筋ジストロフィー症の理学療法

　他の疾患においても，それぞれの機能障害の程度と問題点に合わせて，デュシェンヌ型筋ジストロフィー症と同様の理学療法を行います．しか

 コラム⑫ 　非侵襲的陽圧換気
(Non-invasive positive pressure ventilation：NPPV)

　デュシェンヌ型筋ジストロフィー症などの神経筋疾患の換気不全に対する人工呼吸器療法では，QOLの維持を目的に，気管切開術を避け，口・鼻マスクによる非侵襲的陽圧換気（NPPV）が第一選択とされています．

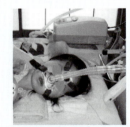
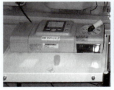 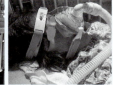

> **コラム⑬　福山型筋ジストロフィー症の理学療法**
>
> 経過は良好群，中間群，運動発達不良群に分けられるので，その患者に合わせた理学療法が必要となります．
> ① 良好群は，つかまり立ちが可能であれば，装具を活用し，立位歩行時間を確保する練習へと進めます．
> ② 中間群は，座位保持が不十分ですが，頸部・体幹の伸展筋力維持と下肢の拘縮予防を目的に，骨盤帯付長下肢装具で立位を積極的にとります．
> ③ 不良群は，座位保持装置，スイッチなどの工夫で良肢位保持をとることに加えて精神的に満足できる遊びを提供し，病態に応じて嚥下・呼吸への介入を行います．

> **コラム⑭　子どもの自己肯定感を育もう**
>
> デュシェンヌ型筋ジストロフィー症患者が小学生になると，日常生活でできないことが増えていることに患者本人や周囲の子どもたちが気づくようになるため情報提供が難しくなります．家族の受容が困難な場合，理学療法への過剰な期待をもたれることもあります．障害の進行を「練習をさぼったから」「頑張らなかったから」などと考えて自己肯定感の発達が阻害されないよう配慮します．活動性が維持されるために，教育・医療など多職種による支援が大切です．

し，福山型筋ジストロフィー症など先天性の疾患では，立位歩行のステージには至らず，座位から臥位レベルの機能障害であり，呼吸リハビリテーション・変形拘縮予防・姿勢管理・コミュニケーション障害に対する福祉機器の調整・摂食嚥下訓練・介護支援などが主な理学療法となります（**コラム⑬**）．乳幼児期からの育児支援とあわせて，医療と保育・教育・在宅医療・地域の福祉などの連携が，患者とその家族のQOLの維持に大切となります．

9　家族指導

小児期発症のデュシェンヌ型筋ジストロフィー症では，診断確定後，小児科が主治医となり，疾患の病態・機能障害の原因・治療・予後・合併症の管理・生活管理上の注意点について説明をし，定期的な検査入院と外来通院となることが多くみられます．患者は，小児科以外に遺伝科，循環器科，整形外科，リハビリテーション科などに受診します．

小児の進行性疾患における理学療法は，その効果が実感されにくいこと，家族の期待の高さ，患者への説明の難しさなどと向き合いながら，長期的に関わることが多くなります（**コラム⑭**）．患者の精神的発達と社会的環境の変化に配慮しながら，継続的に家庭で実施可能な練習を指導していくことが大切です．また，生活のニーズの変化にあわせ，理学療法の目的を確認・変更していくことも必要です．

IV. ケーススタディ

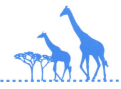

> **はじめに**

　小児専門病院である当院でのデュシェンヌ型筋ジストロフィー症患者への関わりを中心に説明します(表6).

　デュシェンヌ型筋ジストロフィー症の場合，幼児期に転びやすい，走るのが遅い，尖足歩行や下腿三頭筋の肥大や痛みなどの訴えから小児科を受診するケースが多く，それ以外では，乳幼児期の血液検査での逸脱酵素(GOT，GPT)値の高値から精査となる患者も増えています．専門機関での確定診断後，年数回の定期検査とあわせて，日常的には小児科にて全身管理・投薬を行い，必要に応じて整形外科や循環器科，眼科などを受診することが多い状況です．

　学童期は，歩行機能の低下に合わせて，学校生活の支援・環境整備のニーズが高い時期です．外来リハビリテーションにて運動療法・装具療法を行い，地域支援会議への参加，学校での環境調整の提案を行います．特別支援学校中学部から高等部在学中に，自走式車椅子・電動車椅子の調整・適合評価，また呼吸障害の進行に合わせて，在宅呼吸療法や呼吸リハビリテーションが開始となります．食事機能の低下も加わると，医療的ケアニーズが増大し，訪問看護ステーションおよび訪問リハビリテーションが関わるケースも増えてきます．

　卒業後に，在宅で社会生活を維持するためには，多くの支援が必要となります．特別支援学校高等部卒業を機に施設へ入所となる患者もいますが，在宅医療・通所・短期入所を活用し，在宅生活を続ける患者が増えています．また呼吸器感染・誤嚥性肺炎などによる入退院を繰り返すケースも増えてきました．専門医療機関・小児科・地域療育施設・訪問看護ステーションなどの医療，教育，生活支援の機関など，多くの連携が必要となりますが，社会的支援の活用には，患者および家族が多職種を受け入れる姿勢が必要となります．

表6　小児病院の主な役割

1.	診断	小児科→専門機関へ診断依頼 国立精神・神経医療研究センター病院など (筋ジストロフィー臨床試験ネットワーク加盟施設)
2.	全身管理	ステロイド内服 循環器科・眼科・整形外科の定期受診 側弯治療の検討 心機能・呼吸機能・栄養管理など
3.	呼吸器感染時の入院・加療	急性期呼吸リハビリテーション
4.	外来リハビリテーションの導入	運動機能・呼吸機能の維持・進行の予防 補装具・生活介護用具の提案・給付支援 食事・嚥下療法
5.	療育機関・訪問リハビリテーションの紹介	
6.	在宅医療・福祉・教育との連携・情報提供	
7.	医療的ケアの導入・指導	在宅呼吸療法(人工呼吸器・酸素療法・排痰機器) 経管栄養・胃ろう管理

また，特にデュシェンヌ型筋ジストロフィー症の場合，医療的ケアニーズの高くなる時期が思春期から青年期にかかり，主な介護者である親の加齢・介護力の低下が生じる時期にもあたります．小児科と内科の連携，福祉における育児支援から生活支援，在宅と施設など切れ目ない連携がQOLと生命予後に関わると考えられます．患者の主体性を尊重し，目的やプログラムを変更しながらも継続的かつ長期的な生活支援の視点をもって関わることが大切です．

Case1：Aさん（デュシェンヌ型筋ジストロフィー症，男児）

発達歴：出生時および乳幼児期には問題なし．定頸4か月，座位7か月，独歩1歳2か月．

経過：4歳時に，呼吸器感染時の血液検査にて筋疾患が疑われ，精査，確定診断後，外来リハビリテーションが開始となる．5歳ごろから登はん性起立，足関節背屈制限を認める．ステロイド治療は行わず，地域の小学校入学後，階段昇降機や介護支援専門員などの環境調整を行った．足底装具にて立位姿勢の安定をはかり，足関節背屈可動域維持を目的に短下肢装具を作製した．特別支援学校中等部に入学したころから，座位姿勢の増加に伴い側弯が急速に進行．脊柱固定術を施行後（Cobb角100°→30°），座位バランス不良となり，座位保持装置の調整が必要となった．特別支援学校の学習場面で上肢装具・把持装具（ポータブルスプリングバランサー）の活用を図った．高等部に入学したころから感染時の喀痰喀出が難しくなり，NPPV・排痰機器の導入練習を開始した（表7）．

表7　Case1の経過

年齢	社会参加・イベント	機能障害度ステージ	症状・機能障害	リハビリテーションの主な介入
4歳	確定診断	1	足関節背屈制限 下腿三頭筋仮性肥大（腱反射減弱）	筋ストレッチ 夜間短下肢装具作製
5歳		2	登はん性起立出現，下腿三頭筋痛出現	
6歳	地域の小学校入学 通学は送迎	3	歩行速度減少　走行時に転倒 和式トイレ困難	学校にて段差・階段昇降機・トイレの環境調整
7歳	身体障害者手帳取得 介助補助教員	3	尖足歩行，動揺性歩行 立位姿勢不良（股関節屈曲・腰部過伸展） 床からの立ち上がり不可	足底装具作製 歩行器使用
8歳		4	尖足歩行 学校で歩行器・車椅子使用	自走式車椅子作製 短下肢装具作成（補高）
9歳		5	体重増加　立位保持不可， 四つ這い　屋外車椅子移動	立位姿勢練習のため，体幹装具付長下肢装具作製
10歳	特別支援学級通学			
11歳		6	あぐら座位姿勢が増加 側弯進行　食事量・速度低下	簡易電動車椅子作製
12歳	特別支援学校中学部入学	6	座位姿勢と臥位休憩が必要 電動車椅子移動	座位保持装置， 短下肢装具（変形予防）
13歳	排痰機器練習開始	6	感染時に喀痰困難 呼吸機能低下	カフアシスト，マスク，バックにてCPF増大を図る
14歳	側弯進行 脊柱固定術	7	上肢機能低下 食事量低下，食事嗜好の偏り	学校で上肢装具・把持装具を活用 栄養・食形態の指導
15歳	特別支援学校高等部入学	7	体重減少　臥位姿勢が増加 家族介護負担増大	介護支援・訪問看護活用の提案
16歳		8		電動車椅子導入練習 排痰機器・夜間NPPV導入

Case2：デュシェンヌ型筋ジストロフィー症，男児

出生・発達歴：3,008g満期出生，母方の伯父がデュシェンヌ型筋ジストロフィー症の診断．定頸3か月，寝返り5か月，座位保持6か月，独歩1歳4か月．

経過：3歳時に，転びやすいとの主訴で小児神経科を受診，小学校生活で支援が必要となった8歳時に確定診断を希望された．ステロイド療法，外来リハビリテーションを開始した．立位保持練習，関節可動域練習，学習に関わる上肢機能の支援，呼吸リハビリテーションを提案し，ホームエクササイズを中心に実施した．学校生活の支援は，家族が中心に実施・調整されていた．年1回の入院による定期検査の結果と家族の意見をもとに，リハビリテーションの方針・内容の調整を行い，呼吸リハビリテーションの必要性を患者に説明後，開始した．患者・家族とも，人との関わりを好み，得意分野の学習にはパソコンを活用している．在宅のQOLの長期的な維持を目的に，計画的な介入を検討している（表8）．

表8　Case2の経過

年齢	社会参加・イベント	機能障害度ステージ	症状・機能障害	リハビリテーションの主な介入
3歳	小児科受診・確定診断希望せず	1	転びやすい　走れない	
8歳	確定診断理学療法開始ステロイド内服開始学校支援員配置歩行登校・送迎下校	2-a	● 筋力低下　MMT：肩・肘4-，手関節・指4〜5-股関節4-〜3　膝4-　足関節4● 関節可動域制限＋　足関節尖足拘縮（背屈10〜15°）● 登はん性起立＋　しゃがみ位＋歩行・階段昇降は近監視レベル● 下腿三頭筋仮性肥大　時々痛み	● 下肢筋力増強練習● 台からの立ち上がり練習● 足関節ストレッチ
9歳	作業療法校内歩行は要監視身体障害者手帳取得	3	● 上肢筋力低下，筆圧の低下テーブルで身体を支えての書字● 動揺性歩行・持久性低下● 転倒リスク上昇● 呼吸器感染時喀痰困難（CPF180l/分）	● 学校生活支援（文房具・食器・自助具）提案● 転倒防止頭部保護用具● 徒手排痰法指導● 自走式車椅子作製
10歳	特別支援学級通学	4-a	● 自走式車椅子＋ロフストランド杖歩行● 椅子からの立ち上がり要介助● 食事時間がかかるため食形態調整● CPF200l/分前後を維持	● ロフストランド杖歩行練習● 短下肢装具＋膝伸展装具作製
12歳	特別支援学校中学部入学	4-b	● 心機能低下，強心剤内服開始	● 下肢装具にて立位保持練習● 呼吸リハビリテーション継続
14歳		4-b	学校：自走式車椅子自宅：伝い歩き・四つ這い● 食事スピード低下，誤嚥-● 呼吸機能　夜間SpO$_2$ 90％台中盤，CO$_2$（TcPO$_2$ 40），VC1.78l（％VC 60.8%）● 心機能変化なし	● 体幹装具作製● 下肢可動域練習● 立位保持練習継続
15歳		5	● 体重減少，食事量低下，むせ-● 食形態の調整・栄養指導● 呼吸機能検査変化-夜間SpO$_2$：93%，覚醒中95〜97%TcPO$_2$：覚醒45以下，入眠50	● 夜間NPPV導入検討
16歳	移乗全介助夜間NPPV導入	5	● 体重減少，栄養補助食品添加● 呼吸機能：％VC低下　25.6%● 心機能低下（BNP40台）	● 介助型車椅子作製● 排痰機器練習開始● 電動車椅子検討

6章　文献

1) 難病情報センター：http://www.nanbyou.or.jp/entry/4522（2016年4月現在）
2) 大竹　進（監修）：筋ジストロフィーのリハビリテーション．医歯薬出版，2002.
3) 日本神経学会・日本小児神経学会，国立精神・神経研究センター（監修）：デュシェンヌ型筋ジストロフィー診療ガイドライン2014．南江堂，2014.
4) Bach JR（著），大澤真木子（監訳）：神経筋疾患の評価とマネジメントガイド．診断と治療社，1999.
5) 岩谷　力・他（編）：臨床リハビリテーション　小児リハビリテーションII　二分脊椎・筋ジストロフィー・ダウン症候群・小児切断・血友病・先天性多発性関節拘縮症・神経筋疾患・精神遅滞．医歯薬出版，1991.
6) 千野直一・他（編）：小児のリハビリテーション　病態とライフステージの対応．金原出版，2004.
7) 厚生労働省精神・神経疾患研究開発費　筋ジストロフィーの集学的治療と均てん化に関する研究：筋ジストロフィーのリハビリテーションマニュアル．2011.
8) 松家　豊，新田英二，白井陽一郎：筋ジストロフィー症の上肢機能障害の評価に関する研究．厚生省神経筋疾患研究委託費研究報告書筋ジストロフィー症の疫学，臨床および治療に関する研究―昭和57年度．1983.
9) 川井　充：平成17～19年度　厚生労働省精神・神経疾患研究委託費筋ジストロフィー治療のエビデンス構築に関する臨床研究　論文集　平成20年度.
10) 川井　充：Duchenne/Becker型筋ジストロフィー呼吸不全―病気分類と人工呼吸療法の適応―．診断と治療，85：1255-1259，1997.
11) 臼田由美子：チーム医療としての呼吸リハビリテーション―理学療法士はどうかかわるべきか―．小児科診療，12：2253-2259，2004.
12) 加藤政彦，臼田由美子：呼吸管理「呼吸理学療法」．小児内科，45：697-704，2013.
13) 臼田由美子：フィールドノート3　呼吸・循環・代謝疾患　第3章呼吸障害「急性肺炎により呼吸不全を呈した重度心身障害に対する理学療法」．pp100-111，南江堂，2009.
14) 上田恵理奈・他：在宅ケア2　小児―小児在宅ケアにおける呼吸リハビリテーション―．総合リハビリテーション，41：135-140，2013.
15) 米国胸部疾患学会：「Duchenne型筋ジストロフィー症の呼吸ケア」に関するコンセンサスステートメント．2004.
16) 日本呼吸器学会NPPVガイドライン作成委員会：NPPV（非侵襲的陽圧換気療法）ガイドライン　改訂第2版．南江堂，2006.
17) 石川悠加（編）：NPPV（非侵襲的陽圧換気療法）のすべて　これからの人工呼吸．JJNスペシャル，83，2008.
18) 石川悠加（編著），非侵襲的人工呼吸療法ケアマニュアル～神経筋疾患のための～．日本プランニングセンター，2004.
19) www.DoctorBach.com．＝http://www.doctorbach.com/center.htm（ニュージャージー医科歯科大学教授Bach医師のHP）
20) 日本筋ジストロフィー協会　http://www.jmda.or.jp/（患者団体）

（臼田由美子）

6章 筋ジストロフィー症

国家試験　過去問題

【1】48回PT午前37
Duchenne型筋ジストロフィーで正しいのはどれか．2つ選べ．
1．関節拘縮は生じにくい．
2．知覚障害はまれである．
3．筋萎縮は遠位筋から始まる．
4．Gowers徴候が特徴である．
5．5歳ころまでに歩行不能になることが多い．

【2】48回PT午後37
Duchenne型筋ジストロフィーのステージ（厚生省筋萎縮症研究班の機能障害度分類による）で，ステージの定義に記載のない動作はどれか．
1．階段昇降
2．椅子からの立ち上がり
3．膝歩き
4．四つ這い移動
5．座位保持

【3】49回PT午前10
9歳の男児．Duchenne型筋ジストロフィー．独歩は可能だが，腹部を突き出し両肩を左右に振る動揺歩行と内反尖足とが顕著である．床からの立ち上がり動作では登はん性起立を示し，柱などにつかまればかろうじて立ち上がることができる．上肢に拘縮はなく，ゆっくりであるが両上肢を挙上することができる．
この時期に行う理学療法士の対応で優先度が高いのはどれか．
1．電動車椅子の購入を家族に提案する．
2．下肢の漸増抵抗運動を行う．
3．四つ這い移動の練習を行う．
4．松葉杖歩行の練習を行う．
5．体幹装具を装着させる．

【4】49回PT午後33
Duchenne型筋ジストロフィーで正しいのはどれか．
1．常染色体劣性遺伝である．
2．下肢の腱反射は亢進する．
3．下肢の関節拘縮を生じやすい．
4．閉塞性換気障害を生じやすい．
5．前脛骨筋に仮性肥大を生じやすい．

【5】50回PT午前28
Duchenne型筋ジストロフィー児にみられる異常歩行はどれか．
1．踵打ち歩行
2．小刻み歩行
3．逃避性歩行
4．動揺性歩行
5．酩酊歩行

【6】50回PT午前38
小児疾患と補装具の組合せで正しいのはどれか．
1．二分脊椎 ―― Denis Browneスプリント
2．Perthes病 ―― 股関節外転装具
3．大腿骨頭すべり症 ―― 交互歩行装具（RGO）
4．発育性股関節形成不全 ―― S.W.A.S.H.装具（standing, walking and sitting hip orthosis）
5．Duchenne型筋ジストロフィー ―― 背屈制限付短下肢装具

【7】50回PT午後27
Duchenne型筋ジストロフィーのステージ6（厚生省筋萎縮症研究班の機能障害度分類による）に対する理学療法として適切なのはどれか．2つ選べ．
1．四つ這い移動練習
2．脊柱の可動域運動
3．電動車椅子操作の練習
4．短下肢装具装着での立位バランス練習
5．台やテーブルを利用した立ち上がり練習

【8】51回PT午前30
四肢遠位部の筋力低下を特徴とするのはどれか．
1．肢帯型筋ジストロフィー
2．福山型筋ジストロフィー
3．筋強直性筋ジストロフィー
4．Duchenne型筋ジストロフィー
5．顔面肩甲上腕型筋ジストロフィー

解答
【1】2，4　【2】3　【3】3　【4】3　【5】4　【6】2　【7】2，3　【8】3

7章

筋萎縮性側索硬化症

Ⅰ．筋萎縮性側索硬化症の病態と治療

Ⅱ．筋萎縮性側索硬化症に対する評価
**　―意義・目的・方法―**

Ⅲ．筋萎縮性側索硬化症に対する理学療法

Ⅳ．ケーススタディ

I. 筋萎縮性側索硬化症の病態と治療

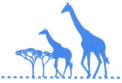

> **到達目標**
> - 筋萎縮性側索硬化症の症状を説明できる.
> - 筋萎縮性側索硬化症の関連疾患と診断基準を説明できる.
> - 筋萎縮性側索硬化症に対する主な治療を説明できる.

　筋萎縮性側索硬化症（amyotrophic lateral sclerosis：ALS）は，**上位運動ニューロン**と**下位運動ニューロン**の細胞体が散発性・進行性に変性脱落する神経変性疾患です（**コラム①**）．近年，その症候や経過のさまざまなばらつきや家族性の原因遺伝子の同定，認知症を伴う筋萎縮性側索硬化症の存在などから，疾患の捉え方が変化してきています（**コラム②**）[1~3].

痺症状による**嚥下障害・構音障害**が認められ，発症から数年で**呼吸筋麻痺**のために人工呼吸器が必要となります．知能，感覚，自律神経系，眼球運動は**保たれます**．発症初期にしびれや疼痛を伴うことがあります．
　このような古典型筋萎縮性側索硬化症の場合でも，発症年齢の多様性，罹患期間，発症部位や上

1　筋萎縮性側索硬化症の症状は？

　古典型筋萎縮性側索硬化症は，中年以降に孤発性に生じ，上位運動ニューロン徴候と下位運動ニューロン徴候が出現して，**四肢の筋力低下**，球麻

 コラム① 筋萎縮性側索硬化症の疫学

　日本における発症率は1年に1.1～2.5人/10万人，有病率は7～11人/10万人です．**60～70代で最も発症率が高く，男女比は1.3～1.4：1**です．
　予後不良因子として，球麻痺発症，呼吸障害発症，高齢発症，栄養状態不良，症状の身体の一領域から隣接領域への速い進展が挙げられます．

 コラム② 脊髄性筋萎縮症の分類

　日本では，従来，脊髄性進行性筋萎縮症（spinal progressive muscular atrophy：SPMA）の疾患名が使用されていましたが，国際的な表現に統一を図るため，2009年から脊髄性筋萎縮症（spinal muscular atrophy：SMA）の用語が用いられています．

型	特徴	病名	発症
I	重症型，急性乳児型	Werdnig-Hoffman病	出生直後から生後6か月に発症
II	中間型，慢性乳児型	Dubowitz病	1歳6か月までに発症
III	軽症型，慢性型	Kugelberg-Welander病	1歳6か月以降に発症
IV	下位運動ニューロン症候が主体のALSとの鑑別が困難	成人型SMA	成人期以降の発症

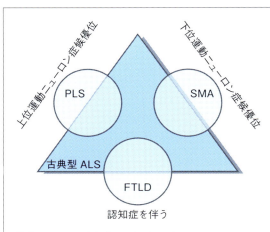

ALS : amyotrophic lateral sclerosis
PLS : primary lateral sclerosis（原発性側索硬化症）
SMA : spinal muscular atrophy（脊髄性筋萎縮症）
FTLD : frontotemporal lobar degeneration（前頭側頭葉変性症）

図1　筋萎縮性側索硬化症とその関連疾患[2]より改変

位運動ニューロンと下位運動ニューロンの障害程度の違い，病変の進行と拡大速度のばらつきがあります．そして，近年では，上位運動ニューロン徴候と下位運動ニューロン徴候の優位性と認知症の有無によって，その関連疾患が整理されています（図1）．

2　筋萎縮性側索硬化症の診断は？

診断は，病歴，症状，神経所見，電気生理学的検査，画像検査，臨床化学検査に基づき，他疾患を除外して総合的に行われます．診断基準にはEl Escorial診断基準とAwaji基準がありますが，日本では厚生労働省特定疾患治療研究事業における診断基準が用いられています（表1）．

3　筋萎縮性側索硬化症の治療は？

グルタミン酸拮抗剤リルゾールのみが筋萎縮性側索硬化症治療薬として推奨されており，死亡あるいは人工呼吸器装着までの期間を数か月延長することが報告されています．

対症療法として，疼痛，痙縮，流涎，不眠，不安・抑うつ，便秘などに対して薬物療法が行われますが，各症状の原因を検討し，それに対応した薬物療法，運動療法，生活環境の調整，家族への指導などの介入を行う必要があります．たとえば疼痛の原因は，有痛性筋痙攣，痙縮，拘縮，不動・圧迫，精神的要因などであり，原因によって必要な対応が異なります．不眠の原因は，不安，精神的ストレス，呼吸障害，頻回の吸引，夜間の筋痙攣などがあります．その他，一般的に褥瘡は発生しにくいのですが，長期経過例では褥瘡が発生することがあり，褥瘡予防マットの使用や体位交換，マッサージ，栄養管理などが必要になります．

呼吸障害に対しては，非侵襲的呼吸補助や気管切開による侵襲的呼吸補助が必要となります．嚥下障害が進行した際には，経鼻経管栄養，胃瘻造設術，経静脈栄養などが必要となります．また，構音障害の進行に伴い，コミュニケーション手段を，進行の程度や残存機能などを考慮して適宜検討する必要があります．入力スイッチの適切な選択により，コンピュータ・マルチメディア，意思伝達装置などを用いたコミュニケーションが可能です．

このように，多面的な治療・介入が必要となり，さらに進行の速さや症状が多様であるため，個々の患者の状況を考慮し，進行を予測した繊細な対応が必要です．そして，QOLの維持，改善のためには，関連診療科の医師，コメディカルスタッフ，医療機関，訪問サービス事業所など多職種連携診療チームによる支援が必須です．

表1　厚生労働省特定疾患治療研究事業における筋萎縮性側索硬化症の診断基準

1　主要項目

(1) 以下の①-④のすべてを満たすものを，筋萎縮性側索硬化症と診断する.

　①成人発症である.

　②経過は進行性である.

　③神経所見・検査所見で，下記の1か2のいずれかを満たす.

　　　　　　　　身体を，a. 脳神経領域，b. 頸部・上肢領域，c. 体幹領域（胸髄領域），d. 腰部・下肢
　　　　　　　　領域の4領域に分ける（領域の分け方は，2. 参考事項を参照）.
　　　　　　　　下位運動ニューロン徴候は，(2) 針筋電図所見（①または②）でも代用できる.

　　　　1. 1つ以上の領域に上位運動ニューロン徴候をみとめ，かつ2つ以上の領域に下位運動
　　　　　ニューロン徴候がある.

　　　　2. SOD1遺伝子変異などで既知の家族性筋萎縮性側索硬化症に関与する遺伝子異常があ
　　　　　り，身体の1領域以上に上位および下位運動ニューロン徴候がある.

　④鑑別診断で挙げられた疾患のいずれでもない.

(2) 針筋電図所見

　①進行性脱神経所見：線維性収縮電位，陽性鋭波など.

　②慢性脱神経所見：長持続時間，多相性電位，高振幅の大運動単位電位など.

(3) 鑑別診断

　①脳幹・脊髄疾患：腫瘍，多発性硬化症，頸椎症，後縦靱帯骨化症など.

　②末梢神経疾患：多巣性運動ニューロパチー，遺伝性ニューロパチーなど.

　③筋疾患：筋ジストロフィー，多発筋炎など.

　④下位運動ニューロン障害のみを示す変性疾患：脊髄性進行性筋萎縮症など.

　⑤上位運動ニューロン障害のみを示す変性疾患：原発性側索硬化症など.

2　参考事項

(1) SOD1遺伝子異常例以外にも遺伝性を示す例がある.

(2) 稀に初期から認知症を伴うことがある.

(3) 感覚障害，膀胱直腸障害，小脳症状を欠く. ただし一部の例でこれらが認められることがある.

(4) 下肢から発症する場合は早期から下肢の腱反射が低下，消失することがある.

(5) 身体の領域の分け方と上位・下位ニューロン徴候は以下のようである.

	a. 脳神経領域	b. 頸部・上肢領域	c. 体幹領域（胸髄領域）	b. 腰部・下肢領域
上位運動ニューロン徴候	下顎反射亢進 口尖らし反射亢進 偽性球麻痺 強制泣き・笑い	上肢腱反射亢進 ホフマン反射亢進 上肢痙縮 萎縮筋の腱反射残存	腹壁皮膚反射消失 体幹部腱反射亢進	下肢腱反射亢進 下肢痙縮 バビンスキー徴候 萎縮筋の腱反射残存
下位運動ニューロン徴候	顎，顔面， 舌，咽・喉頭	頸部，上肢帯， 上腕	胸腹部，背部	腰帯，大腿， 下腿，足

Ⅱ. 筋萎縮性側索硬化症に対する評価
─意義・目的・方法─

到達目標

- 筋萎縮性側索硬化症の重症度評価を説明できる.
- 筋萎縮性側索硬化症の機能障害の評価を説明できる.
- 筋萎縮性側索硬化症の活動・参加レベルとQOLの評価を説明できる.

1 重症度の評価は？

ⓐ 厚生労働省神経変性疾患調査研究班による重症度分類

日常生活活動と呼吸障害，嚥下障害の要素から5段階に分類されます[3]（表2）．進行の程度をきわめて簡便に把握でき，おおまかな介入内容を計画するうえで有用です．

ⓑ Modified Norris Scale（日本語版）

四肢症状尺度の21項目と球症状尺度の13項目で構成されています．各項目はそれぞれ「普通にできる」3点〜「全くできない」0点，あるいは「なし」3点〜「程度がひどい」0点の4段階で評定されます．評定基準は詳細に規定されています[4,5]（表3）．

表2　厚生労働省神経変性疾患調査研究班による重症度分類[3]

1. 家事・就労はおおむね可能
2. 家事・就労は困難だが，日常生活（身の回りのこと）はおおむね自立
3. 自力で食事，排泄，移動のいずれか一つ以上ができず，日常生活に介助を要する
4. 呼吸困難・痰の喀出困難，あるいは嚥下障害がある
5. 気管切開，非経口的栄養摂取（経管栄養，中心静脈栄養など），人工呼吸器使用

表3　Modified Norris Scale（日本語版）

四肢症状尺度	1. 仰臥位で頭をあげる	12. 髪をとかす（櫛が使える）
	2. 寝返りをする	13. 歯ブラシを使う
	3. 仰臥位から座位まで起き上がれる	14. 本や盆を持ち上げる
	4. 名前を書く	15. 鉛筆やペンを持ち上げる
	5. シャツ・ブラウスを自分で着る	16. 腕の位置を変える
	6. シャツのボタンをかける（ファスナーの開け閉めができる）	17. 階段を昇る
	7. ズボン・スカートを自分ではく	18. 50m歩く
	8. 定規をあてて線を引く	19. 独りで歩く
	9. フォークまたはスプーンを握る	20. 介助（杖・歩行器・人手）により歩く
	10. 急須から茶碗にお茶を入れ，それを飲む	21. 座位より立ち上がる
	11. 立ち上がってお辞儀をする	
球症状尺度	1. 息を一気に吹き出す	8. 舌を上顎につける
	2. 口笛を吹く（口とがらしができる）	9. 咳払いをする
	3. 頬をふくらます	10. 流涎
	4. 顎を動かす	11. 鼻声
	5. ラララと言う	12. 口ごもり，内容不明瞭
	6. 舌を突き出す	13. 食事内容
	7. 舌を頬の内側につける	

表4 日本版改訂ALS Functional Rating Scale (ALSFRS-R)[6,7]

1. 言語
2. 唾液分泌
3. 嚥下
4. 書字
5. 摂食動作
   ①（胃瘻なし）食事用具の使い方
   ②（胃瘻あり）指先の動作
6. 着衣，身の回りの動作
7. 寝床での動作
8. 歩行
9. 階段をのぼる
   （呼吸）
10. 呼吸困難
11. 起座呼吸
12. 呼吸不全

表5 上位運動ニューロン徴候と下位運動ニューロン徴候

	上位運動ニューロン徴候	下位運動ニューロン徴候
筋萎縮	なし	高度
筋力低下	軽度	高度
線維束性収縮	なし	出現
筋緊張	亢進	低下
痙縮	あり	なし
腱反射	亢進	低下〜消失
病的反射	陽性	陰性

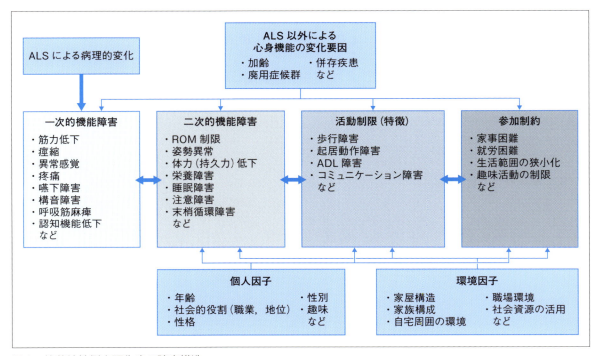

図2 筋萎縮性側索硬化症の障害構造

具体的な項目は基本動作や日常生活活動と，口腔周囲の運動機能などです．呼吸機能に関する項目は少ないのですが，項目が詳細なため，状態の変化の指標として有用です．

c 日本版改訂ALS Functional Rating Scale (ALSFRS-R)

原版のALSFRSは日常生活活動10項目で構成されていましたが，改訂版は進行に伴って問題となることが多い呼吸機能に関する項目を追加した12項目で構成されています．各項目はそれぞれ「正常」4点〜「できない」または「全介助」0点の5段階で評定されます．各項目の評定基準は具体的に規定されています[6,7]（表4）．

日本の実情に沿った日本版は，信頼性や妥当性，反応性に優れ，帰結評価指標としても普及しています．そして，ALSFRS-Rの低下率は強力な予後予測指標となりうることが示されており，さらに100日間観察した際のALSFRS-R低下量が生存期間の予測に有用であることも報告されています．

2 機能障害の評価は？

診断に関係する主な機能障害は，厚生労働省特定疾患治療研究事業における筋萎縮性側索硬化症

診断基準に身体領域別に上位・下位運動ニューロン徴候として示されています（表1）．下位運動ニューロンでは，それらの部位での筋萎縮，筋力低下，線維束性収縮（ぴくぴくと小さく痙攣するような筋の動き）の有無を評価します．理学療法の介入目標の設定や介入プログラムの立案，介入効果や状態の変化の把握のために，各徴候の特徴（表5）に配慮して，以下の機能障害を主に評価します（図2）．

ⓐ 上位運動ニューロン徴候の評価

四肢の深部腱反射の亢進，病的反射（Babinski反射，Hoffman反射など）の陽性，クローヌスの出現，痙縮を伴う運動麻痺が主な徴候です．

痙縮の評価には，他動運動時の抵抗感を評価し，Modified Ashworth Scaleも用いられます．運動麻痺は，分離運動の遂行の可否（共同運動パターンの影響）を中心に評価し，Brunnstromステージを用いることができます．また，立位や歩行などの姿勢や動作遂行時の痙縮を伴う運動麻痺の影響を評価します．

ⓑ 下位運動ニューロン徴候の評価

筋力低下，筋萎縮，深部腱反射の消失が主な徴候です．

筋力低下から発症する症例が多く，筋萎縮を伴う筋力低下が一般に遠位筋から近位筋へと進行します．上肢では，短母指外転筋や骨間筋などの手内筋の筋力低下から始まり，手関節，肘関節から肩関節へと筋力低下の範囲が拡大します．関連して，手指の巧緻運動や握力の低下から，物の操作，物品の移動，手の位置の移動などが困難となるため，筋力低下・筋萎縮と機能的な動作を相互に関連づけて評価することが必要です．下肢では足趾や足関節背屈筋などの足関節周囲筋の筋力低下から下垂足や歩行時のつまずきが認められます．筋力低下の上行にしたがって膝関節，股関節周囲の筋力低下が生じ，階段昇降や立ち上がりなどが困難になります．体幹では，頸部伸筋群，胸腰椎部の脊柱起立筋の低下から脊柱後弯を生じ，さらに腹筋群の筋力低下により起き上がり動作や咳嗽が困難になります．

筋萎縮の評価は観察が中心で，詳細に左右差を比較する場合には周径を測定する場合もあります．筋力低下の測定には，徒手筋力テスト（Manual Muscle Testing：MMT）が用いられ，膝関節伸筋群や肩関節周囲筋など，特定の部位の筋力の変化を詳細に検討する場合には，Hand-held dynamometer（HHD）も有用です．しかし，症状の進行に応じて，筋力測定の際の過度な疲労に十分に注意する必要があります．

ⓒ 関節可動域，姿勢，疼痛の評価
① 関節可動域

筋力低下による関節運動，姿勢変換，移動量，活動量の減少により，関節可動域制限や変形，姿勢の変化が生じ，これらが疼痛の一因となります．筋力テストと並行して関節可動域測定を行います．筋力低下を認める筋と関連した関節が影響されます．上肢では，特に猿手・鷲手変形，中手指節間関節（metacarpophalangeal joint：MP関節）・指節間関節（interphalangeal joint：IP関節）の屈曲拘縮，肩関節の有痛性の制限を生じます．下肢では，足部の尖足，内反変形が生じやすく，頸椎や胸腰椎も制限されます．

② 姿勢

症状の進行に伴い日常生活での姿勢変換の頻度の減少，姿勢の多様性の減少を認めるため，能動的な姿勢保持だけでなく，介助での基本動作や姿勢変換，椅子やベッドなどの物理的な環境の影響にも留意して観察します．胸腰椎の後弯，骨盤の後傾を認めることが多く，胸郭の可動性の低下とも関連します．標準的な姿勢からの逸脱の有無を評価するだけでなく，さまざまな姿勢の疼痛や異常感覚の有無，安楽性，快適性を評価します．

③ 疼痛

疼痛の有無，出現する時間や姿勢，誘因となる事象，疼痛の部位や範囲，程度などを評価します．言語的なコミュニケーションが困難な場合には，表情や行動の変化などから疼痛の有無を推測します．特に症状の進行に伴って，日常を安楽に過ごせることが大切になるため，疼痛の評価はきわめて重要です．そして，疼痛を軽減できるよう支援するためには，その原因の同定が必要であ

り，前述したようにさまざまな要因が関係します．身体的な要因に限っても，関節の変形や炎症だけでなく，関節運動の減少，不動の影響，局所の圧迫の持続，末梢循環障害，浮腫など，その原因が多様であり，さらにこれらの複数の要因が関連していることもあります．原因に対応した適切な支援を提供することで，即時的に効果を認める可能性があります．また，疼痛に関連した症状に対して薬物が投与されることも多く，薬物療法による疼痛への効果を評価する必要もあります．

d 呼吸機能，嚥下機能[8]の評価

呼吸機能は，神経症状としての呼吸筋麻痺と肺胸郭のコンプラインスの低下による呼吸仕事量の増加によって低下します．球麻痺症状としての嚥下障害との合併，誤嚥性肺炎の原因としても呼吸機能の低下は重要であり，さらに症状の進行に伴って重度の呼吸困難感による苦しさ，不安，不眠などの症状とも密接に関連します．侵襲的呼吸補助（気管切開人工呼吸）を利用している場合には，機器の設定と合わせて呼吸状態を評価します．

呼吸障害の主な症状の有無を評価します（表6）．呼吸障害の明らかな症状を認めない場合も，睡眠障害やそれに伴う日中の眠気や頭痛，あるいは食欲低下やそれによる体重減少などの症状を認める場合には，呼吸機能の低下を疑います．スパイロメーター，呼吸筋力計，簡易流量計，パルスオキシメータや他のモニターなどを使用して，肺活量などの呼吸機能を測定します（表7）．自覚症状を認めなくても呼吸機能が低下している症例も多く，発症初期からの定期的な測定が推奨されています．

呼吸障害と並行して，嚥下機能を評価します．食事の際の状態，誤嚥性肺炎や低栄養状態などの症状，直接的な嚥下障害の状態，水飲みテストなどの検査項目を評価します（表8）．

呼吸機能，嚥下機能ともに医師，看護師，言語聴覚士，家族などと連携して評価を行うことがきわめて大切です．

3 活動・参加レベル，QOLの評価は？

重症度の評価とも関連しますが，日常生活活動における基本動作やセルフケアの自立度・介助量の変化を把握するためと，各動作や行為に対する必要な介入内容を検討するために，日常生活活動を評価します．基本的日常生活活動については，標準的な Barthel Index や Functional Independence Measure (FIM) などを用います．コミュニケーションを評価できる点では，FIM が有用です．手段的日常生活活動として，Instrumental ADL スケールや Frenchay Activities Index (FAI) などを用います．その他，職業に関連した状態やその他の社会的活動などの

表6　呼吸障害の主な症状

呼吸の問題	関連する症状
労作時の息切れ	発声量の低下
呼吸困難感	喀痰排出困難
運動耐容能・持久性の低下	睡眠障害
頻呼吸	日中の眠気
奇異呼吸	起床時の頭痛
呼吸補助筋の収縮	注意の低下
	発汗
	食欲低下
	体重減少

表7　呼吸機能測定の主な項目

FVC	forced vital capacity	努力性肺活量
MIP	maximal inspiratory pressure	最大吸気圧
MEP	maximal expiratory pressure	最大呼気圧
SpO_2	saturation of Hb with oxygen using pulse oximeter	酸素飽和度（パルスオキシメーター）
$EtCO_2$	end-tidal CO_2 tension	呼気終末炭酸ガス分圧
CPF	cough peak flow	咳のピークフロー
MIC	maximum insufflation capacity	最大強制吸気量

表8　嚥下障害の主な症状

食事に伴う症状	嚥下障害の状態	主な検査項目
固形物の食べにくさ 食事時間の延長 食事回数の増加 食事に伴う疲労 窒息感 流涎 口腔内の食塊の貯留 湿性嗄声 食後の咳 誤嚥 体重減少・低栄養状態	随意的嚥下反射の遅延・消失 輪状咽頭筋の筋緊張亢進 食塊の食道への送り込みの破綻 食塊あたりの嚥下回数の増加 嚥下時間の延長	水飲みテスト 反復唾液嚥下テスト フードテスト 嚥下造影検査（videofluoroscopic examination of swallowing：VF） 嚥下内視鏡検査（videoendoscopic examination of swallowing：VE）

参加レベルについても情報収集が必要です.

　症状の進行に伴い，QOLの維持，改善が介入の主目的となるため，目的に応じたQOL尺度を用いて評価します．健康状態の全般的指標としては，健康関連QOLの包括的尺度であるSF-36があります．疾患の関連症状を中心に評価するためには，ALSAQ-40（ALS Assessment Questionnaire）日本語版[9]（表9）などの疾患特異的QOL評価尺度を用います．さらに，患者自身の大切な生活領域に焦点をあてた評価尺度としてSEIQoL-DW（Schedule for the Evaluating of Individual Quality of Life-Direct Weighting）[10]があります．面接によって患者個人にとって重要と考える5つの領域を選択し，各領域の満

表9　ALSAQ-40　日本語版[9]

領　域	項目数
摂食	3
コミュニケーション	7
ADL	10
身体活動	10
情動	10
合　計	40

各項目について，1～5の5段階で評定

足度を0から100で評価します．さらに各領域の重み付けを行い，全体のインデックスを算出します．

Ⅲ. 筋萎縮性側索硬化症に対する理学療法

到達目標

- 筋萎縮性側索硬化症の進行に伴う理学療法の主な目標を説明できる．
- 筋萎縮性側索硬化症に対する筋力増強・維持運動を説明できる．
- 筋萎縮性側索硬化症に対する関節可動域運動を説明できる．
- 筋萎縮性側索硬化症の呼吸に対する介入を説明できる．
- 筋萎縮性側索硬化症に対する基本動作練習を説明できる．
- 筋萎縮性側索硬化症の日常生活活動・参加とQOLに対する支援を説明できる．

1 目標設定は？

重症度の進行のどの時期においても，共通する目標は，**心身機能・日常生活活動を可能な限り維持し，社会参加を促し，患者と家族のQOLを維持・向上させること**です．これらの目標は多くの神経疾患においてもあてはまりますが，特に進行が急速で重篤な状況となる本疾患では，社会参加，QOL，家族の状態を維持することが重要な目標です．

それぞれの機能障害の進行の程度によって多少の時期のずれはありますが，大まかに自立期，部分的自立期，非自立期に区分すると，その時期によって主な目標の焦点は変化します（**表10**）．時期による特徴を踏まえて，将来を予期した介入や支援を行うことが大切です（**コラム③**）．

2 筋力増強・維持運動は？

自立期においては，軽度から中等度の筋力低下

表10 進行に伴う主な目標

時　期	主な目標
自立期	仕事や社会的役割を継続し，日常生活活動の自立度を維持すること．身体活動レベルを維持すること．
部分的自立期	残存機能を維持し，機能障害の進行を予防すること．効率的な動作の指導や環境を調整し，日常生活活動の自立度を維持し，介助量を軽減すること．進行に伴う心理的状態を維持・改善すること．
非自立期	嚥下・呼吸などの生命維持に必要な機能の維持と二次的合併症を予防すること．患者と家族のニーズに沿い，疼痛や苦痛の軽減，介護状態の改善を含め，総合的にQOLを維持・改善すること．

コラム③　告　知

筋萎縮性側索硬化症は進行性疾患であるため，医療処置や専門的な支援が適切な時期に行われるためには，患者に対する事前の告知が必要です．理学療法の評価や介入を進める前に，告知の状況や予定についての情報共有が必要となります．医師が疾患の全体像やさまざまな医療的ケアの方法や手段などについてどのように説明し，患者本人や家族がどのようにそれを理解し，何を希望，選択するのかを知っておくことは重要です．

を示す筋に対する適度な強度での筋力増強運動は一時的に有効です．抵抗による筋力増強運動あるいは筋持久力の改善を目的とした低強度運動は短期間で効果が認められます．日々の生活での仕事や社会活動，レジャー，スポーツ活動，セルフケアなどを遂行するなかでの運動による筋力の維持が大切です．どの時期においても，過度の運動強度や疲労に留意する必要があります（コラム④）．また，呼吸機能とも関係して，筋持久力や運動耐容能の維持・改善を目的とした有酸素運動を初期から導入します．

部分的自立期以降では，筋力増強運動による筋力の改善あるいは維持には限界があります．低強度の自動運動で，関節可動域運動も兼ねた，筋力維持を目的とした運動を行います．筋力低下による影響に対しては，筋力の改善を期待するよりも，福祉機器の導入や環境の整備で対応します．そのなかで，残存筋をスイッチの操作などの特定の意味のある目的で使用することで，過度な廃用性筋力低下を予防することになります．

3 関節可動域運動は？

どの時期においても関節可動域運動やストレッチングは有効です．疼痛の緩和や循環状態の改善，痙縮の軽減にも有効であり，マッサージと組み合わせて実施することもあります．関節可動

コラム④　過用性筋損傷

筋力は運動強度が低すぎると廃用性筋力低下を生じますが，強すぎると過用性筋損傷を生じます[11]（図）．障害筋においては，過用性筋損傷を生じない安全な運動域の範囲が正常な筋よりも狭くなっていることに配慮することが必要です．筋力低下が著しい場合には，日常生活での活動だけでも安全な運動域を超える可能性があります．運動に動員される運動単位数を正確に決めることはできないため，患者の反応を注意深く観察しながらプログラムを調整する必要があります．運動開始後，あるいは前日の運動後，朝から持続的な疲労を訴えるようであれば，一般的な原則（表）に留意しつつ個別的にプログラムを再検討する必要があります．

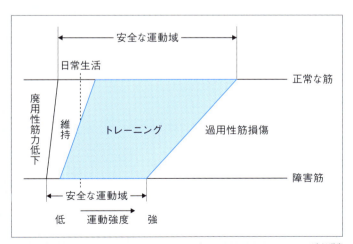

正常な筋と障害筋におけるトレーニングと安全な運動域の関係[11]より改変

過用性筋損傷を予防するための一般的な原則

- 疲労の程度をモニタリングすること
- 翌日に疲れを残さないこと
- 疲労や機能低下が生じた場合には，まず安静にすること
- 短時間で，少量頻回の運動とすること
- 筋力の改善あるいは1週間で悪化がみられなければ，活動量や運動量を増加させること
- 遠心性収縮よりも求心性収縮を中心にすること
- 日常生活における運動量，活動量に配慮すること
- 筋力そのものよりも動作・活動・機能的レベルの維持，改善に主眼をおくこと
- 効率的な動作を指導すること

制限は二次的な機能障害であり，適切な運動や生活の管理などによって維持・予防することが可能です．

四肢の遠位から近位にかけて，全身の関節可動域を維持し，変形が発生しないよう初期から愛護的に実施します．筋力が維持されている部分では自動的関節可動域運動を行い，部位に応じて自動介助運動，他動運動を行います．肩関節に疼痛を訴えることも多く，肩甲骨や頸部，胸郭，脊柱，骨盤とともに呼吸運動に関係して可動域の維持が重要です．また，股関節は車椅子や座位保持装置などで安定した座位が保持できるよう，十分な屈曲角度が求められます．足関節に対する短下肢装具やベッド上でのポジショニングなども含めて，関節可動域の維持・改善のためには，関節可動域運動に加えて，日常の姿勢の管理（全身・体位，局所）が病気の進行に伴って必要になります．

4 呼吸に対する介入は？

呼吸筋麻痺，呼吸機能の低下は，患者の苦痛，QOL，そして生命予後に直接関係するため，発症初期から，呼吸不全症状が出現し，さらに非侵襲的呼吸補助や気管切開による侵襲的呼吸補助に至るまで，他職種と連携した定期的な評価と介入が必要です．特に侵襲的呼吸補助の利用は，本人の希望や判断によって異なります．

呼吸に対する介入や目的は多様であり（表11），進行を予測した初期からの導入や，機器を用いた人工呼吸療法の使用などの患者の状態やニーズに応じた介入の組み合わせを，家族，看護師，介護福祉士などと連携して行います．

呼吸筋トレーニングは吸気筋強化器具を用いて行いますが，進行に伴ってその効果には限界があり，むしろ呼吸障害を増悪させることもあります．非自立期においては，特に気道クリアランスが重要になります．体位ドレナージ，腹臥位や座位，用手的呼吸介助，ハフィング，咳嗽の誘発などを行い，適宜吸引を行います．また，MAC (mechanically assisted coughing) などの機器を用いることもあります．さらに，非侵襲的陽

表11　呼吸に対する主な介入

方　法	目　的
呼吸筋トレーニング	呼吸筋筋力の維持
胸郭・脊柱の関節可動域運動	可動域の維持
呼吸補助筋のストレッチング	筋長の維持
徒手的呼吸介助	換気効率の改善，咳嗽の介助，排痰の補助，胸郭・横隔膜の柔軟性の維持，リラクゼーションなど
息溜め，舌咽頭呼吸	肺胸郭コンプライアンスの維持
体位ドレナージ	気道クリアランス

圧換気 (non-invasive positive pressure ventilation：NIPPV) や気管切開下陽圧換気 (tracheostomy positive pressure ventilation：TPPV) を利用することも多く，これらの使用状態を十分に把握することが必要になります．そして，嚥下障害による誤嚥，機能的な咳嗽能力の低下，機器の影響などによる気胸，気道閉塞，無気肺，肺炎などを予防するための個別的な介入を，家族を含む多職種で，密接かつ柔軟な連携のもと行うことが大切です．

5 基本動作練習は？

自立期から部分的自立期にかけて動作遂行能力は徐々に低下していくため，効率的かつ安全に動作が遂行できるよう練習，指導します．安楽・容易に遂行できる方法を優先し，代償動作や短下肢装具・歩行補助具なども利用して，できるだけ自立した動作を続けられるように支援します．疲労に注意しながら，無理のない範囲で，動作の実施頻度や反復回数，歩行距離などを維持します．

機能障害の増悪に伴い，椅子やベッド，手すり，トランスファーボードなどの環境を整備し，患者本人と介助者両者にとって安楽な介助方法を工夫します．介助の負担を増加させないためにも，頸部から脊柱，四肢の関節可動域や柔軟性の維持が大切です．頸部伸筋群の筋力低下により頭頸部の保持が困難な場合には，頸椎装具（カラー）を使用することもあります．

> **コラム⑤** 筋萎縮性側索硬化症に対する装具の活用
>
> 短下肢装具，ハンドスプリント，頸椎装具（カラー）などを活用することがあります．
>
> 主な目的は機能的動作の安全な遂行，介助量の軽減，筋長と関節可動域の維持，固定した局所の安楽性の提供です．
>
> 短下肢装具は下垂足，膝関節や足関節の支持性の低下に対して使用されます．自立期では，転倒せずに歩行を可能とするために使用し，部分的自立期から非自立期では歩行時，移乗動作時などの介助量を軽減するために使用します．さらに臥位や座位などで使用することで，下肢末梢が安楽になる患者もいます．その効果や影響には個別性があるため，実際に使用して確認することが大切です．

表12　ニーズの高い主な福祉用具

種　類	例
歩行，装具	短下肢装具，靴（スリップオン），頸椎装具，上肢装具（手関節装具，手指装具）
移動，姿勢保持	車椅子（普通型，リクライニング型，電動車椅子），座位保持装置
ADL	手すり，電動ベッド，入浴補助具，トイレ用具，移乗用器具，前腕懸垂装具，食事・摂食用具
コミュニケーション	文字盤，意思伝達装置，呼び出しコール，対話用具，電子機器操作スイッチ，コンピュータ

装具の作製の際には，症状の進行の速さに配慮し，市販品を中心にできるだけ短期間で選定します（コラム⑤）．

6 日常生活活動，参加，QOLに対する支援

基本動作練習と同様に，自立期から部分的自立期にかけて，できるだけそれまでの生活リズムや社会的活動，レジャー等を継続できるように支援します．方法の変更や機器の工夫などで，それらの活動遂行に伴う運動や活動レベルは変化しても，できるだけ長期間にわたって継続することが大切です．

日常生活活動を中心に，利用できる福祉用具（表12）は進行の程度よりも少し早めから導入できるよう，製品の情報，その使用方法や必要な環境，利用できる制度などを事前に把握しておきます．必要な場合にはすぐに利用できるよう準備が必要です．作業療法士や言語聴覚士などとの十分な連携も求められます．残存機能との兼ね合いで，患者本人が福祉用具の利用を受け入れることが難しい場合もあります．そのようなときはいろいろな選択肢に関する情報を提供し，適切な時期に自己選択・決定を支援します．特に非自立期に必要となる補助・代替コミュニケーション手段や意思伝達装置，電子機器の操作などでは，科学技術の進歩に伴い，手指等の運動によるスイッチ操作だけでなく，筋電図，視線，脳波，脳血流量などの生体信号を利用できる機器も開発されており，本人の操作技能や要望，物理的・経済的条件等が整えば，さまざまな機器が利用可能です．

そして，非自立期ではQOLの維持，改善がきわめて重要になりますが，それ以前の段階から，身体能力以上に本人の意思や要望に配慮することが大切です．個別性も高く，患者の関心の高い生活領域や社会生活，行為を見極めた支援が必要です．また，家族などの介護者の負担も確実に増加するため，介護者の社会的活動やQOLを維持・向上させるための個別的な支援が必要です．

生活する場所は，進行の程度や障害の状況，必要となる医療的ケア，家族の状況，患者本人の要望などによって影響され，在宅，病院，施設などさまざまです．介護サービスの調整や医療機器の準備には，医療保険，介護保険，身体障害者施策，難病対策の制度を活用することができ，環境の調整を行いながら終末期まで在宅で過ごすことが可能です．患者や家族に対して十分な情報を提供し，個別の要望に沿った支援を行うことが大切です．

Ⅳ. ケーススタディ

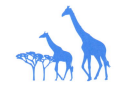

Aさん（53歳，男性）
診断名：筋萎縮性側索硬化症
現病歴：2年前に筋萎縮性側索硬化症と診断された．診断時に理学療法が処方され，数回の外来にて関節可動域と筋力の維持のための運動指導と生活指導が行われた．その後は神経内科への定期的な通院のみで，自宅での生活やフルタイムでの仕事も続けていた（図3）．
生活の状況：Aさんは会社員の事務職で，妻（パートタイムの食料品店の店員）と2人の子ども（中学3年生と小学6年生）と自宅で生活している．徐々に筋力低下が進行してきており，パソコンのキーボードのタイピングは手指の筋力低下のため第3指だけで可能であり，大変になってきている．事務机上でのパソコンの作業では，頸部が屈曲しやすく，後頸部から両肩の疲労感のため，作業の継続は1時間が限界であった．会社への通勤は妻の車による送迎で，階段昇降は手すりを使用しても難しくなっており，エレベーターを利用している．移動手段は歩行であるが，会社やお店など人が多いところでは不安がある．トレイなど両手で物を運搬することも難しくなってきている．このように徐々に大変になってきているが，Aさんはできるだけ長く仕事を続けることを希望していた．

元来スポーツ活動に積極的で，スキー，テニス，スイミング，ゴルフなどを行っていたが，最近は，ゴルフにたまに行く程度となった．スイングの際に不安定であり，不整地や坂道などの歩行が徐々に困難となってきており，疲労も徐々に増えてきている．

自宅内でのセルフケアは時間をかければ自立しており，家族は協力的である．一戸建て住宅の1階で生活し，玄関にある数段の段差昇降は手すりを使用して自立している．

生活上の支障が増えてきたため，Aさんは主治医と相談し，外来での理学療法の再開が処方された．

> **理学療法評価**

上肢では，両側の小指球の萎縮が著しく，両翼状肩甲も認められました．両上肢の深部腱反射は

2年前（51歳）	診断 数回の外来での理学療法
53歳，徐々に生活上の支障が増加	外来にて理学療法を再開 週1回通院
3か月後	月2回へ頻度減少
6か月後	外来リハビリテーション終了 訪問看護，訪問リハビリテーションの利用
1年後（54歳）	退職
1年4か月後	NIPPV導入
1年10か月後	TPPV導入，胃瘻造設 自宅での生活を継続
2年4か月後（55歳）	死去

図3　Aさんの経過の概要

亢進していましたが，痙縮は明らかではありませんでした．肩関節の筋力低下を認め，左のほうがより筋力が低下しており，肘から遠位についても筋力が低下していました．頸部では特に伸展の筋力低下を認めました（表13）．

下肢では，両側の小趾筋の著明な萎縮と凹足を認め，両下肢の深部腱反射は亢進し，股関節内転筋に痙縮を認めました．両下肢全体に筋力低下を認め，上肢と同様に左のほうがより筋力が低下していました（表13）．歩行は歩行補助具なしでも可能ですが，休み休みで歩き，連続歩行距離は20m程度であり，10m歩くのに約30秒を要するなど歩行速度の低下も認めました．両側立脚相で，股関節の過剰な伸展，体幹の支持側への側屈，膝関節の伸展位でのロックを認め，時々手で膝を伸展方向に押すこともありました．10cm程度の低い段差であれば，手すりを使用し，二足一段で数段の昇降が可能でした．これまでAさんは歩行補助具や車椅子などは極力使わずに歩行を続けたいと考えていました．

セルフケアは時間をかければ介助なしに可能ですが，疲労も徐々に増加しており，更衣動作や入浴動作では，妻による部分介助を要することが増えていました．

また，軽度の球麻痺症状も認め，食物の嚥下は可能ですが，流涎の増加や頰への食塊貯留がみられ，たまに水分でむせることがありました．明らかな呼吸障害や呼吸困難感はなく，咳嗽も効果的に可能でした．しかし，徐々に食事摂取量が減少しており，最近の半年で約5kgの体重減少を認めました．

目標

以下について，Aさんおよび妻の合意のもと目標を設定しました．

● 移動能力の維持・向上：歩行補助具，下肢装具を導入しできるだけ歩行での移動を継続すること．車椅子導入時期の検討を始めること．

● 職場での作業時の疲労の軽減：作業環境を整備すること．

● 機能障害を維持するための運動の実施：自己練習に加えて，妻や家族へも運動の指導を行うこと．

表13　AさんのMMTの結果

		右		左
頸部	伸展	3		
頸部	屈曲	4		
肩甲骨	挙上	2	>	2
肩	屈曲	2	>	2
肩	外転	2	>	2
肘	屈曲	4		4
肘	伸展	4		4
前腕	回内	4		4
前腕	回外	4		4
手	背屈	3		3
手	掌屈	3		3
股	屈曲	3		3
股	伸展	2	>	2
股	外転	2	>	2
膝	屈曲	3		3
膝	伸展	3		3
足	背屈	3		3
足	底屈	2	>	2

● 福祉用具の使用によるセルフケアの自立度の維持と疲労の軽減：作業療法士と相談し，特に上肢・手指による物品操作に必要な自助具の導入と自宅内の環境を整備すること．

● 嚥下機能・呼吸機能の維持：言語聴覚士や栄養士と相談し，食物形態の調整などを妻へ指導すること．

介入内容

原則週1回の妻の送迎による通院とし，それに加えて自宅の家屋評価と会社の職場環境評価を実施しました．福祉用具の使用や環境整備については，選択肢の情報を提供し，その選択や決定についてはAさんの判断に委ねました．

● 移動能力について

自宅や会社にて歩行器を導入し，膝折れの予防のためプラスチック製短下肢装具を作製しました．歩行器はいくつか試したうえで，前輪キャスター付固定式歩行器としました．それにより転倒の危険が減少し，疲労感も軽減したため立ち止まることが減少し，連続歩行距離も50mに延長し，10mを約20秒と歩行速度も改善しました．しばらくは歩行での移動を継続できそうでしたが，将

来の車椅子の導入を考慮して，車椅子の種類等の検討を始めました．普通型車椅子，普通型車椅子にヘッドレストの追加，簡易電動車椅子，リクライニング型車椅子などが徐々に必要になる可能性があり，カタログの閲覧や実物の試乗などを行い，Ａさんへ情報を提供しました．また，上肢以外によるコントローラーの選択肢なども示しました．短下肢装具は社会保険にて作製し，歩行補助具は介護保険でのレンタルとしました．

● 職場の作業環境の整備について

ヘッドレスト付きの事務用椅子を導入し，椅子，机，机上のパソコンの高さを調整して，頸部を屈曲せずにパソコン作業を行うことが可能となりました．加えて，キーボード操作時に前腕を支持するパームサポートも導入しました．その結果，作業時の後頸部から肩の疲労は軽減しました．そのため1時間以上の作業も可能となりましたが，過負荷に配慮して1時間で休息を挟むようにしました．

● 運動療法について

筋力の維持を目的に座位や立位で実施できる両上下肢の自動運動を指導しました．また，関節可動域は概ね保たれていましたが，今後を考慮して，妻と子どもに対して他動的関節可動域運動を指導しました．また，Ａさんはスポーツ活動の継続も希望していましたが，ゴルフは難しくなっていたため，プール内での歩行や水中運動を勧め，妻とプールへ週に1回通うようになりました．また，Ａさんは自宅で座位のままペダリング運動が可能な機器の使用を希望し，1回に15分，週に3回程度実施しました．自動運動においては，Borg Scale にて「13　ややきつい」未満となるように注意し，それを超えるようであれば十分に休息することを指導しました．

● 福祉用具の紹介と自宅内の環境整備について

主に作業療法士から，握りやつまみなどを補助する自助具を紹介し，スプーンやフォーク，ペンなどに使えるグリッパーを使い始めました．自宅内の環境については，当面の歩行器の使用の妨げならないように家具の配置を微調整し，浴室の手すりの設置とシャワーチェアの使用を開始しました．玄関周囲の段差については，段差の高さが低

く，手すりの使用で昇降が可能なうえ，スロープにすると歩行が不安定となるため，手すりの設置のみとしました．将来的に車椅子を使用することになれば，スロープを設置することをＡさんや妻と確認しました．

● 呼吸機能，嚥下機能について

呼吸については，肺活量，胸郭の可動性，肺胸郭コンプライアンス，呼吸筋力の維持を目的とした胸郭・脊柱の関節可動域運動，呼吸筋トレーニング，息溜めなどをＡさんに指導しました．

口腔・嚥下機能については言語聴覚士から，流涎を減らすために口唇の閉鎖と唾液の嚥下を意識すること，食塊の口腔内の移動を指で補助することなどをＡさんに指導しました．今後の誤嚥の増加への対策として，増粘剤を使用したとろみのつけ方を妻に指導しました．また，栄養士により妻への栄養指導を行いました．

● その後の経過

以上の介入を約3か月間でほぼ終了し，その後は月2回程度の頻度で状況の確認を目的に3か月間の外来通院を継続しました．徐々に歩行距離の減少などを認め，その後は訪問看護や訪問リハビリテーションを徐々に利用し始めることとなりました．ほぼ同時に自宅や職場内の移動には車椅子の使用を始め，車椅子を搭載できる福祉車両を購入して，妻が会社への送迎を行いました．その後，約半年後に，職場での作業が困難となったため退職となり，訪問サービスの利用頻度を増やし，妻が仕事を継続するためにヘルパーの利用も開始しました．セルフケアの介助や車椅子での屋外の散歩など，Ａさんの子どもも介助に関わってくれました．Ａさんはできるだけ自宅での生活を続けることを希望しており，家族もその希望を叶えることに同意していました．

退職から4か月後くらいから呼吸機能の低下のためNIPPVが導入され，さらに半年後にはTPPVが導入されました．同時に胃瘻造設術も施行されました．一時的に入院となりましたが，Ａさんも家族も自宅退院を強く希望し，自宅での生活を再開しました．やがて通院が難しくなったため，往診による診察と訪問看護，訪問リハビリテーションなどのサービスを利用しました．

その時点では，両手指と口唇・顎関節のわずかな動きと眼瞼の運動以外ほとんど自発運動は困難となり，四肢の不動による疼痛の訴えが増加しました．他動的関節運動やマッサージにより疼痛は軽減し，家族によって1日に数回実施されました．指先でのタッチセンサーや眼球運動スイッチでパソコンの操作やテレビのチャンネル操作などが可能で，パソコン上で読書や音楽鑑賞なども楽しめていました．TPPV導入後半年で，Ａさんは自宅で睡眠中に呼吸不全のため亡くなりました．

7章　文献

1) 辻　省次（編）：すべてがわかるALS・運動ニューロン疾患．中山書店，2013.
2) 日本神経学会（監修）：筋萎縮性側索硬化症診療ガイドライン．南江堂，2013.
3) http://www.nanbyou.or.jp/（難病情報センターホームページ）
4) Lacomblez L, et al：A double-blind, placebo-controlled trial of high doses of gangliosides in amyotrophic lateral sclerosis. *Nerurology*, 39 (12)：1635-1637, 1989.
5) 小田英世，大橋靖雄，他：ALS患者の身体機能評価尺度の信頼性と因子構造．脳と神経，48 (11)：999-1007，1996.
6) Cedarbum JM, et al：The ALSFRS-R：a revised ALS functional rating scale that incorporates assessments of respiratory function, BDNF ALS Study Group (Pase III). *J Neurol Sci*, 169：13-21, 1999.
7) 大橋靖雄，田代邦雄，他：筋萎縮性側索硬化症（ALS）の日常活動における機能評価尺度日本版改訂ALS Functional Rating Scaleの検討．脳と神経，53：346-355，2001.
8) 日本リハビリテーション医学会（監修）：神経筋疾患・脊髄損傷の呼吸リハビリテーションガイドライン．金原出版，2014.
9) 山口拓洋，他：ALS特異的QOL尺度ALSAQ-40日本語版—その妥当性と臨床応用にむけて．脳と神経，56：483-494，2004.
10) http://seiqol.jp（日本語版SEIQoL-DW）
11) 乗松尋道（総監訳）：アンフレッド脳・神経リハビリテーション大事典．西村書店，2007.

（臼田　滋）

国家試験　過去問題

【1】47回PT午前45
　呼吸機能が低下してきた筋萎縮性側索硬化症患者に対する呼吸理学療法で適切なのはどれか．
　1. 口すぼめ呼吸の指導
　2. 胸郭のストレッチ
　3. 呼気時の胸郭圧迫
　4. 腹式呼吸の指導
　5. 有酸素運動

【2】47回PT午後45
　球麻痺を伴う筋萎縮性側索硬化症患者とその家族への在宅指導で適切でないのはどれか．
　1. 自己導尿
　2. 摂食指導
　3. 吸引器の取扱い
　4. 電動車椅子操作
　5. コミュニケーションエイドの使用法

【3】48回PT午後47
　筋萎縮性側索硬化症患者で安静臥位時のPaO₂が60Torrであった．呼吸理学療法で適切なのはどれか．
　1. 呼吸筋増強訓練
　2. 舌咽呼吸の指導
　3. 端座位保持訓練
　4. 腹筋の筋力増強訓練
　5. 頸部筋リラクセーション

【4】49回PT午後11
　55歳の男性．筋萎縮性側索硬化症．1年前から通勤時に右足がつまずくようになった．最近は意識して膝を上にあげて歩行している．腰椎MRIでは病的所見はなく，針筋電図所見では両側の前脛骨筋に右側優位の神経原性変化を認めた．

適切な対応はどれか．
　1. 座位時は足を挙上しておく．
　2. 移動時に車椅子を利用する．
　3. 立ち上がり運動を繰り返す．
　4. 前脛骨筋に治療的電気刺激を行う．
　5. 右側プラスチック短下肢装具を装着する．

【5】50回PT午前27
　球麻痺から発症した筋萎縮性側索硬化症で歩行が可能な患者への対応で正しいのはどれか．
　1. 胸郭のストレッチを指導する．
　2. 呼吸機能評価を1年に1回行う．
　3. 栄養指導は誤嚥を認めてから行う．
　4. 早期からプラスチック短下肢装具を導入する．
　5. 鉄アレイを用いた上肢筋力トレーニングを指導する．

【6】51回PT午前15
　45歳の男性．筋萎縮性側索硬化症．発症から1年経過している．ADLは自立しているが，主に下肢の筋力低下，バランス不良および鶏歩が認められる．
　理学療法で適切なのはどれか．
　1. 車椅子操作の練習
　2. 下肢の漸増抵抗運動
　3. 両松葉杖での歩行練習
　4. 感覚再教育によるバランス練習
　5. プラスチックAFOを装着した歩行練習

解　答
【1】2　【2】1　【3】5　【4】5　【5】1　【6】5

8章

多発性硬化症

Ⅰ．多発性硬化症の病態と治療

Ⅱ．多発性硬化症に対する評価―意義・目的・方法―

Ⅲ．多発性硬化症に対する理学療法

Ⅳ．ケーススタディ

I. 多発性硬化症の病態と治療

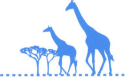

到達目標

- 多発性硬化症の病態と症状を説明できる．
- 多発性硬化症の診断基準と主な病型を説明できる．
- 多発性硬化症に対する主な治療を説明できる．

多発性硬化症（multiple sclerosis：MS）は，中枢神経で時間的，空間的に多発する，自己免疫性の炎症性脱髄疾患です（コラム①）．神経の軸索の周りには髄鞘があり，一定の間隔で間隙（ランヴィエの絞輪）があります．神経パルスはこの間隙の間を跳躍伝導するため，速い伝導速度がもたらされますが，この髄鞘が崩壊した状態である脱髄では，神経伝導が障害されます[1〜3]．

1 多発性硬化症の症状は？

健康な人が急に発症することが多く，発熱や感冒症状などが前駆することがあります．初発症状としては，視力低下，複視，片麻痺や対麻痺，感覚障害，歩行障害，膀胱直腸障害などが多く，責任病巣が複数認められます（空間的多発性）．そして急性増悪，寛解と再発を繰り返すこと（時間的多発性）が特徴です．また，体温の上昇に伴って神経症状が悪化し，体温の低下により元に戻る現象であるUhthoff徴候も特徴的な症状です．一般に体温上昇，発熱，熱い風呂への入浴，妊娠，精神的ストレスなどが誘因で増悪・再発することがあります．

2 多発性硬化症の病巣は？

病巣は中枢神経に限局し，脊髄，脳幹，小脳，大脳，視神経などに認めることが多く，病巣の部位により異なる症状がみられます（表1）．

表1 多発性硬化症の主な病巣の局在とその症状

病巣	主な症状
脊髄	完全横断症状（対麻痺，四肢麻痺），半側横断症状（同側の運動麻痺，深部感覚障害，対側の表在感覚障害），膀胱直腸障害，Lhermitte徴候，有痛性強直性痙攣
脳幹・小脳	眼球運動障害・複視，眼振，めまい，小脳性運動失調，構音障害
大脳	片麻痺，認知機能低下，多幸症，感覚の鈍麻
視神経	視力低下

コラム① 多発性硬化症の疫学

欧米の若年成人に多く，北欧の有病率は100人/10万人以上の地域もあります．日本の有病率は8〜9人/10万人程度で，平均発病年齢は30歳前後であり，60歳以上で発病することは少ないです．女性に多く，男女比は1：2〜3です．

若年成人で発病し，再発と寛解を繰り返して長期間の経過をとり，視神経や脊髄に比較的強い障害が残る患者が少なからず存在します．

3 多発性硬化症の分類は？

　時間的多発性について，その再発や寛解の繰り返しの頻度，症状の重症化なども患者によって異なり，いくつかの病型に分類することができます．また，視神経と脊髄からの症状を呈する対象は，視神経脊髄型 (opticospinal MS：OSMS) とよばれていましたが，それには視神経脊髄炎 (neuromyelitis optica：NMO) が含まれています．近年ではこれらは一つの疾患群として捉えられており，このような病巣や経過，症状などを考慮して，疾患の概念が整理されてきています．

4 多発性硬化症の診断は？

　診断は，病歴，症状，神経所見，髄液検査，MRI，各種の誘発電位（視覚誘発電位，体性感覚誘発電位，磁気誘発電位等）などに基づき，他疾患を除外して総合的に行われます．診断基準は，疾患の概念の変化に伴い多くの基準が報告されてきていますが，一貫して時間的・空間的に多発する中枢神経症状であることが基本です．近年，国際的に用いられている診断基準としてMRIの所見を重要視する改訂 McDonald 診断基準があります．しかし，アジア人種の場合には，欧米白人よりも脳MRI上の病巣が少ないため，日本では厚生労働省の診断基準が用いられています（表2）．経過によって3つの病型に分類されます．急性増悪と寛解を繰り返す再発寛解型多発性硬化症 (relapsing-remitting MS：RRMS)，初期から明らかな再発を示さずに進行性の経過を示す一次性進行型多発性硬化症 (primary progressive MS：PPMS)，そして再発寛解型多発性硬化症が経過中に明らかな再発がなく進行性の経過を示す病型へ移行する二次性進行型多発性硬化症 (secondary progressive MS：SPMS) です（図1）．初発の時点での確実な診断は困難です．

5 多発性硬化症の治療は？

　治療の目的は，急性増悪期を短縮させて後遺症を軽減させること，再発寛解型多発性硬化症の再発頻度を減らし，再発の際の障害の程度を軽減させること，一次性進行型多発性硬化症あるいは二次性進行型多発性硬化症の進行を防止すること，後遺症に対する対症療法により障害を軽減させることです．

a 急性増悪期の短縮と障害の軽減
　副腎皮質ステロイド薬と血漿浄化療法が施行されます．前者では，高用量静注療法，いわゆるステロイドパルス療法が広く用いられています．この治療で十分な効果が得られない場合には，血漿浄化療法のなかの血漿交換療法が行われます．

b 再発防止と進行抑制
　副腎皮質ステロイド薬の維持量としての長期間投与による再発予防効果には十分な科学的根拠がなく，速やかに減量されるのが原則です．再発防止と進行抑制の目的では，非ステロイド系免疫抑制剤（インターフェロンβ，シクロホスファミド，アザチオプリン，メトキサントロン，メトトレキサートなど）が用いられます．再発を防止するためには，薬物療法に加えて，ストレス，過労，感染症など，再発の誘因因子に対する患者指導が重要です．

c 対症療法
　痙縮に対して筋弛緩薬（バクロフェンなど）や電気刺激療法（コラム②），しびれや疼痛に対して四環系抗うつ薬やクロナゼパム，有痛性強直性痙攣に対してカルバマゼピンが有効とされています．

d 副腎皮質ステロイド薬による副作用
　ステロイドパルス療法の治療中，長期あるいは反復投与などによって，さまざまな副作用が生じる可能性があります（表3）．
　理学療法の際，易感染性に対する他者との接

表2　厚生労働省による多発性硬化症/視神経脊髄炎の診断基準

1　多発性硬化症　MS（Multiple Sclerosis）
中枢神経内に時間的空間的に病変が多発する炎症性脱髄疾患である.
A）再発寛解型MSの診断
下記の1）あるいは2）を満たすこととする.
1）中枢神経内の炎症性脱髄に起因すると考えられる臨床的発作が2回以上あり，かつ客観的臨床的証拠がある2個以上の病変を有する. ただし客観的臨床的証拠とは，医師の神経学的診察による確認，過去の視力障害の訴えのある患者における視覚誘発電位（VEP）による確認，あるいは過去の神経症状を訴える患者における対応部位でのMRIによる脱髄所見の確認である.
2）中枢神経内の炎症性脱髄に起因すると考えられ，客観的臨床的証拠のある臨床的発作が少なくとも1回あり，さらに中枢神経病変の時間的空間的な多発が臨床症候，あるいは以下に定義されるMRI所見により証明される.

MRIによる空間的多発の証明：
　　4つのMSに典型的な中枢神経領域（脳室周囲，皮質直下，テント下，脊髄）のうち少なくとも2つの領域にT2病変が1個以上ある（造影病変である必要はない. 脳幹あるいは脊髄症候を呈する患者では，それらの症候の責任病巣は除外する）.
MRIによる時間的多発の証明：
　　無症候性のガドリニウム造影病変と無症候性の非造影病変が同時に存在する（いつの時点でもよい）. あるいは基準となる時点のMRIに比べてその後（いつの時点でもよい）に新たに出現した症候性または無症候性のT2病変および/あるいはガドリニウム造影病変がある.

発作（再発，増悪）とは，中枢神経の急性炎症性脱髄イベントに典型的な患者の症候（現在の症候あるいは1回は病歴上の症候でもよい）であり，24時間以上持続し，発熱や感染症がない時期にもみられることが必要である. 突発性症候は，24時間以上にわたって繰り返すものでなければならない. 独立した再発と認定するには，1か月以上の間隔があることが必要である.
ただし診断には，他の疾患の除外が重要である. 特に小児の急性散在性脳脊髄炎（ADEM）が疑われる場合には上記2）は適用しない.

B）一次性進行型MSの診断
1年間の病状の進行（過去あるいは前向きの観察で判断する）および以下の3つの基準のうち2つ以上を満たす. 1）と2）のMRI所見は造影病変である必要はない. 脳幹あるいは脊髄症候を呈する患者では，それらの症候の責任病巣は除外する.

1）脳に空間的多発の証拠がある（MSに特徴的な脳室周囲，皮質直下，あるいはテント下に1個以上のT2病変がある）
2）脊髄に空間的多発の証拠がある（脊髄に2個以上のT2病変がある）
3）髄液の異常所見（等電点電気泳動法によるオリゴクローナルバンドおよび/あるいはIgGインデックスの上昇）. ただし，他の疾患の厳格な鑑別が必要である.

C）二次性進行型MSの診断
再発寛解型としてある期間経過した後に，明らかな再発がないにもかかわらず病状が徐々に進行する.

2　視神経脊髄炎　NMO（Neuromyelitis Optica）
Devic病ともよばれ，重症の視神経炎と横断性脊髄炎を特徴とする. 視神経炎は失明することもまれではなく，視交叉病変により両眼性視覚障害を起こすこともある. また脊髄炎はMRI矢状断ではしばしば3椎体以上に及ぶ長い病変を呈し，軸位断では慢性期には脊髄の中央部に位置することが多い. アクアポリン4抗体（AQP4抗体）はNMOに特異的な自己抗体であり，半数以上の症例で陽性である.

NMOの診断基準として2006年のWingerchukらの基準が広く用いられている.

Definite NMOの診断基準（Wingerchukら，2006）
視神経炎
急性脊髄炎
3つの支持基準のうち少なくとも2つ
1．3椎体以上に及ぶ連続的な脊髄MRI病変
2．MSのための脳MRIの基準（＊）を満たさない
3．NMO-IgG（AQP4抗体）陽性
＊脳MRI基準はPatyの基準（4個以上の病変，あるいは3個の病変がありそのうち1個は脳室周囲にある）とする

しかしAQP4抗体陽性症例には，上記のWingerchukらの基準を満たす視神経炎と横断性脊髄炎の両者を有する症例だけではなく，視神経炎は脊髄炎のいずれか一方のみを呈する症例もある. また種々の症候性あるいは無症候性脳病変を呈する症例もある. また種々の症候性あるいは無症候性脳病変を呈することもまれではない. そこでAQP4抗体陽性で急性炎症性中枢性病変をともなう場合に，他の疾患が除外されれば，NMOの範疇（NMO Spectrum Disorders, NMOSD）に加える. NMOではオリゴクローナルバンドはしばしば陰性である.
NMOの再発の定義はMSに準ずる.

3　Baló病（バロー同心円硬化症）
病理またはMRIにて同心円状病巣が確認できるものをいう.

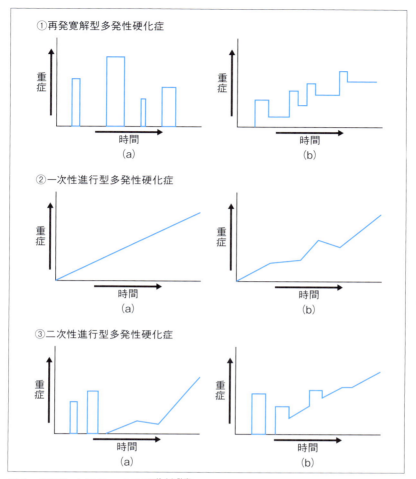

図1 経過による3つの病型[4]より改変
①再発寛解型多発性硬化症 (a) 再発後に完全に回復, (b) 再発後に後遺症が残存
②一次性進行型多発性硬化症 (a) 寛解なく進行, (b) 進行の停止や多少の改善がみられる
③二次性進行型多発性硬化症 (a) 再発寛解型から進行型へ, (b) 再発寛解型から増悪や寛解, 停止を示す

 コラム② 痙縮に対する電気刺激療法

痙縮筋の周辺や痙縮筋と同じ支配脊髄髄節部に対する経皮的末梢神経電気刺激 (transcutaneous electrical nerve stimulation：TENS) が効果的な場合があります．また，痙縮筋自体やその拮抗筋の筋収縮を目的とした治療的電気刺激 (therapeutic electrical stimulation：TES) が有効なこともあります．

痙縮に対する治療ではありませんが，歩行時の下垂足に対する電気刺激など，合目的動作の獲得を目的とした機能的電気刺激 (functional electrical stimulation：FES) を用いることもあります．

表3　副腎皮質ステロイド薬による主な副作用

治療中	不眠，不安，異常味覚，食欲増進・体重増加，発汗・顔面紅潮，頭痛，胃部不快感など
リスクファクターを有する場合	消化性潰瘍，糖尿病，高血圧，座瘡，うつ状態
長期あるいは反復投与	骨粗鬆症，骨壊死，白内障，クッシング症候群[※]，易感染性，創傷治癒遅延

[※]クッシング症候群：中心性肥満，満月様顔貌，高血圧，糖尿病，皮膚線条，筋力低下，骨粗鬆症など

触，荷重や運動時の骨への過度なストレス，運動中の血圧の変動などに対する配慮が必要です．また，うつ状態や筋力低下（ステロイドミオパチー）が生じている場合には，特別な対応が必要になります．

II．多発性硬化症に対する評価
―意義・目的・方法―

到達目標

- 多発性硬化症の重症度評価を説明できる．
- 多発性硬化症の機能障害の評価を説明できる．
- 多発性硬化症の疲労の評価を説明できる．
- 多発性硬化症の活動・参加レベルとQOLの評価を説明できる．

1 重症度の評価は？

Kurtzke 総合障害度評価尺度（expanded disability status scale：EDSS）[5]が一般に用いられています（図2）．機能別障害度（functional system：FS）を錐体路機能，小脳機能，脳幹機能，感覚機能，膀胱直腸機能，視覚機能，精神機能，その他の8機能について0〜8の8段階で評価します．これらの機能別障害度と歩行能力からKurtzke総合障害度評価尺度を求めます．Kurtzke総合障害度評価尺度は0〜10までの20段階です．運動機能の評価が中心であり，認知機能はあまり反映されません．

2 機能障害の評価は？

機能障害の内容は患者によって多様であり，前述の機能別障害度とあわせて，出現している症状に応じて，その機能障害の程度を評価します（表4，図3）．痙縮がきわめて強く出現することもあり，痙縮の程度や動作への影響について経時的な評価が必要な場合があります．それ以外にも，患者によっては呼吸機能，嚥下機能，言語機能，認知機能などの評価も必要です．特に急性増悪期では，筋力テストの検査程度でも疲労が問題となる

ため，評価の際にも疲労の程度のモニタリングが大切です．

3 疲労の評価は？

国際的には標準化された評価尺度としてFatigue Severity Scale（FSS）やModified Fatigue Impact Scale（MFIS）などがありますが，わが国では普及していません．

一般的な疲労の測定方法として，Visual Analogue Scale（VAS）（図4）やBorgスケール（表5）などを用いることができます．理学療法評価や運動療法，日常生活のなかでのセルフケア，家事，就労等，さまざまな活動において，過度な疲労が生じないように，疲労の程度を評価する必要があります．Borgスケールでは「13（ややきつい）」未満の運動強度となるように注意し，特に再発・急性増悪時には慎重な管理が求められます．運動や活動によって過度な疲労を招かないこと，翌日に疲労が残らないことが大切です．患者自身による認知や制御が必要であるため，患者教育が重要となります．

主観的な評価ではなく，客観的に運動や活動を観察することも必要です．運動や動作を反復する際に，運動の範囲や速度の減少，あるいは持久性の減少などがみられた場合には，疲労していると

＜総合障害度（EDSS）の評価基準＞

EDSS	0	1.0	1.5	2.0	2.5	3.0	3.5	4.0	4.5	5.0	5.5	6.0	6.5	7.0	7.5	8.0	8.5	9.0	9.5	10

歩行可能（補助なし歩行）／神経学的所見／神経学的所見／車椅子生活／ベッド生活／Death（MSのため）

正常｜ごく軽い徴候｜軽度障害｜中等度障害｜比較的高度障害｜高度障害

歩行可動域（約）：補助なし・休まず：>500m／500m／300m／200m／100m　補助具必要：100m（片側）／100m（両側）

車椅子への乗降：一人でできる／助け必要な時あり　一日の大半：ベッド外／ベッド内／体の自由がきかずベッドで寝たきり

終日の十分な活動：300m／出来ない：自分で出来る／最小限の補助が必要／特別な設備が必要

補助あっても5m以上げず／2,3歩以上げず

身の回りのこと：多くの事が出来る／ある程度出来る　意思伝達・飲食：出来る／出来ない

FS																					FS
FS0	8コ	7コ	6コ		7コ	6コ	7コ 4～5コ 5～6コ	6コ 3コ	7コ	7コ	7コ	7コ									FS0
FS1	*	1コ*	2コ*						8コ組合わせ	8コ組合わせ	8コ組合わせ	8コ組合わせ									FS1
FS2			1コ	2コ	3～4コ 1～5コ	5コ			3.5越↑	4.0越↑	4.0越↑	4.0越↑									FS2
FS3					1コ	1コ							3コ以上組合わせ	3コ以上組合わせ							FS3
FS4							1コ	1コ							**2コ以上組合わせ	2コ以上組合わせ	数コ組合わせ	数コ組合わせ	ほとんど組合わせ	ほとんどすべて組合わせ	FS4
FS5									1コ	1コ											FS5
FS6																					FS6

*他に精神機能は1（FS）でもよい　**非常にまれであるが錐体路機能5（FS）のみ

＜EDSS評価上の留意点＞
○EDSSは、多発性硬化症により障害された患者個々の最大機能を、神経学的検査成績をもとに評価する.
○EDSS評価に先立って、機能別障害度（FS）を下段の表により評価する.
○EDSSの各グレードに該当するFSグレードの一般的な組合わせを中断の表に示す. 歩行障害がない（あっても>500m歩行可能）段階のEDSSは、FSグレードの組合わせによって規定される.
○FSおよびEDSSの各グレードにぴったりのカテゴリーがない場合は、一番近い適当なグレードを採用する.

＜機能別障害度（FS：Functional system）の評価基準＞

FS	錐体路機能	小脳機能	脳幹機能	感覚機能		膀胱直腸機能	視覚機能	精神機能	その他
0	⓪正常	⓪正常	⓪正常	⓪正常		⓪正常	⓪正常	⓪正常	⓪なし
1	①異常所見あるが障害なし	①異常所見あるが障害なし	⓪異常所見のみ	①1～2肢	振動覚または描字覚の低下	①軽度の遅延・切迫・尿閉	①暗点があり、矯正視力0.7以上	①情動の変化のみ	①あり
2	②ごく軽い障害	②軽度の失調	②中等度の眼振 軽度の他の脳幹機能障害	②1～2肢	軽度の触・痛・位置覚の低下 中等度の振動覚の低下	②中等度の遅延・切迫・尿閉 まれな尿失禁	②悪い方の眼に暗点あり、矯正視力0.7～0.3	②軽度の知能低下	
				3～4肢	振動覚のみ低下				
3	③軽度～中等度の対麻痺・片麻痺 高度の単麻痺	③中等度の躯幹または四肢の失調	③高度の眼振 高度の外眼筋麻痺 中等度の他の脳幹機能障害	③1～2肢	中等度の触・痛・位置覚の低下 完全な振動覚の低下	③頻繁な失禁	③悪い方の眼に大きな暗点 中等度の視野障害 矯正視力0.3～0.2	③中等度の知能低下	
				3～4肢	軽度の触・痛覚の低下 中等度の固有覚の低下				
4	④高度の対麻痺・片麻痺 中等度の四肢麻痺 完全な単麻痺	④高度の四肢全部の失調	④高度の構音障害 高度の他の脳幹機能障害	④1～2肢	高度の触・痛覚の低下 固有覚の消失（単独or合併）	④ほとんど導尿を要するが、直腸機能は保たれている	④悪い方の眼に高度視野障害 矯正視力0.2～0.1 悪い方の眼は[grade 3]で良眼の視力0.3以下	④高度の知能低下（中等度の慢性脳徴候）	
				2肢以上	中等度の触・痛覚の低下				
				3肢以上	完全な固有覚の消失				
5	⑤完全な対麻痺・片麻痺 高度の四肢麻痺	⑤失調のため協調運動全く不能	⑤嚥下または構音全く不能	⑤1～2肢	全感覚の消失	⑤膀胱機能消失	⑤悪い方の眼の矯正視力0.1以下 悪い方の眼は[grade 4]で良眼の視力0.3以下	⑤高度の痴呆 高度の慢性脳徴候	
				頸以下	中等度の触・痛覚の低下 ほとんどの固有覚の消失				
6	⑥完全な四肢麻痺			⑥頸以下	全感覚消失	⑥膀胱・直腸機能消失	⑥悪い方の眼は[grade 5]で良眼の視力0.3以下		
?	?不明	?不明	?不明	?不明		?不明	?不明	?不明	?不明
X		小脳機能：脱力（錐体路機能[grade 3]以上）により判定困難な場合、gradeとともにチェックする.					視覚機能：耳側蒼白がある場合、gradeとともにチェックする.		

図2　Kurtzke総合障害度評価尺度（日本語版）[6]

判断し、休息をとるあるいは中断することが安全です（コラム③）.

4　活動・参加レベル，QOLの評価は？

　基本動作の自立度，歩行速度などの動作遂行能力，Barthel IndexやFIMなどの標準化された日常生活活動の評価尺度が用いられます．これら

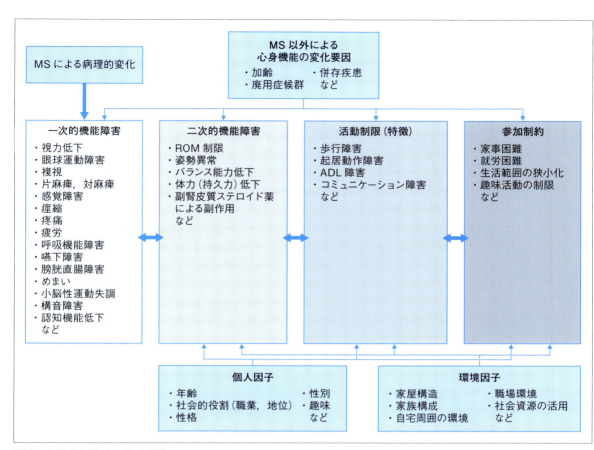

図3 多発性硬化症の障害構造

表4 主な評価項目

項目	主な検査方法
筋力・運動麻痺	MMT, Brunnstromステージ
神経機能	深部腱反射, 病的反射
感覚	感覚テスト
筋緊張・痙縮	Modified Ashworth Scale
関節可動域	ROMT
バランス	FR, BBS, TUG, 重心動揺計
協調性・運動失調	指鼻試験, 手回内・回外試験, 踵膝試験, foot patなど
視機能	視力検査, 視野検査

MMT：manual muscle testing
ROMT：range of motion test
FR：functional reach
BBS：Berg balance scale
TUG：timed up and go test

 コラム③ 疲労に関連する要因

　睡眠不足，栄養不足，運動耐容能の低下，動作に努力が必要であることや効率の低下（機能障害による），うつ，神経筋性の疲労（脱髄による軸索のエネルギー消費量の増大），疾患特有の倦怠感（1日のなかで遅い時間ほど倦怠感が増加），気温・室温・体温の上昇，精神的ストレスなどがあります．

　多元的であり，患者に合わせて個別的な対処が必要です．

は，患者の経過，増悪・寛解の程度の判断，目標の設定等に役立ちます．同様に，手段的日常生活活動や就労状態，その他の社会的活動などの参加レベルに関する情報収集が必要です．

　特に疲労に関しては，過度の疲労がない範囲での歩行距離などの運動耐容能，自宅での立位作業時間，就労時の作業時間などの測定や患者からの聴取が必要です．

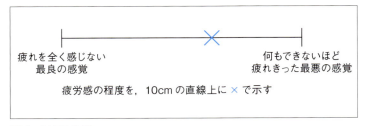

図4 VASの例

表5 Borgスケール

6	
7	非常に楽である
8	
9	かなり楽である
10	
11	楽である
12	
13	ややきつい
14	
15	きつい
16	
17	かなりきつい
18	
19	非常にきつい
20	

　また，立ち上がり動作や歩行，セルフケアに伴う基本動作における運動パターンの観察は，痙縮や運動失調などの影響を把握するために必要であり，運動の効率性・容易さの視点から評価することも大切です．特に歩行に関しては，装具の適応となる患者も多く，動作遂行能力における装具の有効性に加えて，主観的な安楽さなどを含めた効果を評価することが必要です．

　どの時期や病型においても，社会的活動の維持や再発によって中断された社会的活動への復帰などに伴うQOLの維持や改善が重要な介入目的であるため，QOLの評価も必要です．包括的健康関連QOL尺度であるSF-36は広く使用することができます．多発性硬化症の疾患特異的QOL尺度としては，Functional Assessment of MS (FAMS)[7]やMSQOL-54[8]などがあり，日本語版が報告されています．

III. 多発性硬化症に対する理学療法

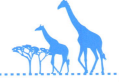

到達目標
- 多発性硬化症の各病期における理学療法の主な目標を説明できる．
- 多発性硬化症に対する疲労の管理を説明できる．
- 多発性硬化症の機能障害に対する介入を説明できる．
- 多発性硬化症に対する基本動作練習を説明できる．
- 多発性硬化症の日常生活活動・参加とQOLに対する支援を説明できる．

1 目標設定は？

どの病型や時期においても，共通する一般的な目標は，最適な機能的自立を維持・改善し，安全に動作や活動を遂行し，QOLを維持・改善することです．QOLを維持するためには，**再発と機能低下の予防，就労状態の維持，疾患に関する情報取得機会，医療者との良好な関係の構築，良好な心理的適応状態の維持**が必要です．病型，機能障害や活動制限などの障害の程度が個別的であり，さらに対象の社会的背景や個人的状態を反映する希望やニーズもきわめて多様であることを考慮して，個別的な目標を設定することが重要です．

中枢神経の脱髄によって生じる一次的な機能障害に対する理学療法の効果には限界がありますが，病態が安定した時期からの二次的障害の予防には効果が期待されます．また，人的介助や福祉用具，住宅環境整備などの環境の調整によって楽に運動や活動を遂行できるようにすることは大切です．楽すぎると廃用症候群による二次的な障害を発生することが心配されますが，多発性硬化症では，比較的早期から安楽な状態で活動量や活動時間を維持することが，患者のQOLを維持するために求められます．

各病期によって理学療法の目標は異なります（表6）．どの時期においても疾患の管理や疲労等に関する正しい知識についての患者の理解が重要です．再発寛解型多発性硬化症の再発時には，寛解した際の状態をできるだけ再発前の状態に回復させることが主な目標となります．一次性進行型多発性硬化症や二次性進行型多発性硬化症では，状態の進行を予測して早めに対処し，全般的な健康状態や機能的状態を最大限に維持することが主な目標です．自力での移動が困難となった重症期においては，骨関節機能や呼吸機能などの二次的

表6 各病期における理学療法の主な目標

時　期	主な目標
診断時	疾患の特徴と管理，疲労の問題，適切な運動と活動の重要性，歩行やバランス障害に対する対処について理解すること
急性増悪・再発時	再発前の状態への可及的な回復
進行期	進行を予測して対応し，環境整備や生活指導などによる健康状態や機能的状態の最大限の維持
重症期	介護負担の軽減と二次的障害の予防，安楽性・快適性の維持

な障害を予防し，福祉用具や介護サービスなども活用して，できるだけ安楽で快適な生活を維持することが求められます．

2 疲労の管理は？

どの時期においても疲労の管理が重要です．前述したように多様な影響要因があるため，個別に影響要因を分析して，疲労の増加を予防する必要があります．

a 医療者による管理

運動療法の際には，脱髄による神経筋性の疲労に注意します．特に再発時や症状が進行している時期には特に注意が必要で，臨床症状やMRI，髄液検査，誘発電位検査などの検査結果の推移を確認することが大切です．

b 患者自身による管理

医療者が疲労の程度をモニタリングし，運動強度や時間等を調節すると同時に，患者自身が疲労について理解し，自己管理する必要があります．運動療法の際以上に，日常生活や就労時間，余暇活動などの際の管理は，患者自身が行わなければなりません．VASやBorgスケールなどを用いて習慣的に疲労の程度をモニタリングすることは，患者自身の気づきや対応を促すためにも重要です．

c 急性増悪期・再発直後の管理

急性増悪期・再発直後には特に注意深い配慮が必要であり，一般的に再発から2週間程度は過剰な運動とならないよう，日常生活自体も管理することが必要です．症状の進行が停止し，症状が回復し始めた時期から，徐々に運動・活動を増やしていきます．運動強度を常時Borgスケールの「ややきつい」より低めとし，クーラーや扇風機などを使用して室温や体温が高くならないように調節し，十分に休息を挟む必要があります．

d 装具・福祉用具の使用による疲労の軽減

装具や歩行補助具などの福祉用具を使用するこ

とで動作が楽に遂行できる場合には，積極的に用具を使用することを促します．特に痙縮や異常運動パターン，運動失調などが動作遂行の妨げになる場合で，装具等が有効な場合には，運動パターンを努力して修正するよりも，用具を使用した運動・活動の遂行を指導します．

3 機能障害に対する介入は？

関節可動域運動，ストレッチング，筋力増強運動，協調性運動，バランス練習，有酸素運動などが主な介入プログラムです．

a 関節可動域運動・ストレッチング

関節可動域運動とストレッチングは，廃用による拘縮，痙縮，筋の短縮に対して有効です．急性増悪期には他動運動で行いますが，症状が安定した時期には，自動運動や患者自身によるストレッチングを中心に行います．

b 筋力増強運動

どの病期においても筋力増強運動の実施には，疲労に対して十分に配慮する必要があります．運動療法は症状を悪化させ，疾患の活動性を増加させる可能性があるため，運動は避けるべきであると20年以上前には指摘されていましたが，最近の報告では，運動が症状を持続的，永続的に悪化させる可能性は否定されています．むしろ，適度な運動は活動・参加レベルの向上に有益であることが報告されています．

また，運動によって一時的に生じる可能性のある症状の増悪は，熱誘発性の神経伝導速度の低下に起因しており，30分程度の安静で消失するとされています[9]．そのため筋力増強運動を行うことも推奨されてきていますが，過度な疲労は患者にとって負担となり，不安も助長するため，十分な配慮が必要です（第7章　筋萎縮性側索硬化症の「過用性筋損傷」の解説を参照）．

全般的に個々の筋や単関節に対する抵抗運動を実施するよりも，立ち上がり動作やスクワットなど，自重を利用した動作のなかでの筋力増強のほ

うが安全に実施可能です．また，退院後の自宅環境を見据えて，特殊な器具等がなくても実施可能な運動を実施することも必要です．

ⓒ 協調性運動・バランス練習

協調性運動やバランス練習も，運動失調やバランス障害を認める場合に実施しますが，やはり疲労に対する十分な配慮が必要です．

これらの機能障害に対する介入は，困難となっている基本動作やセルフケア，就労等に必要な動作の改善を主たる目的に実施します．これらの動作の安全性，円滑性および容易さを重視し，それらの改善に関係する機能障害や身体部位に着目して課題に特異的に介入を実施します．

ⓓ 有酸素運動

有酸素運動は状態の安定した時期に実施しますが，疲労の程度や体温の上昇に注意が必要です．歩行，ジョギング，自転車エルゴメータなどは運動強度や持続時間に注意することで実施は可能ですが，自宅や地域社会などでは，ヨガや太極拳など，楽しみながら低強度の運動を継続するほうが安全であり，患者の満足度も一般的に向上します．

4 基本動作練習は？

疲労や体温の上昇に注意し，安全性と容易さを重視した練習を行います．ベッド，ベッド柵，手すり，椅子などの動作を遂行する環境を十分に調整し，有効であれば下肢装具なども積極的に使用します．

片麻痺，対麻痺，運動失調など機能障害の種類や範囲，程度に最適な環境と動作方法を指導し，できるだけ日常生活で，自立して安楽に動作が遂行できることを優先します．病型や病期によって自立度が変化することを予測し，環境調整や動作方法などで柔軟に対応することが重要です．立位，歩行時の下肢の痙縮に対して短下肢装具を使用することも多いのですが，長期間必要となるかは患者によって異なるため，個別に作製する前に施設所有の装具を使用することをまず検討します．

移乗動作，歩行などの移動動作の際には，視力障害が動作の安全性に影響することがあるため，配慮や指導が必要です．

5 日常生活活動，参加，QOLに対する支援は？

それぞれの病期において，福祉用具や住宅環境を適切に整備し，最大限の機能的自立・参加レベルやQOLを維持するために支援します．急性増悪・再発で一時的に機能が低下した場合には，症状増悪以前の状態への回復を目指しますが，一次性進行型多発性硬化症や二次性進行型多発性硬化症など，徐々に進行して，日常生活活動や参加レベルが低下した場合には，QOLの維持を重視し，家族などの介護者の負担軽減が必要となります．

社会的状態や就労状況，余暇などへの興味，趣味などはきわめて多様であるため，個々の患者の生活スタイルを重視し，それぞれのニーズに沿った支援と再発予防のための対処行動を検討します．

再発時から寛解期初期には入院治療が必要ですが，安定期では自宅や地域社会での生活が基本であり，セルフケアに加えて，家事・育児や就労，他の社会的活動にできるだけ参加するように促します．その際，家族や職場の上司などの周囲の理解が重要であり，必要に応じて，具体的に対応などを助言します．

また，状態や再発の可能性などは，気温の上昇する夏期や気温の高い地域での生活，ストレスの蓄積，女性の場合には出産によって再発率が増加する（妊娠中は低下する）ことなどが一般的に指摘されているため，これらに配慮した支援が必要です．

Ⅳ. ケーススタディ

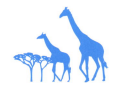

Aさん（40歳，女性）
診断名：多発性硬化症
現病歴：4年前に下肢の筋力低下と視覚の問題で発症し，その際には確定診断に至らず，3年前の再発の時点で多発性硬化症と診断された．この4年間で3回の再発と寛解を繰り返し，毎回主症状は下肢の筋力低下と視覚障害で，症状はほぼ回復しており再発寛解型多発性硬化症の病型と考えられる．再発のたびに神経内科へ入院し，入院中理学療法が実施されていた．退院後しばらくは外来理学療法に通院したが，症状の安定に伴い理学療法は終了し，神経内科へ定期的に通院中である．再発後の回復過程において，筋力の回復は完全ではなく，徐々に筋力が低下していた．今回4回目の再発で神経内科へ入院となり，ステロイドパルス療法を2クール実施し，現在入院後4週が経過した．今回の主症状は両下肢の筋力低下だが，入院後の治療により回復の傾向にある．入院当初からベッドサイドにて関節可動域運動を中心とした理学療法を開始していたが，運動強度に注意しながらの運動療法や生活指導を目的に，理学療法室での理学療法の実施が許可された（図5）．

生活の状況：Aさんは夫と2人の子ども（中学1年生と小学4年生）と自宅で生活していた．元会社員で，今回の入院1年前に退職し，専業主婦となった．以前は，ジョギングや卓球などを楽しんでいたが，退職数か月後頃から疲労やバランスの問題などのためにそれらの活動は行っていない．また，今回の入院の3か月前から主に視力の問題のために自動車の運転もやめていた．

今回の再発の直前の状態では，歩行は歩行補助具を使用せずに自立していたが，下肢の筋疲労のため，500 m以上の連続歩行は困難であった．基本的ADLは自立していたが，更衣動作や入浴動作などには時間がかかっていた．歩行と同様に下肢の筋疲労を生じることがあり，特に入浴後30分はその傾向が顕著であった．家の周辺の散歩や家族との買い物など，ほぼ毎日外出していた．し

4年前に発症	下肢の筋力低下，視覚の問題 これまでに3回の再発
1年前	退職
3か月前	自動車の運転を中止
4回目の再発 神経内科入院	ステロイドパルス療法2クール ベッドサイドにて理学療法実施
4週後	理学療法室での理学療法開始
6週後	自宅退院 病前とほぼ同様の状態 週2回の頻度で外来リハビリテーション
14週後	リハビリテーション終了
退院後1年半	再発なし

図5　Aさんの経過の概要

かし，重量物の持ち上げや運搬はできず，家族に頼んでいた．

これまで再発を繰り返し，それに伴って徐々に日常の活動や参加の状態が制約されてきていることで欲求不満が高まり，将来の身体機能や生活に対する不安も少しずつ増えてきている状態であった．薬物療法は，維持的に非ステロイド系免疫抑制剤（インターフェロン）と下肢筋の痙縮に対してバクロフェンを内服していた．

理学療法評価

短期記憶の軽度の低下を認めましたが，認知機能はほぼ正常であり，疼痛の訴えはありませんでした．バイタルサインは正常範囲内であり，生活上，呼吸循環器系の症状や訴えも認めませんでした．

上肢は，深部腱反射が両側とも亢進し，軽度の痙縮を認めましたが，感覚障害は認めず，分離運動は可能で筋力も4レベル以上でした．日常生活上でも巧緻性には大きな問題がありませんでしたが，力を要する物品操作は困難でした．

下肢は，両下肢に痙性麻痺を認め，両股関節内転筋，ハムストリングス，下腿三頭筋に中等度の痙縮（MAS［p.45 表7］で2）を認め，速い運動や交互運動の反復などがやや拙劣でしたが，分離運動は概ね可能でした．両下肢に筋力低下を認め（表7），特に膝関節伸展筋群，足関節底背屈筋群において右よりも左のほうがより筋力が低下していました．また，関節可動域は股関節外転（右/左）が45°/20°，足関節背屈が5°/0°と制限を認める以外は，正常範囲内でした．感覚障害は，L3レベル以下で触覚，痛覚，深部感覚が両側ともに中等度鈍麻でした．

視覚の症状は，軽度の視力低下に加えて，複視（特に近見時）と両側側方注視眼振を認めましたが，これらは今回の再発以前からの症状であり，明らかな増悪は認めていません．

座位バランスに問題はなく，立位にてリーチング距離の短縮，閉眼やタンデム立位，片脚立位などでバランスが低下しており，BBSにて40/56でした．基本動作や歩行（歩行補助具未使用），基本的ADLはほぼ自立でした．しかし，立ち上がり動作には両上肢の支持が必要で，更衣や入浴動

表7　AさんのMMTの結果

		右	左
股	屈曲	4	4
股	伸展	4	4
股	外転	3	3
膝	屈曲	4	4
膝	伸展	4	3
足	背屈	3	2
足	底屈	4	3

作に時間がかかり，疲労感も認めました．特に更衣は座位姿勢を中心に行い通常は15分を要していました．

歩行は，ワイドベースで上肢の振りが消失しており，左遊脚相で鶏歩を認め，10m歩行時間は18秒と歩行速度の低下を認めました．階段昇降は，片側の手すりを使用して1階分は可能でしたが，下肢の疲労感を認めました．Borgスケール12以上で休息することとして測定した6分間歩行距離は250mでした．連続して100m程度で下肢疲労を認め，6分間に2回の休息が必要でした．バイタルサインには大きな変化がなく，疲労の原因は両下肢の筋疲労でした．

以上より，EDSS（図2）は4.0でした．

目標

以下について，Aさんの合意のもと目標を設定しました．

● 歩行持久性の改善：疲労に注意しながら，今回再発直前の状態である500m連続歩行ができること．その際，左短下肢装具の有効性を評価すること．

● 疲労の管理の習得：日常生活や運動における疲労の程度を自身でモニタリングし，過度な疲労が発生しないように管理できること．

● 関節可動域の改善：両下肢の関節可動域を最大限に改善すること．

● 寛解後の機能障害やバランス機能の維持を目的とした運動の導入：退院後に自宅で実施できるホームエクササイズを遂行できること．

介入内容

週5日の頻度で理学療法を実施し，理学療法開始から2週間後に自宅へ退院しました．

225

●歩行能力について

　休息せずに500mを歩行できることを目標に，歩行練習を行いました．歩容については特別意識をせずに，できるだけ楽な歩き方やペースで行うように指導し，Borgスケールが12となった時点で休息し，疲労が軽減された後に歩行を再開しました．最初は100m程度で休息する状態で，数日で200mまで増加したものの，特に下肢の筋疲労のための休息が必要でした．そのため，左下垂足・鶏歩に対してプラスチック短下肢装具（プラスチック一体型，フレキシブルタイプ）を使用したところ，下肢の筋疲労が軽減されました．また，歩行安定性に軽度の不安もあり，T字杖を使用することでワイドベースは軽減し，歩行速度もやや増加しました．これらの装具と歩行補助具の使用により，理学療法開始から10日で500m連続歩行が獲得されました．10m歩行時間は15秒，6分間歩行距離は休息せずに295mといずれも改善しました．装具と歩行補助具は購入し，退院後も使用することとしました．

●関節可動域について

　関節可動域制限を認める股関節外転と足関節背屈に対して他動的関節可動域運動とストレッチングを実施しました．開始当初から最終域感はどちらも痙縮を伴った結合組織性・筋性であり，筋・腱に対する持続伸張を実施し，2週間で股関節外転（右／左）が50°/40°，足関節背屈が10°/10°と改善しました．

●疲労の管理について

　再発に対する不安も徐々に増加しており，退院後の生活での疲労を管理するためのエネルギーの節約方法（表8）について指導しました．特に歩行時にはBorgスケールが12となったら休息することを徹底し，日常の生活や退院後も休息の目安を覚えてもらいました．また，入院中から退院後の生活で工夫できる点をAさんおよび家族と一緒に検討しました．具体的には外出の際には装具と杖を使用すること，買い物をする店ではカートを使用すること，家事は夫や子どもができるだけ分担すること（特に台所や室内の清掃，浴室の掃除

表8　疲労を管理するためのエネルギーの節約方法

原　則	自分自身の限界を認識すること 日常の活動の計画を立てること 家の中を整理整頓すること 十分に休息をとり，規則的に睡眠すること 杖や車椅子などを利用すること
環境の工夫	よく使用する物は出し入れしやすい場所に置くこと 重い物は軽い物に交換すること（皿やカップなど） 蛇口やドアのノブなどを操作しやすい物に交換すること 良い姿勢となるように作業デスクなどを調整すること 重い道具を持ち運ばないこと 寝室・居室は1階にすること
不必要な努力の排除	立位を避け，できるだけ座位で作業すること 便利な道具・自助具を使用すること（オープナー，リーチャーなど） 炊事動作を簡略化すること 調理済み食材を利用すること カートを利用すること 配達サービスを利用すること
あらかじめ計画を立てること	作業を開始する前に必要な道具や物品を全て準備すること 一度に多めの量を調理し，冷凍保存すること 疲労を感じる前に，休息を挟みながら作業すること 余裕をもった時間で計画を立てること 日記をつけて，疲労しやすい活動や作業を確認すること
優先順位をつけること	重要ではない課題は減らすこと 頼める作業は家族や友人に任せること 掃除サービスや庭木の剪定などを依頼すること

は任せること），家具の配置や日常的に使用する道具の保管場所を調整すること，浴室にシャワーチェアを準備すること，脱衣所に腰かけて更衣ができるように椅子を準備することなどを計画しました．

ホームエクササイズについて

理学療法開始1週間後から，関節可動域，筋力，バランスの維持を目的としたホームエクササイズを指導しました．関節可動域について，下肢の自動運動，股関節外転と足関節背屈に対するストレッチングが容易に実施できました．筋力については，高めの椅子からの立ち上がり動作とスクワットが5回程度であれば安全に実施できました．バランスは立位にて支持基底面を狭くした静的立位保持練習（1分）と，立位での前後左右への重心移動練習（各方向へ10回ずつ）を指導し，過度な疲労を生じずに実施可能でした．これらの運動を退院後毎日実施することとしました．

その後の経過

概ね再発前と同等の機能障害や活動・参加の状態に回復し，自宅退院となりました．退院後の状態の安定化の確認と自宅での疲労の管理やホームエクササイズの実施の確認を主な目的に，夫の車での送迎にて週2回外来理学療法を継続しました．ほぼ予定通りの生活が実施できており，ホームエクササイズも安全に継続できていることを確認しました．疲労の程度も大きな問題はなく，Aさんがより活動的な運動の実施を希望したため，自動運動やストレッチングを中心とした自宅でのヨガの実施を追加し，疲労が増加しないことを確認しました．

目標が達成されたため，退院後2か月で理学療法を終了としました．その後は神経内科への定期受診と投薬治療が継続されており，状態の変化や生活での不安などが生じた場合には理学療法を再開する方針で経過観察中です．退院後1年半が経過し，現状では再発等の所見もなく生活が維持できています．

8章　文献

1) 水野美邦，栗原照幸（編）：標準神経病学．医学書院，2000.

2) 日本神経学会，日本神経免疫学会，日本神経治療学会（監修）：多発性硬化症治療ガイドライン2010．医学書院，2010.

3) 辻　省次（編）：最新アプローチ多発性硬化症と視神経脊髄炎．中山書店，2012.

4) 乗松尋道（総監訳）：アンフレッド脳・神経リハビリテーション大事典．西村書店，2007.

5) Kurtzke JF：Rating neurologic impairment in multiple sclerosis：an expanded disability status scale（EDSS）． *Neurology*, 33：1444-1452, 1983.

6) 厚生労働省：多発性硬化症／視神系脊髄炎　概要，診断基準等（http://www.mhlw.go.jp/file/06-Seisakujouhou-10900000-Kenkoukyoku/0000089938.pdf）.

7) 菊地ひろみ・他：多発性硬化症患者の生活の質構成要素に関する調査． *Brain and Nerve*, 59（6），617-622, 2007.

8) 山本俊之・他：日本語版Multiple Sclerosis Quality of Life-54の信頼性の検討．臨床神経学，44（7），417-421，2004.

9) Carr J，Shepherd R（著），潮見泰藏（監訳）：ニューロロジカルリハビリテーション．医歯薬出版，2012.

（臼田　滋）

国家試験　過去問題

【1】48回PT午前12
48歳の女性．2年前に多発性硬化症と診断された．これまで日常生活はおおむね自立していたが，1週前から視力の低下，両側下肢の脱力が増悪し入院となった．薬物治療後に理学療法が開始されたが，視力の低下，両側下肢の筋力低下および軽度のしびれが残存している．
この時点の深部感覚障害の程度を適切に検査できるのはどれか．
1. 運動覚試験
2. Romberg試験
3. 内果での振動覚試験
4. 自動運動による再現試験
5. 非検査側を用いた模倣試験

【2】49回PT午後27
再燃を繰り返している多発性硬化症患者において，ステロイドパルス療法後に介助での座位が可能となり，理学療法が開始された．
適切なのはどれか．
1. スクワット運動を行う．
2. 座位バランスの安定化を促す．
3. 自主練習として伝い歩きを指導する．
4. 疼痛を伴うときには温熱療法を行う．
5. 重錘を用いた筋力トレーニングを行う．

【3】50回PT午前24
脊髄小脳変性症に比べて多発性硬化症に特徴的なのはどれか．
1. 痙　縮
2. 運動失調
3. 嚥下障害
4. 構音障害
5. 有痛性けいれん

【4】51回PT午後17
37歳の女性．5年前に多発性硬化症と診断．発症初期は再発寛解型であったが，2年前に二次進行型に移行し右痙性片麻痺がある．2週前から右内反尖足位の痙縮が増悪し，MAS〈modified Ashworth scale〉で段階2である．
右足の痙縮に対する治療で適切なのはどれか．
1. 赤外線療法
2. ホットパック
3. 電気刺激療法
4. アキレス腱延長術
5. 経頭蓋磁気刺激法

【5】47回専門基礎午後89
多発性硬化症について正しいのはどれか．2つ選べ．
1. 男性に多い．
2. 発症は50歳代に多い．
3. 脱髄病変がみられる．
4. 視力低下が出現する頻度が高い．
5. 運動負荷に制限を設ける必要はない．

解　答
【1】1　【2】2　【3】5　【4】3　【5】3, 4

9章

ギラン・バレー症候群
（ニューロパチー）

Ⅰ．ギラン・バレー症候群の病態と治療
Ⅱ．ギラン・バレー症候群に対する評価
　　―意義・目的・方法―
Ⅲ．ギラン・バレー症候群に対する理学療法
Ⅳ．ケーススタディ

Ⅰ. ギラン・バレー症候群の病態と治療

到達目標

- ギラン・バレー症候群の病態と症状を説明できる.
- ギラン・バレー症候群の診断基準と主な病型を説明できる.
- ギラン・バレー症候群に対する主な治療を説明できる.

1 ニューロパチーとは？

ニューロパチーは，末梢神経の神経伝導が**脱髄**あるいは**軸索変性**によって障害された状態であり，その原因は，薬物，代謝異常，炎症，外傷，圧迫，遺伝，がん性などと多彩です．障害される末梢神経の範囲によって，1本だけが障害される**単神経炎**，大きな末梢神経が2本以上障害される**多発性単神経炎**，多数の神経が障害される**多発神経炎**に区別されます．臨床的には，遺伝性，栄養障害性，炎症性ニューロパチー，内科疾患に伴うニューロパチー，主に絞扼・圧迫による単神経障害に分類されます[1,2]（表1）.

本章では，多発神経炎の代表的疾患である**ギラン・バレー症候群**（Guillain-Barré syndrome：GBS）を中心に解説します（コラム①）.

2 ギラン・バレー症候群とは？

ギラン・バレー症候群は，多くの場合，先行する感染症を伴う**免疫介在性多発神経炎**です．両側性の弛緩性運動麻痺と比較的軽度の感覚障害を認め，経過予後はおおむね良好で，**発症後4週以内に頂点に達し，その後は軽快**します．しかしその臨床症状は軽症例から劇症型までと多様です．以前は**急性炎症性脱髄性多発ニューロパチー**（acute inflammatory demyelinating polyneuropathy：AIDP）と考えられていました．近年は，軸索変性を認める**急性運動性軸索型ニューロパチー**（acute motor axonal neuropathy：AMAN）や**急性運動感覚性軸索型ニューロパチー**（acute motor and sensory axonal neuropathy：AMSAN），そして**フィッシャー症候群**（Fisher syndrome：FS，コラム

表1 ニューロパチーの種類

	主な疾患
遺伝性ニューロパチー	Charcot-Marie-Tooth病，Dejerine-Sottas病，家族性アミロイドポリニューロパチー
栄養障害性ニューロパチー	ビタミンB1欠乏，アルコール性ニューロパチー，ビタミンB6欠乏，ビタミンB12欠乏，ペラグラ
炎症性ニューロパチー	ギラン・バレー症候群，フィッシャー症候群，慢性炎症性脱髄性多発ニューロパチー，Lewis-Sumner症候群
内科疾患に伴うニューロパチー	糖尿病性ニューロパチー，尿毒症性ニューロパチー，Crow-Fukase症候群，多発性骨髄腫に伴うニューロパチー，ポルフィリアに伴うニューロパチー，膠原病に伴うニューロパチー，がん性ニューロパチー
単神経障害	ベル麻痺，手根管症候群，橈骨神経麻痺，尺骨神経麻痺，腓骨神経麻痺

コラム① ギラン・バレー症候群の疫学

ギラン・バレー症候群の発症は，全年齢層に認めます．欧米での発症率は0.62～2.68人/10万人で，男女比は1.78：1です．日本では1.15人/10万人で，男女比は3：2，平均年齢は39.1±20.0歳です．

コラム② フィッシャー症候群

急性の外眼筋麻痺，小脳性運動失調，深部腱反射消失を三大徴候とする免疫介在性ニューロパチーです．一般に，上気道感染後に発症し，数週間の進行後に自然経過で軽快する単相性の経過をとります．

コラム③ ギラン・バレー症候群の予後

予後不良因子は，ピーク時での重症度，高齢発症，下痢の先行感染あるいは Campylobacter jejuni 感染，発症から入院までの日数が短い（急性進行），神経伝導検査での複合筋活動電位（compound muscle action potential：CMAP）の低振幅ないし消失などです．

脱髄型（AIDP）と軸索型（AMAN）には長期予後に差はありませんが，軸索型は急速改善例と予後不良例に二分されます．

補助呼吸・人工呼吸管理が必要となる症例では，生命予後・機能予後のいずれも不良な傾向があり，補助呼吸・人工呼吸管理が不要であれば，発症後6か月以上経過時点で，歩行補助具があれば5mの歩行が可能なレベル以上に回復します．

---

②）を含む疾患群として整理されています．そして，神経伝導検査の結果に基づいて脱髄型（AIDP）か軸索型（AMAN）かが鑑別されます．

3 ギラン・バレー症候群の症状は？

ギラン・バレー症候群の中核症状は弛緩性運動麻痺であり，左右対称的で，重度な場合には四肢麻痺となり，呼吸筋麻痺に至ると人工呼吸管理が必要となります．感覚障害は通常軽度ですが，しびれ感や疼痛，異常感覚を伴うこともあります．その他に，顔面神経麻痺，球麻痺や眼球運動障害などの脳神経麻痺，不整脈や血圧変動などの自律神経症状を認めることもあります．

4 ギラン・バレー症候群の診断は？

診断は，病歴，臨床症候，脳脊髄液検査や神経伝導検査などの補助検査に基づき，他疾患を除外して総合的に行われます．本疾患と類似の症状を呈する慢性炎症性脱髄性多発ニューロパチー（chronic inflammatory demyelinating polyneuropathy：CIDP）の発症早期との鑑別は一般に困難です．著明な感覚障害を示す症例，呼吸不全を伴わない症例，先行感染が明らかではない，あるいは自律神経障害や顔面神経麻痺を認めない症例では慢性炎症性脱髄性多発ニューロパチーの急性発症の可能性があります．また，慢性炎症性脱髄性多発ニューロパチーでは，発症後9週以降に症状が増悪し，3回以上の増悪を認めます．

5 ギラン・バレー症候群の治療は？

疾患自体に対する積極的な治療として，免疫調整療法（血漿浄化療法と経静脈的免疫グロブリン療法）が推奨されています．ギラン・バレー症候群は比較的予後は良好ですが，人工呼吸管理を必要とする場合や，重症な機能障害を残す場合もあり，発症早期からの治療が望まれます（コラム③）．特に発症2週以内，および2～4週以内の重症度が後述する機能グレード（functional grade：

> **コラム④　免疫調整療法の副作用**
>
> 免疫調整療法によって以下の副作用が生じる可能性があるため，理学療法施行時に留意する必要があります．
> - 血漿浄化療法に伴う主な副作用：低血圧，じんましん，悪心・嘔吐，低カルシウム血症など
> - 経静脈的免疫グロブリン療法に伴う主な副作用：肝機能異常，頭痛，悪心，発疹，発熱など

FG）4（中等症）以上の患者に対して，積極的に免疫調整療法が施行されます（**コラム④**）．

呼吸不全，嚥下障害，感染症，不整脈，疼痛などに対する対症療法，塞栓症や肺炎などに対する予防療法が，リハビリテーションと並行して施行されます．特に呼吸筋麻痺による呼吸障害に対しては，気管内挿管・人工呼吸管理が適応となります．肺活量が12〜15 ml/kg以下，予測値よりも30〜40％低下している場合，室内空気でPaO$_2$が70 mmHg以下，4〜6時間にわたって肺活量が低下傾向を示す場合，高度の球麻痺があり誤嚥が認められる場合に，それらが考慮されます．

リハビリテーションは，筋力の改善を目的とした理学療法だけでなく，作業療法や言語聴覚療法など，個々の患者の状態に応じて多職種間で連携した支援が必要です．筋力低下の著しい患者では，筋力が回復するまでの拘縮予防と良肢位が大切であり，回復期でも過用性筋損傷のリスクを避けるため，運動強度の強すぎる運動は避ける必要があります．症状や経過は患者によって多様なため，個々の患者の状況に応じた個別的な支援が必要です．また，ギラン・バレー症候群は予後の良好な疾患と考えられていますが，症状の改善には数年を超える長期間を要する患者も多く，心理的ケアを含めて長期にわたる介入が重要です．

Ⅱ．ギラン・バレー症候群に対する評価 —意義・目的・方法—

到達目標

- ギラン・バレー症候群の重症度評価を説明できる.
- ギラン・バレー症候群の機能障害の評価を説明できる.
- ギラン・バレー症候群の活動・参加レベルとQOLの評価を説明できる.

1 重症度の評価は？

Hughesの機能グレード尺度が一般に用いられます[3]（表2）. 7段階で簡便に評価できます.

2 機能障害の評価は？

出現している症状に応じて，機能障害の程度を評価します（表3）.

a 筋力低下の評価

筋力低下が中核症状であるため，筋力テストと関節可動域の評価が重要です. 特に急性期において，重度の筋力低下を示す患者では，拘縮を生じやすく，拘縮が原因で十分な筋力を発揮できないこともあります. また，疼痛が原因で筋力が不十分となっている患者もいるため，筋力，関節可動域，疼痛の関係を考慮して評価を行います. また，筋力低下を示す部位が，上肢と下肢，遠位と近位，顔面・外眼筋や体幹など，患者によって多様であるため，それぞれ特徴に留意して定期的な評価を行います.

b 感覚障害の評価

比較的大きい径の有髄感覚神経が障害されやすいため，位置覚や振動覚が特に影響されます. それに伴って失調性歩行や姿勢制御の視覚情報への依存性を示すこともあり，バランスと関連づけて

表2　Hughesの機能グレード尺度[3]

FG0	正常
FG1	軽微な神経症候を認める
FG2	歩行器，またはそれに相当する支持なしで5mの歩行が可能
FG3	歩行器，または支持があれば5mの歩行が可能
FG4	ベッド上あるいは車椅子に限定（支持があっても5mの方向が不可能）
FG5	補助換気を要する
FG6	死亡

表3　主な評価項目

項　目	主な検査方法
筋力	MMT
神経機能	深部腱反射
感覚	感覚テスト
疼痛	VAS
脳神経	顔面神経，眼球運動，嚥下機能
呼吸機能	呼吸機能測定
関節可動域	ROMT
バランス	FR，BBS，TUG，重心動揺計
協調性・運動失調	指鼻試験，手回内・回外試験，踵膝試験，foot patなど
自律神経	バイタルサイン

MMT：manual muscle testing
VAS：visual analogue scale
ROMT：range of motion test
FR：functional reach
BBS：Berg balance scale
TUG：Timed up and go test

233

評価します．また，感覚過敏，異常感覚（しびれ，ひりひり感，灼熱感など）を生じることも多く，一般に手袋靴下型に分布します．感覚過敏や異常感覚との区別が難しいことも多いのですが，自発痛，運動痛，筋肉痛，つっぱり感や夜間の持続痛なども多く，睡眠の妨げにもなります．寝具との接触や空気の動き程度でも疼痛の原因となる場合もあります．疼痛を軽減するための対策を検討するためにも，これらの程度や増悪因子と緩和因子などを含めて評価します．

c 呼吸機能などの評価

その他，患者の症状によって，呼吸機能，嚥下機能，自律神経機能（血圧，脈拍，心電図，体温など）を評価することが重要です．特に，人工呼吸管理下の急性期においては，適切な時期に抜管とウィーニングを成功させるために，人工呼吸器の設定の確認を含めた呼吸機能の評価が必要です．

3 活動・参加レベル，QOLの評価は？

基本動作の自立度，動作遂行能力，Barthel IndexやFIMなどの標準化された日常生活活動の評価尺度が用いられます．回復期においては，これらの活動レベルが著しく改善傾向を示すため，週に1回程度定期的に測定することで，回復の程度を確認することが重要です．特に移動能力では，下肢装具や歩行補助具等の適応も考慮して評価します．

参加レベルに関しては，年齢や患者の個人因子，生活背景などによって多様です（図1）．機能障害の回復の程度とも関係しますが，年齢に応じて，家事や育児，学校生活，就労状況などへの復帰が目標となるため，参加に関連した情報の収集が必要です．発症後数か月から半年程度で社会復帰可能な患者から，数年を要する患者までとその時期もさまざまです．QOLについても回復期から社会復帰以降の状態について評価することが必要ですが，ギラン・バレー症候群の疾患特異的評価尺度は報告されておらず，SF-36などの包括的評価尺度を使用します．

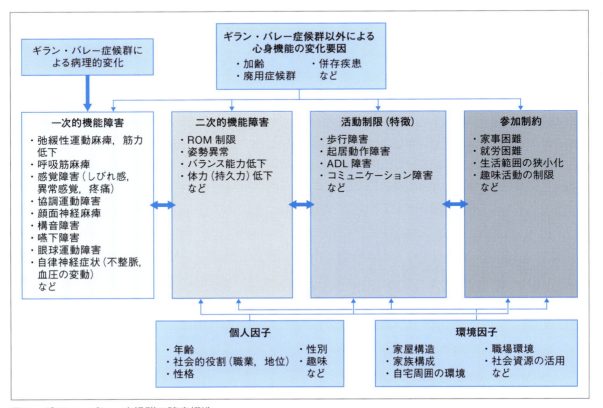

図1 ギラン・バレー症候群の障害構造

Ⅲ. ギラン・バレー症候群に対する理学療法

到達目標

- ギラン・バレー症候群の各病期における理学療法の主な目標を説明できる.
- ギラン・バレー症候群の呼吸機能障害に対する介入を説明できる.
- ギラン・バレー症候群の疼痛の管理を説明できる.
- ギラン・バレー症候群の二次的障害の予防を説明できる.
- ギラン・バレー症候群に対する筋力増強運動を説明できる.
- ギラン・バレー症候群に対する基本動作練習を説明できる.
- ギラン・バレー症候群の日常生活活動と参加に対する支援を説明できる.

1 目標設定は？

　ギラン・バレー症候群は，一般に症候の進行と回復の経過をとるため，その時期ごとに目標を明確に設定する必要があります．患者によって症候や経過は多様ですが，大まかに経過は急性期，プラトー期，回復期に分けられます[4,5]（表4）．各時期の期間は患者によって多様であり，特にプラトー期はさまざまです．

　急性期は症候が進行している時期であり，ICUなどに入院中で，人工呼吸管理や疾患自体に対する免疫調整療法が施行されます．呼吸困難感や疼痛，さらに症候の進行などは患者に恐怖や不安を

もたらします．患者本人や家族の心理面も考慮した愛護的・支持的ケアが必要であり，できるだけ不快感や苦痛を軽減し，二次的障害を予防することが目標です．

　プラトー期においても，患者によっては人工呼吸管理や疾患に対する治療が中心ですが，症候が安定し，その後の回復期への準備を図る時期です．座位や立位などの直立姿勢へ適応し，基本動作やセルフケアへの段階的な能動的参加を促しますが，疲労が過剰にならないよう管理が必要です．

　回復期は，機能障害や活動制限・参加制約を最大限に解消し，社会復帰やその後の活動的な社会的活動へ移行することが目標です．必要に応じて福祉用具の使用などの環境調整も行います．患者

表4　ギラン・バレー症候群の3つの時期の期間，特徴と理学療法の主な目標

	期　間	特　徴	理学療法の主な目標
急性期	発症から4週程度	急性発症から症候の進行，ICUにて人工呼吸管理	呼吸機能の維持，二次的障害の予防（拘縮や褥瘡など），疼痛の管理
プラトー期	約4週間	症候がピークに達して進行が止まり，安定した状態	呼吸機能の改善・抜管・ウィーニング，二次的障害の予防，座位などの直立姿勢への適応，疲労の管理
回復期	数か月から数年と多様	症候の改善が始まり，ほぼ完全に回復する患者から，障害が残存する患者までさまざま	筋力低下などの機能障害の最大限の回復，基本動作や日常生活活動・参加レベルの最大限の回復，社会復帰と社会的活動への適応

235

によって，ほぼ完全に回復して発症前の状態に復帰できる場合もあれば，機能障害が残存し，発症前とは活動・参加レベルの変更を余儀なくされる場合もあります．理学療法の介入の継続期間も，数か月で終了する場合から数年にわたる外来での介入が必要な場合まで多様です．運動耐容能の向上も必要ですが，筋力増強運動や有酸素運動などの施行時に，疲労の管理が大切です．

2 呼吸機能障害に対する介入は？

呼吸筋麻痺とそれに伴う合併症により**気管内挿管・人工呼吸管理**が必要となる場合があります．一般に人工呼吸管理開始後数週で抜管が試みられ，一時的な人工呼吸管理となります．しかし，その時点で抜管困難な場合は，気管切開と長期間の人工呼吸管理が必要となることがあります．

人工呼吸管理中においては，胸郭・脊柱の関節可動域運動，呼吸介助，ポジショニングや体位ドレナージなどを組み合わせ，換気量や酸素化の維持・改善，換気効率の改善，気道クリアランスの促進，無気肺の予防を図ります．多くの場合，呼吸不全の状態は一時的であるため，胸郭の可動性等は大きな問題にはなりませんが，高齢者や人工呼吸管理が長期に及ぶ患者では，呼吸機能に関連した二次的な障害の予防も必要です．

3 疼痛の管理は？

感覚過敏，異常感覚とも関連する疼痛の程度や訴えは患者によって多様で，急性期を中心に疼痛の軽減や悪化を予防するための管理が必要です．疼痛の程度や疼痛によって困難となっている状況を把握し，増悪・緩和因子を探索し，増悪因子は減らせるよう，緩和因子は生活のなかで適宜導入できるように管理することが基本です．

疼痛に対する薬物療法の有効性は個人差があります．急性期からプラトー期を中心に，筋力低下のために自動運動の困難な対象が多いため，他動的関節可動域運動やマッサージ，経皮的末梢神経

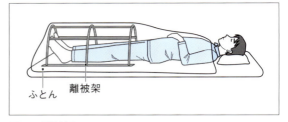

図1　離被架

電気刺激（transcutaneous electrical nerve stimulation：TENS）が有効な場合があります．空気の動きや寝具などとの軽度の接触刺激程度でも強い疼痛が誘発される場合には，離被架（図1）の使用，弾性包帯や弾性ストッキングでの持続的な軽い圧迫が有効な場合もあります．ベッドのギャッジアップや車椅子への乗車など姿勢の変化が効果的なこともあり，視覚で周囲や自分自身の身体を知覚可能な姿勢をとることで疼痛が軽減する場合もあります．

4 二次的障害の予防は？

拘縮や褥瘡などの二次的障害を予防するために，急性期からプラトー期を中心に体位変換，ポジショニング，関節可動域運動，下肢装具や上肢スプリントの使用などを行います．特に急性期で呼吸機能障害を示す患者では，体位変換による酸素飽和度などのバイタルサインの変化に注意が必要です．適切な体位・姿勢の選択によって，褥瘡や拘縮の予防に加えて，気道クリアランス，換気量の維持，疼痛の軽減などが期待されます．

筋力低下によって自動運動が困難な場合には，**他動的関節運動**が重要です．筋力低下の著明な急性期からプラトー期に拘縮を生じると，その後筋力が回復した場合にも関節運動の妨げとなり，基本動作やセルフケアなどに影響するため，予防が重要です．末梢循環の促進のためのマッサージなどとも組み合わせて，筋を急激に過伸展しないように愛護的に，さらに関節包内運動とともに他動運動を行います．拘縮の危険の高い部分に対して1日に2回以上行います．看護師や家族などとも協力して対応することが必要です．自動運動が可

能な筋力を有する場合には，自動運動でも実施しますが，自動的に最終域まで運動が可能かどうかを評価し，不十分な場合には他動運動を実施します．

接触刺激や他動運動に対して疼痛を訴える場合，他動運動の方法や頻度が不十分な場合などもあり，四肢の良肢位を保持するために，装具やスプリントが有効です．足関節を背屈位に保持するための短下肢装具や，手関節・母指・手指に対するスプリントなどが使用されます．

5 筋力増強運動は？

進行期およびプラトー期においては，筋力が比較的残存している部分に対して維持を目的とした運動は実施しますが，自動運動や日常生活のなかでの基本動作やセルフケアに関連した動作だけでも疲労を生じる可能性があります（「7章 筋萎縮性側索硬化症」コラム④を参照）．回復期において，過度な疲労に十分に配慮し，低強度で回数を少なく，短時間から，徐々に筋力増強運動を開始します．その後の1週間に筋力低下を認めない場合や筋力が改善する場合には，段階的に運動や活動レベルを増加させます．筋力の改善よりも基本動作能力や機能的課題の改善を目指し，立位時間や歩行距離，排泄動作や入浴動作などの活動への参加を促します．四つ這いや椅子からの立ち上がり，階段昇降などの動作の実施や固有受容性神経筋促通法（Proprioceptive Neuromuscular Facilitation：PNF）を導入することもありますが，疲労を生じない程度で実施します．

退院後も含め，発症後1年程度は，筋疲労を生じる運動は制限し，その後徐々にレジャーや低強度のスポーツなどを開始します．発症後数か月から数年にわたり，筋力の定期的評価と筋力増強運動の指導を継続する必要があります．

6 基本動作練習は？

急性期において気管内挿管・人工呼吸管理下の

対象では，ベッドのギャッジアップは施行されますが，下肢や体幹の筋力低下の影響もあり，座位や立位をとる機会はほとんどありません．抜管され，プラトー期に入って，徐々に座位や介助での立位などへの適応を図ります．その際，自律神経症状との関係で起立性低血圧などが生じてバイタルサインが変化する可能性があり，十分な注意が必要です．回復期へ移行し，四肢・体幹の筋力の回復を考慮しながら，起き上がり，立ち上がり，歩行，階段昇降などの基本動作練習を実施していきます．呼吸循環機能の疲労に加えて，筋力増強運動と同様に筋疲労が過度にならないよう，時間や回数を調節します．起き上がりや立ち上がりの回数を増やすよりも，座位や立位時間，歩行距離，歩行自立度などのセルフケアに直接関係する能力の向上を優先します．

特に立位や歩行においては，下肢の感覚障害・異常感覚の影響を示す患者もあり，立位での静的・動的な姿勢制御において視覚による代償を必要とすることがあります．一般に適応・学習能力は高く，認知機能は保たれているため，練習の機会を徐々に増やし，過剰な不安を軽減するように配慮することで，能力は向上します．

基本動作を遂行する際，下肢装具や固定式歩行器などの歩行補助具を積極的に使用します．これらの福祉用具の目的は，筋力低下を認める筋の過伸展や過用性筋力低下の予防と，日常生活活動における能力と実行状況の促進です．これらの使用は，多くの患者では一時的なことが多く，筋力や持久性の改善に見合った柔軟な選択を心がけます．筋力が回復するまでの間，車椅子を必要とすることが多く，初期にはリクライニング型車椅子を用い，その後普通型車椅子へ移行しますが，一時的にヘッドレストを必要とすることもあります．頭頸部や体幹の機能の改善に伴い，使用する車椅子を適宜変更します．下肢装具は，プラスチック製短下肢装具を使用することが多いですが，下肢筋力が十分に回復するより前に長下肢装具を用いることもあります．装具についても，筋力の回復に合わせて随時変更することが必要です．患者によっては，長期にわたって下肢装具を使用することもあります．

7 日常生活活動，参加に対する支援は？

　急性期にはセルフケアがほぼ全介助の状態であることが多いですが，プラトー期から徐々にセルフケアへの参加を促し，介助量を減らすことが可能です．一般に回復期において，セルフケアなどはほぼ自立した状態で地域社会での生活へ復帰することが可能です．筋力低下が遅延する患者では，地域生活に部分的な介助を必要とすることもあります．基本動作と同様に，筋力低下の程度や範囲に応じて，福祉用具等の環境を積極的に調整し，自立して関与できる割合を増やします．上肢・手指の機能障害の程度によって，食事・整容・更衣動作などでは自助具を必要とすることがあります．排泄・入浴動作では，手すりやシャワーチェアなど，座位や立ち上がり，移動に関連した用具を工夫する必要があります．これらも経過が良好な患者では一時的な使用にとどまることが多く，回復が遅延する患者では長期の使用が必要となるため，個別的な対応が必要です．

　家事・育児，就労，教育，余暇などの社会的活動への参加については，年齢や生活背景，個人の希望によってきわめて個別性が高く，各患者に応じた支援が必要です．多くの患者は病前の状態にほぼ復帰できますが，自助具の使用などの継続的な環境調整が必要となる可能性があります．

　社会生活に復帰以降，慢性炎症性脱髄性多発ニューロパチーでは症候の再発を繰り返すことがありますが，ギラン・バレー症候群では再発は2〜5%とまれです．しかし，高強度の運動による疲労や，筋力低下では説明のつかない疲労を訴える患者もおり，長期的にわたって運動・活動の強度や時間に関する生活指導が必要です．特に就労・職業に関連した活動について，職場環境の調整が必要です．

Ⅳ. ケーススタディ

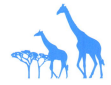

A君（15歳，男子）

現病歴：両親と12歳の妹との4人家族で，高校1年に在学中，感冒症状に引き続く四肢末梢のしびれ感と呼吸困難感を訴えて緊急入院となった．入院時には足関節背屈筋力の低下と軽度の歩行障害を認めた．入院3時間後に呼吸停止状態となったため，気管内挿管，人工呼吸器管理となり，集中治療室（ICU）に入室となる．経過からギラン・バレー症候群と診断され，ICU入室2日後から理学療法を開始した．その後も四肢の筋力低下は進行し，入室3日目には弛緩性四肢麻痺と下位脳神経もほぼ完全麻痺となる．血漿浄化療法が施行され，発症後2週間後より徐々に症状が回復し始め，入院25日目に抜管可能となって人工呼吸器から離脱し，一般病棟へ転棟した．発症から3か月で機能障害はある程度回復し，機能障害が一部残存している状態で自宅退院となり，その後も外来での理学療法を継続．退院後3か月で復学し，その後大学入学まで約2年間の外来と経過観察を継続した（図2）．

発症	感冒症状，しびれ感，呼吸困難感
緊急入院	足関節背屈筋力低下，軽度の歩行障害
3時間後	呼吸停止，人工呼吸器管理
ICU入室	
第2病日	理学療法開始
第3病日	弛緩性四肢麻痺，下位脳神経麻痺 血漿浄化療法
第7病日	作業療法開始
第14病日	症状が回復し始める
第21病日	ギャッジアップ開始
第25病日	人工呼吸器離脱，抜管 言語聴覚療法開始 端座位開始
第27病日	神経内科病棟へ転棟 車椅子座位を30分以上保持可能
第28病日	リハビリテーション室にて介入開始
第35病日	介助歩行練習を開始
第55病日	1か月後の自宅退院を目標へ
自宅退院（第85病日）	週3回のリハビリテーション外来
退院3週後	週2回のリハビリテーション外来へ
退院2か月後	学校を訪問
高校へ復学（退院3か月後）	
退院1年後	歩行は自立 月1回のリハビリテーション外来
発症から3年後	大学入学

図2　A君の経過の概要

ICUでの経過

人工呼吸器（SIMVモード）にて呼吸管理されており，ICU入室2日後から理学療法，1週間後から作業療法を開始しました．

呼吸機能の改善と拘縮予防を主な目的に，呼吸介助，胸郭のストレッチング，ポジショニング，気道クリアランス，体位排痰法，関節可動域運動を実施しました．看護師および家族に対して，関節可動域運動と背臥位と側臥位でのポジショニングを指導しました．足関節尖足予防のため足関節保持具を使用しました．また，手関節と手指の良肢位保持のためのスプリントを作業療法で作製し，装着しました．四肢の末梢，特に下肢末梢への接触に対しては過敏で異常感覚を伴っている印象があったため，弾性ストッキングを装着し，離被架も使用しました．

発症後2週後より呼吸機能および脳神経や四肢の筋力が緩徐に回復し始め，呼吸機能に対する介入を継続しました．

3週目より人工呼吸器装着下でのギャッジアップを徐々に開始しました．頸部，四肢近位部から徐々に筋力が回復し始め，筋収縮を認める部分の自動介助運動，自動運動を数回ずつ開始し，反復回数を数回として過負荷とならないよう配慮しました．四肢の末梢の筋力の回復は思わしくなく，他動的関節可動域運動やストレッチングを継続しました．手関節背屈と手指屈曲に若干の関節可動域制限を認め，悪化しないよう入念に対応しました．

4週目より頸部・体幹の自動運動が可能となってきたため，ギャッジアップはほぼ最大とし，端座位練習も開始しました．同時期に呼吸機能も安定し，人工呼吸器から離脱，抜管となりました．その時点で言語聴覚療法を開始し，嚥下練習，発声練習などを開始しました．

ICU退室後から自宅退院までの経過

抜管から2日後に神経内科病棟へ転棟となり，理学療法等を継続しました．四肢の筋力の回復，基本動作能力の最大限の獲得，セルフケアの経験の拡大から自立度の改善を目的に理学療法を実施しました．

上下肢近位筋筋力は3レベルに改善し，端座位は監視レベルで保持可能となりました．移乗動作は一人介助で可能であり，標準型車椅子にて30分以上の座位保持が可能となりました．

転棟翌日よりリハビリテーション室での理学療法を開始しました．四肢に関しては筋疲労に十分注意しながら，自動運動から軽度の徒手抵抗による抵抗運動を開始し，寝返り，起き上がり，平行棒や歩行器を使用した立位練習，立ち上がり動作練習を開始しました．特に上肢末梢の筋力低下は残存しており，作業療法による自助具を活用したセルフケアの指導も実施されました．

リハビリテーション室での理学療法開始から1週間後には，平行棒内や歩行器での歩行が軽度介助で数m可能となり，車椅子駆動も可能となりました．肘関節伸展筋筋力は回復しつつありましたが，握力は不十分であり，マジックベルトにて固定式歩行器のグリップに手指を固定しました．また足関節背屈筋筋力は2レベルであり，両側の短下肢装具を使用しました．歩行距離は順調に延長し，立位バランスの改善も認めたため，歩行補助具について両ロフストランド杖の使用も追加し，立位，歩行練習を徐々に増加しました．

神経内科病棟転棟1か月後，四肢末梢の筋力の回復は不十分ながら他の回復は比較的順調でした．そのため，本人および家族と相談し，1か月後の自宅退院，その後の外来でのリハビリテーションの継続，退院数か月後の復学を目標とし，移動能力やセルフケアなどの最大限の回復を考慮し，経過をみながら各項目の詳細な目標設定を本人や家族の考えを含めて検討しました．また，セルフケアや歩行練習などへの家族の参加を少しずつ増加させました．退院前訪問指導では環境整備について指導し，病前は自室が2階でしたが，階段昇降に監視が必要なこともあり1階に変更しました．

退院時には，上下肢末梢の筋力はMMTにて2～3レベルでしたが，他の部位は4以上に回復しました．ベッド上での寝返りと起き上がり動作は自立し，立ち上がりや移乗動作も上肢の支持を利用して自立となりました．屋内歩行は両短下肢装具を使用して，固定式歩行器あるいは両ロフストランド杖にて監視レベルであったため，車椅子

（レンタル，駆動は自立）との併用としました．歩行補助具の把持は，手指筋力の回復に伴い固定する必要はなくなりました．セルフケアは，道具の把持のための自助具を利用して食事，整容動作は自立しましたが，排泄，更衣，入浴動作，装具の装着には母親による監視から軽度介助を要しました．全般的に疲労が過剰にならない，休憩や時間的に余裕をもったスケジュールでの生活となるよう指導しました．

その後の経過

退院直後は週3回の頻度で外来での理学療法と作業療法を継続し，機能障害の評価，関節可動域運動と筋力増強運動，歩行練習の継続と，自宅での生活に対する指導を中心に実施しました．本人と家族が自宅での生活に慣れ，過度な疲労もないため，退院3週後から週2回の通院頻度としました．退院2か月後には，屋内の移動は両ロフストランド杖にて自立し，セルフケアも入浴以外は自立となりました．屋外での移動は車椅子の使用を継続しました．

復学に関しては，退院2か月の時点で高校を訪問し，環境の確認と担任との相談を行いました．学校にはエレベータがあり，車椅子を使用することで移動はほぼ自立し，荷物の運搬などは家族や友人による支援を得ることで，1か月後の復学を目指すこととしました．書字には自助具を必要としましたが，机上での学習には特別な支援を必要としませんでした．勉学の到達度や欠席日数の問題はありましたが，病前と同学年での復帰することとなりました．

退院3か月後に高校へ復学し，それに伴い外来頻度は週1回とし，下校後の通院としました．復学直後は，日課の変化や移動量の増加，教諭や友人などとの交流などに伴い，やや疲労感が増加したため，日常での運動・活動量を少し減少させました．復学2か月で学校生活にも慣れ，特別な疲労への配慮は不要となりました．

退院から1年後（復学から9か月後）では，足関節背屈筋筋力は2レベルと筋力低下の残存を認め，短下肢装具の使用は継続しましたが，移動は歩行補助具なしでの歩行が自立し，自宅や学校内では車椅子が不要となりました．屋外の長距離移動時のみ車椅子を使用しました．手指の筋力は4レベルに回復し，握力やピンチ力は日常生活では支障がなくなったため，自助具も不要となり，自宅でのセルフケアも入浴を含めてすべて自立となりました．この時点で，月1回程度の経過観察と指導を含めた理学療法のみを継続することとしました．

その後，1年間の浪人生活を経て，発症から3年後に大学入学となり，情報処理（PC操作やプログラミング等）を専攻しました．大学への通学には家族による送迎を必要としましたが，それ以外については自立となり，この時点で外来を終了としました．

9章　文献

1) 水野美邦，栗原照幸（編）：標準神経病学．医学書院，2000.
2) 日本神経学会（監修）：ギラン・バレー症候群［フィッシャー症候群診療ガイドライン2013］．南江堂，2013.
3) Hughes RA, et al：Controlled trial of prednisolone in acute polyneuropathy. *Lancet*, 2：750-753, 1978.
4) 乗松尋道（総監訳）：アンフレッド脳・神経リハビリテーション大事典．西村書店，2007.
5) Martin ST, Kessler M：Neurologic interventions for physical therapy. Saunders, 2006.

（臼田　滋）

国家試験　過去問題

【1】45回PT午前33
Guillain-Barré症候群で正しいのはどれか．**2つ選べ**．
1. 筋力低下は体幹に初発する．
2. 急性期は廃用症候群を予防する．
3. 血清CK値を運動量の目安とする．
4. 回復期は過用性筋力低下に注意する．
5. 軸索変性型は機能予後が良好である．

【2】48回PT午前38
軸索変性型のGuillain-Barré症候群で適切なのはどれか．
1. 発症後1週間経過すれば高負荷の訓練は可能である．
2. γ-グロブリン大量療法中に運動療法は行わない．
3. 下垂足に対して軽量の短下肢装具を作製する．
4. 手内筋麻痺は3か月以内で回復する．
5. 発症後6か月間で症状は固定する．

【3】50回PT午後8
25歳の男性．Guillain-Barré症候群．発症後3日で運動麻痺は進行しており，呼吸筋麻痺のため人工呼吸器管理中である．
理学療法で**適切でない**のはどれか．
1. 体位変換
2. 筋力増強運動
3. 胸郭ストレッチ
4. 関節可動域運動
5. 30°程度のリクライニング位

【4】51回PT午前31
Guillain-Barré症候群で**みられにくい**のはどれか．
1. 誤　嚥
2. 運動時痛
3. 温痛覚脱失
4. 起立性低血圧
5. 拘束性換気障害

【5】46回専門基礎午後90
Guillain-Barré症候群について正しいのはどれか．**2つ選べ**．
1. 罹患した部位に拘縮がみられる．
2. ウイルス感染が先行することが多い．
3. 軸索変性型は脱髄型よりも予後が良い．
4. 蛋白が高値で細胞増加がない髄液所見を伴う．
5. 症状は数か月かけて徐々に進行することが多い．

【6】50回専門基礎午前93
Guillain-Barré症候群について正しいのはどれか．
1. 顔面神経麻痺から発症する．
2. 髄液中の蛋白が上昇する．
3. 自律神経障害はみられない．
4. 呼吸筋麻痺はみられない．
5. 再発と寛解とを繰り返す．

【7】51回専門基礎午後89
Guillain-Barré症候群について正しいのはどれか．
1. 高頻度に再発する．
2. 痙性麻痺が中核症状である．
3. 運動麻痺は一側性に進行する．
4. 髄液に異常所見が認められる．
5. ステロイドパルス療法が有効である．

解　答
【1】2, 4　【2】3　【3】2　【4】3　【5】2, 4　【6】2　【7】4

10章

末梢神経損傷

Ⅰ．末梢神経損傷の病態と治療

Ⅱ．末梢神経損傷に対する評価─意義・目的・方法─

Ⅲ．末梢神経損傷に対する理学療法

Ⅳ．ケーススタディ

I. 末梢神経損傷の病態と治療

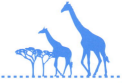

到達目標

- 末梢神経損傷の分類と損傷の概要について理解する．
- 末梢神経損傷の病態と治療の概要について理解する．
- 末梢神経損傷に対する理学療法の実際について理解する．
- 顔面神経麻痺の原因と症状，評価と理学療法の実際について理解する．

1 末梢神経損傷とは？

末梢神経損傷は，切り傷，すり傷，圧迫，打撲，牽引などの物理的作用や高熱，低温，電気，放射線など，さまざまな原因によって末梢神経が損傷を受け，その損傷の程度によっていろいろな神経麻痺が起こる状態をいいます．損傷の程度は，通常，**Seddon の分類**（表1）が用いられます．

神経が完全に切断されている場合は，手術をしなければ神経麻痺は回復しません．鋭い刃物やガラスで切ったり刺したりした場合の麻痺は，神経を切断していることが多くあります．神経の信号を伝える働きのある，軸の部分の連続性が断たれていても，その軸を包んでいる鞘の連続性が残っている場合があります．そのように神経が部分的につながっている場合は，1日に約1mmの割合で神経が伸び，自然に回復することが多くあります．打撲や骨折による末梢神経損傷では，こうした部分的損傷が多くみられます．

圧迫などで一時的に神経が麻痺した場合には，神経は切断されておらず，部分的な変化があったもので，数日から数週間で回復します．

a 腕神経叢損傷

腕神経叢損傷（Brachial Plexus Injury）は，脊椎から肩や腕や手への神経ネットワークに過度の伸張，断裂，その他の外傷が起こることによって

表1 Seddon の分類

①ニューラプラキシア（neurapraxia：神経遮断，神経麻痺，一過性伝導障害）
・末梢神経の軽度の挫傷，もしくは圧迫をいい，軸索は保持された状態である．
・一時的，局所的に感覚伝達に異常をきたし，伝達が生理的に遮断されるが，数日もしくは数週間で回復する．
②アクソノトメーシス（axonotmesis：軸索断裂）
・軸索が崩壊し，遠位のワーラー（Waller）変性を伴う損傷である．
・シュワン細胞，神経内膜管は保持される．
・自然再生により機能回復する．
③ニューロトメーシス（neurotmesis：神経断裂，軸索離断）
・神経が解剖学的に完全に断裂，もしくは広範囲に裂離し，圧挫損傷を伴う．
・軸索，シュワン細胞，神経内膜鞘は完全に断裂され，神経周膜，神経上膜も断裂される．
・完全な断裂が認められない場合は神経周膜もしくは神経上膜の断片により間隙が埋められている可能性があり，自然回復は期待できない．

発症します．この症状には，跛行，腕の麻痺，腕・手・手首の筋制御の喪失や，腕や手の感覚や痛覚の低下などがあります．

受傷の原因には，たとえば，オートバイ走行中の転倒やスキー・スノーボードなど高速滑走時の転倒，機械に腕が巻き込まれるなどがあり，その結果上肢のしびれが生じたり，肩の挙上や肘の屈曲ができなくなったり，ときには手指が全く動かなくなったりします．また，分娩中に肩甲難産をきたして新生児の腕神経叢が過度に伸張されたり

断裂したりすると，腕神経叢損傷（分娩麻痺）が発生することもあります．

いずれの場合も，腕神経叢のどの部位がどの程度損傷されるかにより（**コラム①**），それぞれの損傷高位に応じた運動麻痺，感覚障害や自律神経障害が現れます．肩の挙上と肘屈曲ができないもの，肩から上肢全体が全く動かないもの，外傷後徐々に軽快するもの，全く回復しないものなど，その症状はさまざまです．腕神経叢損傷は，特に治療を施さなくても治癒することがあります．乳児の多くは，生後3～4か月までに症状が改善し，治癒するとされています．

外傷の種類や力の加わり方によって，神経根が脊髄から引き抜けたり（引き抜き損傷），神経幹から神経束のレベルで神経が引き伸ばされたり（有連続性損傷），断裂したりします（図1）．後述の全型には引き抜き損傷が多く，上位型には神経幹から神経束レベルでの損傷が多いといえます．

腕神経叢損傷に対する治療として理学療法が行われますが，手術が行われることもあります．腕神経叢損傷の部位や形式によって，予後が決定されます．裂離（断裂）や破裂の場合，適切な時期に手術を行って再接続しなければ，治癒の可能性はありません．神経腫（傷）やニューラプラキシアの場合，回復の可能性が高くなります．ニューラプラキシアを有する患者の場合，その大半は

 コラム①　腕神経叢

腕神経叢は第5頸神経～第1胸神経の前枝から構成されており，根，神経幹，神経束からなっています（図）．第5，第6頸神経の前枝が合流し上神経幹，第7頸神経の前枝が中神経幹，第8頸神経と第1胸神経の前枝が合流し下神経幹を形成します．上・中神経幹からの枝（前部）が合流し外側神経束（C5～C7），上・中・下の神経幹からの枝（後部）が合流し後神経束（C5～T1），下神経幹からの枝（前部）から内側神経束（C8，T1）が形成されます．

第5頸髄神経根から第1胸髄神経根から出た神経の支配する運動を大まかに分類すると，
第5頸髄神経：肩の運動
第6頸髄神経：肘屈曲
第7頸髄神経：肘伸展と手首の伸展
第8頸髄神経および第1頸髄神経：指の屈曲
となります．各神経根は固有の役割以外に，隣接する神経根の役割も担っていますが，その程度は神経根によって異なります．

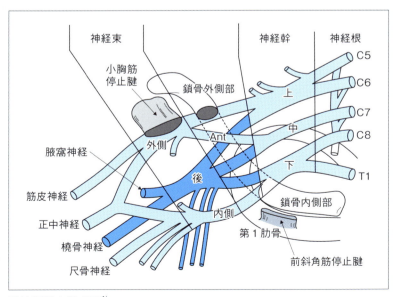

腕神経叢の模式図[1]

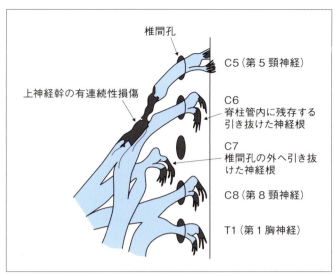

図1 各神経レベルにおける損傷の状況[2]

90〜100％まで機能は回復するとされています．

腕神経叢損傷の患者にとって最大の関心事は痛みです．疼痛が周期的に起こるうえに，鎮痛剤ではコントロールできないことが多いのです．

b 絞扼性末梢神経損傷

絞扼性末梢神経障害とは，末梢神経が狭窄部位で絞扼されることによって生じる神経障害の総称です．末梢神経の交通路（末梢神経が支配する領域に到達する前までの筋肉，靱帯，筋膜，骨などの組織に囲まれた通路）において神経が締めつけられて生じるもので，解剖学的特性や生活様式などが発症に大きく関与します．

- 末梢神経が隣接する組織の機械的刺激（関節運動など）によって限局性の傷害および炎症を生じたもの．
- 絞扼性ニューロパシーによって，痛み・しびれ感・感覚過敏・感覚鈍麻・脱力感・筋緊張・筋力低下・筋萎縮・麻痺などをきたす．

末梢神経絞扼性疾患には手根管症候群，胸郭出口症候群，肘部管症候群，梨状筋症候群，足根管症候群，腓骨神経絞扼障害などがあります．このなかで最も多いのが手根管症候群といわれており，米国では全外科手術中第2位の手術数であると報告されています．

神経が完全に断裂したり，周膜から外膜にかけて断裂が発生すると，神経線維やシュワン細胞が増殖して球状の**神経腫 (neuroma)** が形成されますが，絞扼障害などの場合は再生反応が神経束内にとどまるので，神経幹が全体として腫大し，紡錘状の神経腫が形成されます．これは**偽神経腫 (pseudoneuroma)** とよばれ，部位によっては触診にて硬く触れることができます．

脊髄から出た末梢神経が，その走行途上で，筋膜・腱鞘・靱帯・骨溝などによって形成されたトンネルが狭くなり，神経に絞扼が生じます．

そこから先へ向かう順行性の軸索流（神経線維の中を栄養の補給や末梢からの老廃物の処理のために走る輸送の流れ）や末梢から中枢側に向かう逆行性の軸索流が中断され**ワーラー (Waller) 変性**（コラム②）が起こると考えられます．

2 末梢神経損傷の病態と治療は？

a 症 状

損傷を受けた神経の支配する領域に，運動障害（手足の麻痺，筋力低下など）や知覚障害（痛み，しびれ，熱さ冷たさを感じないなど），自律神経障害（発汗異常や皮膚の色変化など）が現れます．

また，損傷を受けた神経によって，それぞれ特有の症状を示すことがあります．たとえば，橈骨

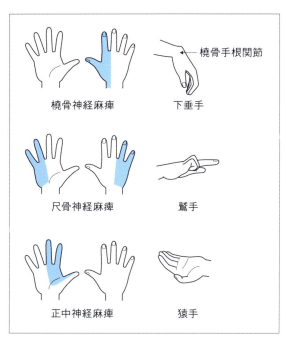

図2　各末梢神経損傷による典型的な麻痺症状

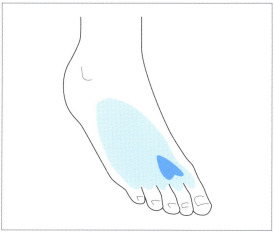

図3　腓骨神経麻痺による下垂足
濃く塗られた部分で知覚麻痺が強い

神経（手首から親指の感覚に関与）の損傷では，「下垂手」とよばれ，手首から先がたれて力が入らなくなり，指も伸ばすことができなくなります（図2）．

尺骨神経（小指，薬指とそれらに続く手掌部分の感覚に関与）損傷では，日数が経ってから手の指が鷲の爪のように屈曲してきます（鷲手）．

正中神経（手のひらの親指側の感覚に関与）の損傷では，細かい動作ができなくなり，進行すると猿手とよばれる変形を起こします．

下肢では，腓骨神経麻痺による下垂足がみられることがあります（図3）．足の甲の外側は浅腓骨神経の支配領域であり，母趾と第2趾の間は深腓骨神経の支配領域になります．また，深腓骨神経は足の背屈を司る前脛骨筋を支配していますので，この神経が麻痺すると足の背屈が困難となります．下腿の外側から足背ならびに第5趾を除いた足趾背側にかけて感覚が障害されます．

表2に主要な末梢神経損傷についてまとめてあります．

 コラム②　ワーラー変性（Waller degeneration）

神経線維が損傷を受けると，損傷部位より末梢側の軸索では細胞体からの栄養が供給されないため，2～3日以内に変性・萎縮し，断片化していきます．これをワーラー変性といいます．なお，神経細胞の細胞体に近い部分で軸索がダメージを受けると神経細胞自体が消失します（図）．

ワーラー変性は，中枢神経系，末梢神経系のどちらでも起こります．中枢神経系と異なり，神経再生が活発な末梢神経系はワーラー変性が起こっても正常に復活することが多いのですが，神経再生の過程で混線が起こると，後遺症をきたすこと

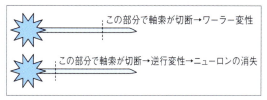

切断部位の相違による神経変性の起こり方（模式図）

があります．

重症な顔面神経麻痺ではワーラー変性が進行して回復が困難になるため，発症から2～3日以内に保存的治療を開始すべきです．

表2　主要な絞扼性および圧迫性ニューロパチー

	上　肢			下　肢
障害名	手根管症候群	肘部管症候群	橈骨神経麻痺	総腓骨神経麻痺
障害される神経	正中神経	尺骨神経	橈骨神経	総腓骨神経
障害部位	手根部（手根管）	肘（肘部管）	上腕骨頭	腓骨小頭部
障害される主な支配筋	• 母指対立筋 • 短母指外転筋	• 母指内転筋 • 骨間筋	• 前腕伸筋群	• 前脛骨筋
発生原因	• 手根管内圧の上昇（代謝性，炎症性など） • 手根管の狭窄（変形性関節症など）	• 変形性関節症等による肘部管の狭窄 • 肘関節の過用（スポーツ肘） • 小児期の上腕骨外顆骨折（外反肘の反復）	• 橈骨神経に対する持続的な圧迫（飲酒後の睡眠時）	• 腓骨神経の持続的圧迫（臥床時，習慣的な足組み） • 誤用（麻酔・昏睡時の抑制帯の使用）
感覚	• 母指～環指の橈側の感覚障害	• 環指尺側～小指の感覚障害	• 通常，感覚障害は軽度	• 下腿外側～足背の感覚障害
運動	• 母指対立筋，短母指外転筋の麻痺	• 骨間筋，環指と小指の虫様筋，小指球筋の麻痺	• 前腕伸筋群の麻痺	• 前脛骨筋の麻痺
外見	猿手	鷲手	下垂手	下垂足

b 診　断

　問診，視診，触診のほか，その神経の支配する筋肉の筋力検査，筋電図検査，皮膚の知覚検査などを行います．検査は定期的に行われ，症状の変化や神経の回復の徴候などを調べます．

　腕神経叢がある側頸部から鎖骨上窩の腫脹や疼痛があり，上肢の運動麻痺や感覚障害があるときには，腕神経叢損傷の可能性があります．詳しい神経学的診察・検査で，腕神経叢のどの部位がどの程度損傷されたのか判断します．

　損傷高位と範囲により，上位型，下位型，全型に分けられます．一般成人の腕神経叢損傷では全型が多く，次いで上位型で，下位型は少ない状況です．分娩麻痺では上位型が8割を占め，全型は2割と少ない状況です．

上位型：肩の挙上，肘の屈曲が不可能となり，肩の回旋，前腕の回外力が低下します．上腕近位外側と前腕外側に感覚障害があります．

下位型：前腕にある手首・手指の屈筋や手の中の筋（骨間筋，小指球筋）の麻痺により，手指の運動が障害されます．前腕や手の尺側に感覚障害があります．

全型：肩から手まで上肢全体の運動と感覚が障害されます．

　神経根の引き抜き損傷があると，ホルネル（Horner）徴候（眼瞼下垂，眼裂狭小，瞳孔縮小）がみられます．

　X線検査で鎖骨骨折のある症例，肩鎖関節の離開や肩甲骨の外側への転位がある症例の多くでは腕神経叢損傷がより重症となります．このような症例では鎖骨下動脈の不全断裂を合併していて，外傷後に突然大出血する危険があります．

　頸部から鎖骨上窩のMRIで脊髄液の漏出や外傷性髄膜瘤がみられれば，神経根の引き抜き損傷である可能性が高くなります．

　損傷レベルの特定や神経根の引き抜き損傷であるかどうかの判定のために，電気生理学的検査も行われます．

c 治療

　一般外傷の全身的な処置がまず行われます．自然回復が望めそうな場合は，薬物療法や，理学療法として温熱療法などが行われます．

　神経切断が明らかな場合は，手術の適応となります．神経の損傷位置から，その神経の支配している筋までの距離を測り，1日1mm再生するとして自然回復の日数を想定し，その日数までに回復の兆しがみられない場合も，手術が検討されます．

自然回復が全く期待できない症例では，神経移植術などにより損傷部の再建が可能な症例か，それが不可能な神経根引き抜き損傷かを早急に判断する必要があります．手術で腕神経叢を展開して，再建が可能と考えられる症例には神経移植術が，再建が困難な神経根の引き抜き損傷例には肋間神経や副神経の移行術が行われます．

神経の回復が望めない症例に対する肩の機能再建術としては，上腕骨と肩甲骨の間の肩関節を固定して，肩甲骨の動きで肩を動かす肩関節固定術，麻痺していない肩周囲の筋を移行する多数筋移行術が行われます．肘関節の屈曲機能再建には，大胸筋や広背筋が麻痺していなければ，どちらかの移行術が行われることになります．上位型で手関節屈筋と手指屈筋の機能が残存していれば，これらの筋の上腕骨内側上顆の起始部を上腕骨遠位前面に移行するスタインドラー手術も行われます．

全型例には，肋間神経や副神経に神経・血管茎付き遊離筋移植を行い，肘屈曲，手指の伸展，屈曲機能の獲得を目指す方法もあります．

3 顔面神経麻痺

(a) 顔面神経麻痺の原因と症状

12本ある脳神経の7番目の神経が顔面神経であり，第Ⅶ脳神経ともよばれます．この顔面神経は，脳幹の橋部の顔面神経核から始まり，側頭骨の中を通って耳の後ろ（茎乳突孔）から側頭骨外に出て，耳下腺の中を通って顔面の表情筋に分布しています．また，顔面神経は，涙腺や唾液腺の分泌，味覚，聴覚にも関係しています．

この顔面神経に障害が発生すると，顔面にさまざまな麻痺が起こります．顔面神経核から末梢の顔面神経の損傷により生じた麻痺を総称して，**末梢性顔面神経麻痺**といいます．末梢性麻痺の特徴として，顔の片側だけに麻痺症状を生じます．

表3に示すとおり，末梢性顔面神経麻痺の原因としてはいくつか考えられますが，全体の約70%は**ベル（Bell）麻痺**（あるいは特発性麻痺）と帯状疱疹ウイルスによる**ハント（Ramsay Hunt）**

表3 末梢性顔面神経麻痺の原因

- ベル麻痺（単純性ヘルペスウイルスⅠ型の感染）あるいは特発性麻痺（原因不明）
- 帯状疱疹ウイルス（ハント症候群）や細菌の感染によるもの
- 外傷
- 耳下腺癌や脳腫瘍による，またはその手術に伴うもの
- 中耳炎や外耳炎などの耳の炎症によるもの
- その他，先天性や後天性のもの（糖尿病や膠原病や多発性硬化症，ギラン・バレー症候群などの全身の疾患に伴うものなど）

表4 中枢性顔面神経麻痺の主な原因

- 脳出血，クモ膜下出血や脳梗塞などの脳血管障害
- 脳腫瘍などによる脳実質の病変
- 顔面神経の付近にある他の神経麻痺を合併する，Millard-Gubler（ミラード・グブラーまたはミャール・ギュブラー）症候群，Wallenberg（ワレンベルグ）症候群，Foville（フォービル）症候群
- 先天性疾患であるメビウス症候群など

症候群です．

一般に，ベル麻痺は予後が良好（自然寛解率約70%，治癒率約95%）ですが，ハント症候群は比較的予後不良（自然寛解率約30%，治癒率60〜70%）とされています．

これに対して，中枢性顔面神経麻痺は，核上性顔面神経麻痺ともいわれます．中枢性顔面神経麻痺とは，大脳皮質から皮質延髄路，皮質網様体路など，顔面神経核に至るまでに原因がある場合に起こる顔面神経麻痺の総称です．表4に中枢性顔面神経麻痺の原因を示します．

通常，顔面の下半分にある表情筋は，反対側の大脳皮質に支配されています（例えば，右側の表情筋を支配するのは，大脳皮質の左側のみとなります）．このため，左側の大脳皮質に損傷を受けた場合，右側の片側のみの表情筋に麻痺が発生します．

しかし，顔面の上半分にある前額部や眼の周囲の筋は，左右両側の大脳皮質によって支配されています．そのため，右脳が損傷を受けた場合でも，左脳の機能によっても制御されますので，麻痺症状は軽症となる場合が多く，額のしわ寄せな

249

表5　中枢性顔面麻痺と末梢性顔面神経麻痺の相違点

		正常	中枢性顔面神経麻痺	末梢性顔面神経麻痺
麻痺の状態		• 顔面の上部は大脳皮質から両側性に支配を受ける. • 顔面の下部は対側の大脳皮質から片側性に支配を受ける.	• 病変の対側顔面下部に表情筋の麻痺がみられる. • 上部（前頭筋は両側支配のため正常)	• 障害部位と同側の顔面（上部・下部ともに）麻痺がみられる.
所見	上部	①額にしわを寄せる→○ ②眼を閉じる→○	①額にしわを寄せる→○ ②眼を閉じる→○（または×※)	①額にしわを寄せる→× ②眼を閉じる→×
	下部	①鼻唇溝の深さ→○（正常) ②口角を上げる→○	①鼻唇溝の深さ→×（浅くなる) ②口角を上げる→×	①鼻唇溝の深さ→×（浅くなる) ②口角を上げる→×

※眼輪筋が両側性支配の場合には閉眼可能，片側性支配の場合には中枢性障害であっても閉眼が困難となる

どは可能となるのが特徴です．これが片側全体の麻痺を生じる末梢性麻痺と明らかに異なる点です（表5).

b 顔面神経麻痺に対する評価と一般的治療

① 安静時の対称性について

　眉毛の高さ，瞼裂の開き具合，鼻唇溝の深さ，口角の高さなどの左右差をチェックします．著しく左右が対称でない場合は顔面神経麻痺の可能性があります.

② 表情筋の随意運動について

　表情筋麻痺に関しては，麻痺スコアにより数値化して，麻痺の程度と回復の状態を判定します．以下の10項目が評価対象になります．この評価法は主にベル麻痺，ハント症候群の麻痺の程度と回復判定のために作成されたものです（図4).

- ●顔の緊張度合い（普通の表情で)
- ●額のしわ寄せ
- ●軽く眼を閉じる
- ●強く眼を閉じる（完全閉眼)
- ●瞬き
- ●鼻のしわ寄せ
- ●「イー」という（両口角を外側へ広げる)
- ●口笛を吹く
- ●頬を膨らませる
- ●下口唇の左右への可動

顔面神経麻痺の診断で重要なことは顔面神経のどこの部分に，どのような障害があって麻痺が起きているのかを知ることです．これには，どのような症状を伴うかによって，顔面神経のどこの部分に障害が起きているのかをある程度予測します.

　そのため，顔面神経麻痺の検査は下記の項目について行います（なお，1～3までの検査は主に耳鼻科で行われます).

1. 涙液量測定
2. あぶみ骨筋反射，標準的な聴力検査（インピーダンスオーディオ）のあぶみ骨筋検査
3. 味覚検査，唾液腺機能検査（唾液量測定)
4. 顔面の動きの検査（顔面の動きを観察し，正常と比べてどの程度麻痺があるかを数値化して麻痺の程度を診断)

　これ以外では，NET検査（神経興奮性検査のことで顔面神経の生死を判定する），耳のレントゲン，CTやMRIなどの画像検査などを行うこともあります.

③ 一般的治療

　ベル麻痺，ハント症候群ともに保存的治療が基本であり，急性期には以下のような
治療が行われます.

- ●副腎皮質ステロイド剤：浮腫・神経炎症の改善
- ●抗ヘルペスウイルス剤：ウイルス増殖の抑制
- ●ビタミンB製剤：神経再生の促進

保存的治療に反応せず，麻痺が高度の場合には顔面神経減圧術が行われることがあります（1か月以内).また，顔面神経麻痺後遺症に対しては，ボツリヌス毒素療法，形成外科的治療が行われます.

　特にこれらの疾患では，早期から治療を開始することでワーラー（Waller）変性の進行を防ぐことが重要です．神経再生の活発な末梢神経系では，ワーラー変性が起こっても正常に回復することも多いものの，神経再生の過程で顔面神経の迷入による過誤再支配を起こし，後遺症を残すことがあります（コラム②参照).したがって，麻痺

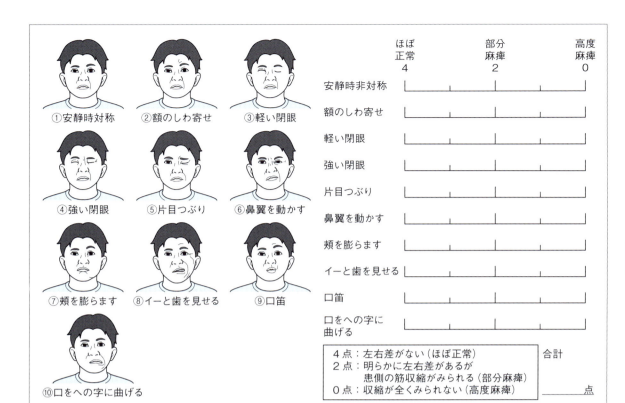

図4　表情筋の評価方法と回復判定スコア[5]より改変

が重度であればあるほど，発症後速やかに保存的治療を開始する必要があります．

c 顔面神経麻痺に対する理学療法

顔面神経麻痺に対する理学療法では，主に麻痺発症後2年以内の回復性麻痺（おもにベル麻痺やハント症候群）に対して行われます．ただし，理学療法は，あくまでも薬や手術による治療を補うものであり，自然治癒が見込めるような軽症例には理学療法は必ずしも行われない場合もあります．

① 温熱療法

表情筋のこわばり（顔面拘縮）が生じるような重症な麻痺症状の場合には，顔面に痛みが生じることがあります．このような顔面拘縮や痛みの緩和や予防をするために，急性期（特に最初の1〜2週間）は蒸しタオルなどで1日2回程度，温めて循環を高めるようにします．

② ストレッチング

温熱療法と併用して表情筋のストレッチ運動を行うと，より効果が得られると考えられています．

③ 表情筋トレーニング

「ⓑ顔面神経麻痺に対する評価と一般治療」の項で述べた10項目について，鏡を用いて表情筋の自己トレーニングを指導します．ただし，過剰なトレーニングは後述の病的共同運動を引き起こす可能性があるので注意が必要です（**コラム③**）．

④ バイオフィードバック療法

鏡を用いた顔面筋のバイオフィードバックトレーニングは麻痺後の病的共同運動を予防する効果があるとされています．完全麻痺の場合には随意運動は困難ですが，運動の回復が遅れている場合には適応となります．他動的に手で運動を介助して行う方法と自分で運動を行う方法があります．

自分で運動を行う場合には，口唇を動かさずに閉眼したり，食事や会話の場面では口を動かす必要のあるときにはなるべく意識して目を開くように心がけるようにします．

目と口が同時に動かないようにゆっくりと軽く動かすことが大切です．その際，鏡を見ながら，あるいは手で触れて動かないことを確認しながら

行うようにします．

　筋電計を用いたバイオフィードバックを行う方法もあります．顔面筋に対する筋力増強運動では四肢の場合に比較して，筋収縮や運動の感覚フィードバックが得られにくいために，鏡を用いる方法と同様，筋電計を用いると，筋収縮の状態を把握しやすくなります．これにより，特定の筋収縮のみのトレーニングが行いやすくなり，病的共同運動を抑制することが可能となります．さらに，顔面神経麻痺が持続する場合でも，大脳皮質レベルでの顔面表情筋の神経支配の可塑性があり，新しい感覚-運動ループの再構築を促す可能性があることがわかっています．

コラム③　顔面筋の病的共同運動への対応

　麻痺側の表情筋の異常な同時収縮のことを病的（もしくは異常）共同運動（facial abnormal synkinesis）といいます．低周波電気刺激や過度の顔面運動といった不適切な介入により，この病的共同運動をきたす可能性があり，十分な注意が必要です．この理由として，顔面麻痺の回復期に電気刺激や筋力強化トレーニングによって筋を強く収縮する運動をすると，知覚神経との交差や再生した神経が別の筋を支配（迷入）してしまうことがあると考えられています．

　したがって，顔面神経の迷入による過誤再支配を防止する点で，病的共同運動の誘因となるような低周波電気刺激療法および粗大で強力な随意運動を行わないことが重要であるとの指摘があります．麻痺の回復とともに重要な点は，選択的な顔面筋の分離運動を促通するとともに病的共同運動を抑制し，顔面の拘縮と病的共同運動を予防することであり，これらの症状が出現した際の対応が必要となります．

病的（異常）共同運動の例：
①目を開いたり閉じたりすると自然と口が動いてしまう
②口をとがらすと目も一緒に閉じてしまう
③食べ物を食べると唾液と同時に涙も出てくる（ワニの涙症状）

　一旦このような症状が出現すると治療は非常に困難なものとなるので，現在では顔面の強い運動は避け，鏡を見ながらゆっくりとした表情筋の運動を行うことが奨励されています．

　こうした異常共同運動を予防するためには，顔面筋の安静を図り，表情筋を収縮させるのではなく，ストレッチによるリラクゼーションを心がけることが大切です．

Ⅱ. 末梢神経損傷に対する評価 ─意義・目的・方法─

到達目標

- 末梢神経損傷の重症度評価および一般的検査の方法について理解する.
- 末梢神経損傷に対する理学療法評価の項目を挙げ,説明することができる.

医師は問診,視診,触診のほか,その神経が支配する筋の筋力検査,筋電図検査,皮膚の知覚検査などを行います.検査は定期的に行われ,症状の変化や神経の回復の徴候などを調べます.

理学療法評価にあたっては,損傷の重症度や機能的予後,注意事項・禁忌について情報収集したうえで,必要な検査を実施することで,理学療法の適否を判断し,治療手段を選択します.

1 評価の方法は？

ⓐ 神経損傷の程度（重症度）

末梢神経損傷の重症度は,①麻痺が一時的で数か月以内に完全に自然回復するもの,②自然回復するが,神経が切断されており,神経は徐々にしか伸びないため回復に時間がかかるもの,③神経が切断されており,そのままでは回復しないもの,の3つに分類することができますが,外見からは区別できません.

本章の「Ⅰ.末梢神経損傷の病態と治療」で解説したように,通常,損傷の程度はSeddonの分類（表1）を用いて判断します.

ⓑ 電気診断学的検査

① 強さ-時間曲線
（Strength-Duration曲線：S-D曲線）

電流刺激に対する筋の反応から脱神経の状態を検査します.物理療法で学んだように,完全な脱神経の状態では強さ-時間曲線が右上方に変位していきます.また神経の一部が再生した場合には,S-D曲線が左方に変位する（戻る）ため,途中で折れた部分が生じます（不完全な脱神経状態）.

② 神経伝導検査

この検査には,運動神経を刺激して,末梢の筋から活動電位を導出する運動神経伝導速度と,末梢を刺激して中枢側で電位を記録する感覚神経の伝導速度を導出する検査があります.この検査では,正常な神経の伝導速度と比較して神経機能の異常を推測します.

③ 表面筋電図

銀皿電極を用いる非観血的な検査方法で定性的な検査であり,電極の位置や皮膚表面の処理によって皮膚抵抗（インピーダンス）が変化するため,導出量が変わります.

④ 針筋電図

当該筋に直接,針電極を刺入する観血的な方法であるため,理学療法士はこの検査を行えません.脱神経筋に電極を刺入すると,刺入時電位（電極の刺入や動きによって起こる電気的活動）が増強します.脱神経筋では,通常,損傷後2～3週間以降,安静時に線維自発電位（fibrillation potential）や陽性棘波（positive sharp wave）が認められます.神経の回復過程で,最大随意収縮において不完全干渉波がみられます.

253

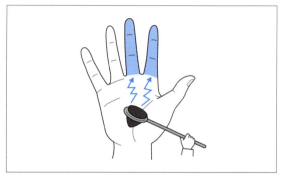
図4 Tinel（ティネル）徴候の検査方法

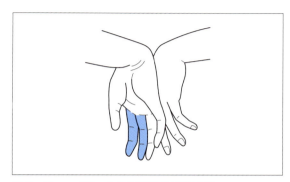
図5 Faren（ファレン）徴候の検査方法

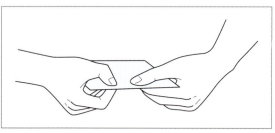
図6 Froment（フローマン）徴候の検査方法

⑤ その他

上記の検査のほかに，神経幹刺激試験などが行われます．

c 理学療法評価

① 知覚検査

知覚神経の支配領域に沿って検査を進めます．以下のような複数のモダリティについて確認し，触覚・圧覚および痛覚・温度覚については「正常」，「鈍麻」，「脱失」で判定します．特に，「鈍麻」や「脱失」の範囲を記録しておくようにします．

- 触覚・圧覚
- 痛覚・温度覚
- 振動覚
- 二点識別覚

② 運動機能検査

神経損傷が遠位側（下位）の場合，非定型的な麻痺となるため，できるだけ個々の筋について筋力検査を行います．神経損傷が近位側（上位）であっても，完全断裂でなければ，神経支配領域のすべての筋について筋力検査を行います．

手の筋力の測定には握力計を用いますが，筋力が著しく弱い場合には，水銀式血圧計のカフ圧を測定するようにします．

手の総合的機能評価として，ピックアップ検査が利用されます．

③ 自律神経検査

発汗テストによって，自律神経の麻痺領域を検査することができます．特に，汗腺は交感神経支配を受けているため，麻痺領域では皮膚の発汗が障害されます．

手については知覚障害領域と自律神経の麻痺領域がほぼ一致します．

④ 特殊検査

Tinel（ティネル）徴候：神経傷害部を叩くとその支配領域に疼痛（電撃感）が放散します（図4）．

Faren（ファレン）徴候：両手の手背を合わせるようにすると，症状（しびれ，電撃感）が悪化します（図5）．

Froment（フローマン）徴候：両手の母指と示指で紙をつまみ，反対方向に引っ張るときに母指のIP関節が曲がれば陽性です（図6）．

⑤ ADLテスト

特に，食事，更衣，整容などの基本的なADLを中心に，手を含む上肢の使用の可否および実用性について評価します．

Ⅲ. 末梢神経損傷に対する理学療法

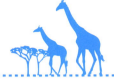

到達目標

- 末梢神経損傷に対する理学療法の目的と予後について説明することができる．
- 末梢神経損傷に対する機能改善の具体的方法を挙げ，説明することができる．

1 目標設定・予後予測は？

理学療法の目的は，患者をできるだけ損傷前に近い状態に戻すことです．そのためには，患部の固定，浮腫と疼痛の緩和，関節可動域の維持・改善，筋力の維持・強化，機能的動作の練習が必要です．

理学療法として保存療法を行った場合には，関節拘縮や変形の防止，知覚障害による二次的な外傷の予防，筋力の維持・改善が行われます．また変形を予防するために装具療法も行われます．

なお，末梢神経損傷の予後については，Seddonの分類（本章「Ⅰ．末梢神経損傷の病態と治療」参照）が参考になります．

2 関節可動域，知覚，筋力の改善方法は？

a 関節可動域

- 関節可動域運動は関節拘縮の予防・改善，循環の維持・改善のために行います．
- 感覚障害の有無に十分留意し，実際に伸張している組織にかかる緊張を確認しながら，過伸張にならないように愛護的に行います．

〈関節可動域運動の実施方法〉

- 原則として，他動的に全可動域にわたって行います．
- 筋や腱の過伸張に注意し，治療開始時には特に注意を払います．
- 腕神経叢麻痺のように広範に知覚障害を伴う場合は，痛みを訴えることが少ないため，特に慎重に行うようにします．
- 関節の構造，運動方向と範囲，さらには二関節筋の影響について，常に意識しながら行うことが必要です．
  例：手指では，手関節を掌屈位にしてMP関節を屈曲させると，総指伸筋が強く伸張され，MP関節は屈曲しにくくなります．

b 知覚

知覚神経の回復が認められたら，当該皮膚領域の知覚再教育を開始するようにします．物体の認識と視覚の一致を確認するような練習から開始し，肌理（きめ）の異なる材質（例：紙ヤスリのザラザラした表面とガラス板のスベスベした表面）を判別する練習へと進めます．

知覚過敏がある場合には，刺激に慣れるためのトレーニング（脱感作）を行うこともあります（例：米，小豆，砂，綿，水，湯などの中に手を入れ，握離動作を繰り返す）．過敏となった認知機能に対する耐性をつけることがねらいです．

〈知覚障害を有する患者への対応〉

表在感覚や深部感覚が低下している患者では，熱傷や擦過傷を起こしやすいため，日常生活のなかで外傷を予防することが必要です．

表3 筋力レベルに応じたトレーニング方法[3]

MMT 5	健側強化，廃用予防，患部の再建術に備える等の目的で実施する．
MMT 4	筋疲労に十分注意し，数回〜数十回の抵抗運動を実施する．
MMT 3	抵抗を利用しない自動運動が中心．筋疲労のサイン（例：運動速度の低下や運動範囲の減少）が認められたら，休息を入れる．
MMT 2	自動介助運動が基本となる．特に筋疲労には十分に注意する．低周波療法やEMGバイオフィードバック等，いくつかの治療手段を併用する．

コラム④　筋力強化トレーニングを実施する際の注意点

筋力強化トレーニングを行う場合，以下の点に注意が必要です．
① 筋痛や疲労感を訴えている場合
② 著しい筋力低下が認められる場合
③ 血清酵素値（CPK：クレアチンキナーゼ）が上昇している場合

筋疲労には十分注意し，必要により休息や運動量の調整を行うようにします．
また，筋力トレーニングは非罹患筋に対しても行います．

c) 筋　力

筋力強化方法として，漸増抵抗運動，PNF（固有受容性神経筋促通法），バイオフィードバック療法など，一般的な方法に準じて行います．

筋力強化トレーニング（特に抵抗運動）を行う場合，筋力の不均衡による関節痛や変形が起こらないように注意します．

正常な筋群であっても，骨折や手術による固定や安静，あるいは麻痺による活動低下によって筋力低下が予想される場合には，筋力強化トレーニングを実施するようにします（**コラム④**）．

骨折や腱縫合などの処置が行われている場合には，必ず事前に運動の制限の有無を確認します．

この場合，筋力レベルに応じてトレーニング方法を選択する必要があります（**表3**）．

① 神経筋再教育

神経筋再教育としてPNFが用いられますが，これは不全麻痺の場合，もしくはMMT2レベル以上に回復した場合に適応となると考えられます．

このアプローチでは，まずPNFの基本パターンから開始し，ADL練習へと進めます．

② バイオフィードバック療法（BF療法）

BF療法の目的は，神経筋再教育，弱化筋の強化，過緊張の抑制（リラクゼーション）などです．損傷した神経が部分的に再生し筋収縮が認められるようになったら，表面筋電図による筋電図（EMG）バイオフィードバック療法を行います．この方法では，患者は筋活動の電位の強度や棘波の粗密が視覚もしくは聴覚的に知ることができるため，筋収縮や筋疲労の状態を確認することができます．また，腱移行術後や神経移行後に，新たな運動機能を獲得（再教育）する目的で，BF療法が用いられることもあります．

③ 装具療法

運動療法とともに，各神経損傷に応じた装具療法を積極的に実施します（**表4**）．

複合神経麻痺や不全麻痺では麻痺筋の状態や拘縮予防，必要な手の機能などに応じて装具を作製することになります．

装具作製後は適合状態や利用状況をチェックし，病状や経過に応じて調整することが必要です．すなわち，筋力・関節可動域・ADL等の状況を勘案し，修正または除去（使用中止）の判断を行います．

3　基本動作練習は？

補装具や歩行補助具等を使用して練習することで，基本動作の獲得を目指します（表4）．また，必要に応じて，代償動作の学習を行います．

ただし，多くの場合，**患者は誤った学習や代償による運動（動作）**を獲得してしまう可能性があり，これらは早期に是正する必要があるため，トレーニングの間，理学療法士は常に注意を払う必要があります．

表4　各神経損傷の治療に使用される装具の例

	代表的な装具	写真	使用上の留意点
正中神経麻痺	長対立装具 短対立装具		手や皮膚の適合状態，母指の対立状態，使用状況や使用時間をチェックする．
尺骨神経麻痺	ナックルベンダー		MP関節の側副靱帯は伸展位で弛緩するため，伸展拘縮を起こしやすい．PIP関節は骨間筋，虫様筋麻痺により屈曲拘縮を起こしやすいため，これを予防する．MP関節が屈曲位となり，PIP関節が伸展しやすくなる．
橈骨神経麻痺	カックアップ スプリント		手関節を軽度背屈固定し，『手の機能的肢位』を可及的に保持する．
腓骨神経麻痺	シューホンタイプ		下垂足の改善に使用されるが，軽症例には必要ない場合もある．早期に回復が見込まれる場合には，既製の簡便なものもあるので，ニーズに合わせて検討する．

4　ADL指導（注意点）

日常生活上での注意点について，患者教育を十分に行うことによって，変形・拘縮ならびに外傷（熱傷を含む）の予防，あるいは再発の予防に努めます．

IV. ケーススタディ

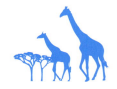

Case：Aさん（32歳，男性）
腕神経叢損傷，神経剥離術後患者に対してどのように理学療法を進めていくのか？

経過：バイク走行中に転倒し受傷．救急搬送され，脳外傷，右腕神経叢損傷を認め，B大学病院に入院．約1か月半後に神経剥離術を受けた．術中所見として，明らかな引き抜き損傷は認められず，外側神経束は連続性が保たれている状態であった．針筋電図の結果では，上腕二頭筋および三角筋にわずかに活動電位が認められる．その後当院に紹介され，リハビリテーションを目的に通院することになった．

理学療法評価（初回）
　右上肢はアームスリングを使用しており，スリングをはずすと右上肢はその重みで体側に下垂し，肩関節内旋，前腕回内位となった．皮膚の色に左右差はなく，発汗異常もなかったが，手全体に軽度の浮腫が認められた．

心身機能・身体構造の評価結果
① 周径：上腕周径（右30cm，左29cm），前腕周径（右24cm，左24.5cm）
② 関節可動域：肩屈曲（右145°，左175°），肩外転（右140°，左180°），肩内転（右0°，左0°），肩外旋（右70°，左90°）肩内旋（右90°，左90°），肘屈曲（右120°，左145°）前腕回外（右70°，左90°），手背屈（右70°，左80°）手掌屈（右85°，左90°），手指（左右とも正常範囲）
　※肩関節に半横指程度の亜脱臼が認められる．
③ 筋力（MMT）：僧帽筋・大胸筋・広背筋（4），大・小菱形筋（4），前鋸筋（4），三角筋・棘上筋（0〜1），棘下筋・小円筋（0〜1），上腕二頭筋・上腕筋（0〜1），腕橈骨筋（0〜1），回外筋（0〜1），上腕三頭筋（3），円回内筋・方形回内筋（4），橈側手根屈筋・尺側手根屈筋（4），橈側手根伸筋・尺側手根伸筋（3），総指伸筋・示指伸筋・小指伸筋（3），長・短母指伸筋（3），母指対立筋（3），長掌筋・長母指屈筋・深指屈筋・浅指屈筋・短母指外転筋・小指外転筋・骨間筋・小指対立筋はいずれも4レベル
④ 感覚：右上腕外側，前腕外側に感覚鈍麻領域あり．母指・示指にしびれ感あり．
⑤ 深部腱反射：三角筋および上腕二頭筋腱反射消失
⑥ ADL：起居移動動作についてはすべて左手で行っており，特に問題なし．就寝時以外は，常に亜脱臼防止のためにアームスリングを使用している．

- 食事：右手による箸の使用は困難．テーブルの上に右手をのせ，食器を固定すれば，左手でフォークやスプーンの使用は可能．
- 整容（洗顔や歯磨）：右手の使用は困難であるため，左上肢で行っている（やや拙劣で時間がかかる）．
- 更衣：時間はかかるが左手で可能．ボタンのかけはずしはやや時間を要する．
- 入浴：洗体は背中のみ介助を要する．
- 両手動作（例：紐を結ぶ・解く，財布から硬貨を取り出す・しまう）には時間がかかる．

その他
　仕事が会社員（事務職）のため，書字，パソコンのキー操作が必要であり，現在，右手を左手で支持し，手を固定することができればわずかに可能（時間がかかる）であるが，疲労しやすい．

問題点の整理から理学療法の方針決定まで
　本症例では，次のような問題点が挙げられます．
① 肩関節周囲筋・肘・前腕筋群の筋力低下

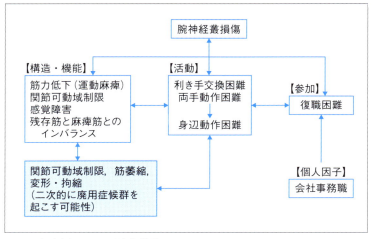

図7 本症例における障害構造

② 拮抗筋とのインバランスの存在
③ 感覚障害
④ 関節可動域制限の存在と増加
⑤ 筋萎縮の可能性
⑥ 筋インバランスによる変形・拘縮の可能性
⑦ 筋の易疲労性による作業耐久性の低下

このうち，筋力低下（運動麻痺）および感覚障害，残存筋と麻痺筋の間のインバランスは神経損傷によるものであり，理学療法で解決することには限界があります．これによって，右上肢および両手動作による身辺動作に支障をきたしており，右手の使用頻度が少なくなっています．ただし，本症例では，神経の連続性が保たれており，筋力検査および筋電図検査の結果から回復が期待できるものと推察されます．したがって，現在，理学療法の治療目標とすべき問題点は，関節可動域制限，筋萎縮，変形・拘縮などの「二次的な廃用症候群の発生の可能性」ということになります．図7に本症例のICFに基づく障害構造を示します．

なお，今後，運動麻痺が順調に改善された場合も，あるいは麻痺の回復が不十分で機能再建術が必要になった場合も，関節可動域の制限をできるだけ回避することが必要です．そして，麻痺筋の回復が期待できることから，その間に廃用による筋萎縮を予防し，神経筋機能の回復のための再教育が必要と考えられます．

本症例の理学療法目標とプログラム

本症例の理学療法目標

① 右上肢関節可動域の維持・改善
② 麻痺筋の筋萎縮の防止と神経筋再教育
③ 作業耐久性（易疲労性）の改善

理学療法プログラム

① ストレッチングおよび関節可動域運動
② 筋力増強運動
③ 筋電図バイオフィードバックによるトレーニング
④ 食器の使用，書字・キーボード操作を含むADLトレーニング

考慮事項（予想されるリスク）

過用症候群に対する対応

腕神経叢損傷後には筋組織の柔軟性が失われることが多いため，ストレッチングを行うことは必要なのですが，過剰な伸張によって組織が損傷し，痛みを生じることがあります．また，感覚障害を伴う場合には，組織に損傷が起こっても痛みを訴えることが少ないため，十分な注意が必要となります．関節可動域運動やストレッチングは愛護的に行うようにします．

筋力回復期における過度の負荷は，神経線維の変性，小径化，筋原性蛋白の減少を起こす可能性があるため，筋電図フィードバックを用いた神経筋再教育や筋力増強運動は，十分な休息をとりながら行う必要があります．

10章　文献

1) 日本整形外科学会ホームページ：https://www.joa.or.jp/jp/public/sick/condition/brachial_plexus_injury.html
2) Sugioka H：Investigation of brachial plexus injuries by intraoperative cortical somatosensory evoked potentials. Arch Orthop *Traumat Surg*, 99：143-151, 1982.
3) 潮見泰藏（編）：脳・神経系リハビリテーション．羊土社，2015.
4) 細田多穂・中山彰一（編）：図解理学療法技術ガイド．文光堂，2005.
5) 奈良　勲・内山　靖（編）：図解理学療法検査・測定ガイド．pp409-410，文光堂，2006.
6) 医療情報科学研究所（編）：病気が見える　7.脳・神経．p.230-233，メディックメディア，2012.

（潮見泰藏）

国家試験　過去問題

【1】47回PT午前46
絞扼性神経障害と症状の組合せで正しいのはどれか．
1. 肘部管症候群——母指外転障害
2. 後骨間神経麻痺——母指内転障害
3. 手根管症候群——母指対立障害
4. 梨状筋症候群——大腿前面のしびれ
5. 足根管症候群——足背のしびれ

【2】48回PT午後38
一側の顔面神経麻痺の評価で優先度の**低い**のはどれか．
1. Synkinesis（随伴運動）の程度
2. 前頭筋の筋力
3. 咀嚼筋の筋力
4. 味覚の程度
5. 兎眼の程度

【3】49回PT午後36
末梢神経障害における症状で正しい組合せはどれか．**2つ選べ**．
1. 顔面神経——開眼障害
2. 副神経——肩甲骨挙上障害
3. 橈骨神経——前腕回内障害
4. 閉鎖神経——股関節外転障害
5. 脛骨神経——足関節底屈障害

解　答
【1】3　【2】3　【3】2, 5

11章

脳性麻痺

Ⅰ．脳性麻痺の病態と治療

Ⅱ．脳性麻痺に対する評価—意義・目的・方法—

Ⅲ．脳性麻痺に対する理学療法

Ⅳ．ケーススタディ

I. 脳性麻痺の病態と治療

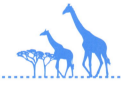

到達目標
- 脳性麻痺の定義がわかる．
- 脳性麻痺の受傷原因がわかる．
- 運動障害の特徴による分類と，その主な障害特徴がわかる．

　理学療法士が関わる小児期発症の中枢性疾患の代表的な疾患は，脳性麻痺です．脳性麻痺は単一の病名ではなく，幅広い原因や多様な症状をもつ包括的な疾患概念です．早産児の救命率の向上によって脳性麻痺の発症率は増加し，その病態も変化しています．一般的には，重症例と軽症例に二分極化しているといわれています．病態の変化と症例の社会的環境の変化により，理学療法に求められることも変化します．

　脳性麻痺の理学療法を学ぶことは，小児期の発達に配慮した理学療法のあり方を学ぶため役立つと考えられます．

1 脳性麻痺の定義は？

　日本で多く用いられている脳性麻痺の定義は，厚生省脳性麻痺研究班会議（班長：高津忠夫）での定義（1968）です．そのほかに，アメリカ脳性麻痺・発達医学会の定義（2006）が用いられることもあります（表1）．

2 脳性麻痺の発症率は？

　周産期・新生児医療の進歩，早産児の救命率の向上などにより脳性麻痺の発症率は年々変化しているため，報告年度により違いはありますが，国内における1980年以降の1,000出生中の有病率の報告では2〜3，概ね発症率は2.5人程度とされています．

　早期産は，脳性麻痺の危険因子の1つです．低出生体重児の救命率が飛躍的に向上した90年代に脳性麻痺の発症率は上昇し，その後の周産期医療の進歩により脳性麻痺児の発症率は減少したといわれています．しかし，低出生体重児（表2）の出生率はその後も上昇しており，低出生体重児に発症した脳性麻痺の病態も複雑化しているとされています．

表1　脳性麻痺の定義

厚生省脳性麻痺研究班会議での定義（1968） （班長：高津忠夫） 脳性麻痺とは，受胎から新生児期（生後4週間以内）までに生じた脳の非進行性病変に基づく永続的なしかし変化しうる運動および姿勢の異常である．その症状は満2歳までに発現する．進行性疾患や一過性運動障害または将来正常化するであろうと思われる運動発達遅延は除外する．
アメリカ脳性麻痺・発達医学会の定義（2006） ● 受傷期：胎児期から乳児期 ● 脳に生じた非進行性の病変 ● 運動および姿勢の発達障害 ● 随伴症状：言語障害，聴覚障害（コミュニケーション障害） 　　　　　　摂食障害，視覚障害，てんかん，知的障害，行動障害 ● 合併症：二次的な筋・骨格系の障害を伴うことがある

表2　早産児・低出生体重児分類

出生体重別	低出生体重児	2,500g未満
	極低出生体重児	1,500g未満
	超低出生体重児	1,000g未満
在胎週数別	早産児	在胎37週未満
	正期産児	在胎37〜41週
	過期産児	在胎42週以降
在胎週数と出生児の体格別	SFD	身長体重ともに10%タイル未満
	AFD	身長体重ともに10%タイル以上

表4　新生児仮死重症度　アプガースコア

	0点	1点	2点
皮膚の色	青色	体幹ピンク，四肢チアノーゼ	全身ピンク
心拍数	なし	100/分未満	100/分以上
刺激に対する反応	無反応	顔をしかめる	咳またはくしゃみ
筋緊張	四肢弛緩	四肢やや屈曲	活発に動かす
呼吸	なし	遅い，不規則	強く泣く

表3　脳性麻痺の受傷原因

①出生前の受傷原因
中枢神経系奇形
　全前脳胞症，脳梁欠損，裂脳症，厚脳回，小多脳回など
胎児期の感染症
　サイトメガロウイルス，トキソプラズマ，梅毒，その他．
　放射線，有機水銀，一酸化炭素，その他の化学因子
胎児期の低酸素症
　母体の重症貧血・妊娠中毒症・胎盤異常・その他
　外傷，物理的要因などによる

②**周産期の受傷原因**
　早産における諸要因による脳障害，周産期仮死，新生児の呼吸障害や痙攣，呼吸循環障害（低酸素性・虚血性脳症），頭蓋内出血
　低酸素性虚血性脳症，脳室周囲白質軟化症（PVL），皮質下軟化，多嚢胞性白質軟化，脳動脈閉塞性障害，脳室内出血（IVH），核黄疸，中枢神経感染症

③**出生後の受傷原因**
　中枢神経系感染症，急性脳症，脳血管障害，頭蓋内出血，頭部外傷，呼吸障害，心停止，痙攣重積などにより生じた脳病変

3　脳性麻痺の病態は？

a 脳性麻痺の受傷原因（表3）

　脳病変により脳性麻痺を発症します．その脳病変の受傷時期は，出生前，周産期，出生後に分けられます．出生前の胎児期の受傷では，胎児の中枢神経系の形成過程に障害が生じます．周産期には，新生児仮死（表4）や呼吸循環障害などにより低酸素性虚血性脳症，脳室内出血などの脳病変が生じます．早期産では，低酸素性虚血性脳症，脳室周囲白質軟化症（PVL），脳室内出血（IVH）などの発生リスクが高くなります．出生後は，中枢神経系感染症や急性脳症，脳血管障害，頭部外傷などが脳病変の原因として挙げられます．

b 運動障害の病型（表5）

　運動障害の特徴から，痙直型（spastic type），アテトーゼ型（athetotic type），失調型（ataxic type），弛緩型（flaccid type），混合型（mixed type）に分類されます．また，障害部位から両麻痺（両側の上下肢の麻痺があるが下肢が重度），片麻痺（片側上下肢の麻痺），四肢麻痺に分類されます．

① 痙直型

　上位運動ニューロンの損傷による筋緊張亢進を認める病態であり，その部位的分類と併せて，痙直型四肢麻痺，痙直型両麻痺，痙直型片麻痺などの病型に分けられます．

② アテトーゼ型

　錐体外路系の損傷による筋緊張の変動（低緊張〜過緊張）と不随意運動が特徴です．四肢麻痺が多く，まれに片麻痺を生じます．筋緊張の変動から舞踏病様アテトーゼ・痙直型アテトーゼ・緊張型アテトーゼなどのタイプに分類される場合もあります．

③ 失調型

　小脳の器質的変性による病態であり，筋緊張の動揺（低緊張〜正常）と協調運動障害が特徴です．

　痙直型の発生が最も多く，アテトーゼ型や失調型のみの症例は少なく，痙直型との混合型が多い印象です．病型を決めることは，理学療法の目標設定や治療計画（プログラム）立案，長期的予後

表5　脳性麻痺の病型と特徴

病　型	原　因	筋緊張	特　徴
痙直型	上位運動ニューロンの損傷	亢進	● 脊髄反射の亢進，折りたたみナイフ現象，腱反射亢進，病的反射の出現を認める ● 病的な同時収縮：相反神経作用の障害により，働筋と拮抗筋が同時に過剰収縮を引き起こす（例：股関節の伸展内転のはさみ足） ● 痙直の強い拮抗筋の過剰な緊張性相反性抑制により，働筋の機能不全が生じる（例：尖足） ● 連合反応：運動や精神的緊張により，他の罹患部に広汎な痙性の増強が生じる
アテトーゼ型	錐体外路系の損傷	低緊張〜過緊張動揺性	● 相反神経抑制過剰のため協調的な同時収縮機能が欠如し，不随意運動が出現する ● 発達初期は，低緊張が目立ち，不随意運動は顕著ではない ● タイプ： 　舞踏病様（非緊張型）アテトーゼ 　痙直型アテトーゼ（混合型） 　緊張型アテトーゼ（混合型）
失調型	小脳の病変	低緊張〜正常動揺性	● 運動発達が進むなかで，運動失調が顕著になる ● 相反神経支配機構の障害による持続的な姿勢コントロールの不全，協調運動障害，Dysmetria（距離測定障害），企図振戦，言語障害，眼振
混合型			各病型の特徴が，部位ごとに認められる

表6　周産期の病歴と主な損傷部位

	病　歴	病　理
成熟児	遷延する重度の虚血	皮質下白質軟化症（多嚢胞性脳軟化症）＝大脳半球全体の広汎な損傷
	短期間の重度の虚血	両側基底核・視床病変・中心溝周囲病変大脳深部白質の萎縮
	遷延する軽度の虚血	傍矢状部脳損傷（境界域脳梗塞）＝頭頂葉，前頭葉傍矢状部，側頭葉の虚血性変化
	非特異性（感染など）	中大脳動脈梗塞
早産児	多胎，血圧変動，低炭酸血症，循環不全	脳室周囲白質軟化症
	脳室内出血（Ⅲ度）	脳室内出血後水頭症
	脳室内出血（Ⅳ度）	脳室周囲出血後孔脳症
早産児成熟児	高ビリルビン血症	核黄疸
	遺伝，先天感染など	脳形成異常

予測を立てる際の手がかりとなりますが，発達や理学療法の治療経過のなかで，痙直型四肢麻痺の診断が両麻痺へと変わることもあり，病型を決めることが難しい場合もあります．

4　脳性麻痺の診断は？

　新生児期の行動の異常性や神経学的な異常所見は，重症例を除き，生後2週間前後のうちにいったん消失し，数か月後に定型的な脳性麻痺の徴候

が発現することが多いとされています．また脳性麻痺の病像が多様であることから，確定診断が2歳ごろまで遅れることもまれにあります．しかし，発達過程にある早期からの介入が必要なことから，発達評価や原始反射の消失・残存など神経学的所見をもとに，運動障害が顕在化してくる6か月までには，早期診断，リハビリテーションの適応を決定することが望ましいと考えられています．

周産期の病歴(表6)や画像所見，新生児期前半の神経学的臨床所見などのリスク因子に基づき，ハイリスク児に対して，画像診断，脳波所見，行動学的および神経学的評価，自発運動および姿勢反応の評価などの総合的評価の経時的なフォローが重要となります(コラム①)．

> **コラム①　NICUにおけるハイリスク児への早期介入**
>
> NICUに入院中の低出生体重児に対して，ポジショニングや環境調整などを含めた早期介入や，General movementsや，Brazelton新生児行動評価，Dubowitz神経学的評価を，新生児科医と協力して理学療法士が行う医療機関があります．ハイリスク児に早期から理学療法が介入することにより，姿勢の安定や精神運動発達における効果も報告されています．しかし早期介入による長期的効果については，まだ明らかになっていません．介入方法も含め，今後の研究が必要な分野のひとつです．

5　脳性麻痺の治療は？

a　予防的治療

脳性麻痺の発症に対し予防的医療が進められています．例えば，アテトーゼ型の主な原因であった<u>核黄疸症例</u>は，交換輸血の際の輸血不適合例が減少したことで，発症が激減しています．また痙直型両麻痺の主な発症原因である早産児の脳室周囲白質軟化症に対し，早期より予防的治療(ステロイド投薬など)が行われ，脳症急性期には低温療法などの積極的な治療が行われます．

新生児救命のみならず，後遺症なき生存(Intact survival)を目標に，母体感染予防，胎児期のモニタリング，出生前診断，超音波検査，未熟児・新生児期の呼吸や栄養を含めた医療的管理が実施されています．

b　脳性麻痺症例に対する主な治療

- 運動発達障害へのリハビリテーション(理学療法・作業療法・言語聴覚療法・心理療法)
- てんかん，呼吸障害，摂食障害，視覚・聴覚障害など随伴症状に対する内科的・外科的治療
- 痙縮への治療(薬物療法・整形外科的療法・装具療法・運動療法)
- 変形・拘縮・脱臼に対する整形外科的治療
- 生活環境の調整

c　脳性麻痺に対する整形外科的治療
① 変形拘縮に対する整形外科的治療

変形拘縮が，痛み・運動機能の低下・易介護性の低下の一因となる場合に外科的治療が検討されています．術後に想定される機能，術後管理，術後の集中的なリハビリテーション，また外科的侵襲に伴うリスクについて検討し治療を選択します．例えば，筋腱延長により関節可動域は拡大しますが，筋力低下や支持性低下により機能が低下することもあります．

整形外科的に行われる手術の種類としては，短縮筋の延長，筋腱の移行，関節・骨のアライメントの改善などがあります．例えば股関節の拘縮脱臼に対し，大腿筋膜張筋移行術，ハムストリングス延長術，大腿骨減捻内反骨切り術，臼蓋形成術などが行われます．

また足部では，筋緊張の亢進・低下や長期間の不良アライメントでの使用により，<u>外反扁平足</u>，<u>内反足</u>，<u>尖足</u>などの二次的変形の発生が多くみられます．歩行機能低下の原因となる内反尖足に対し下腿三頭筋延長術，内外腓腹筋の後退術などが行われることがあります．

足部の変形に対し，装具療法や一定期間のキャスティングにより外科的治療を延期・回避できる症例もあります．

② 整形外科的治療と理学療法

術前には，姿勢・動作分析を行い，術後の理学療法の計画を立てます．術後の筋力低下，機能低下に対し，運動パターンと機能の再獲得を促し，長期的な姿勢管理を提案することが大切です．幼児・学童期に外科的治療により運動機能を獲得した後にも，筋の短縮や拘縮が進み，再手術となる症例も少なくありません．再手術を予防するためにも，術後の運動療法や長期的な姿勢・生活管理が重要となります．

③ 痙縮の軽減

運動を阻害し変形拘縮の一因となる痙縮の軽減を目的に，さまざまな方法が提案されています．経口筋弛緩剤の調整も含め，長期的なQOLの維持を目的に方法を選択する必要があります．

筋短縮や変形をもたらす前に選択される外科的治療として，以下の方法が選択されることがあります．

ボトックス(BTXA)療法(**コラム②**)，髄腔内バクロフェン療法(ITB療法，**コラム③**)，機能的脊髄後根切断術(FPR)，末梢神経縮小術，整形外科的選択的痙性コントロール手術，多関節筋の選択的延長術などの方法を選択することもあります．

コラム② ボトックス療法

ボトックス®は，A型ボツリヌス毒素を有効成分とする骨格筋弛緩剤です．末梢の神経筋接合部における神経筋伝達を阻害することにより筋弛緩作用を示し，眼瞼痙攣，片側顔面痙攣，痙性斜頸，上肢痙縮，下肢痙縮などにおける筋の攣縮および緊張を改善します．日本で承認されている脳性麻痺児に関する適応は，痙性斜頸のみでしたが，2008年2月の厚生労働省小児薬物検討会議にて，「2歳以上の下腿痙性に伴う尖足」への適応が同意され，全国の多くの病院で承認・実施されはじめています．筋緊張の異常亢進を示す筋に直接筋肉内注射をすることにより，注射された部位のみが弛緩するとされています．その効果は，施注後2〜3日で現れ，1〜2週間程度で安定し，3〜4か月持続します．現在のところ，重度脳性麻痺児の側弯進行予防・股関節脱臼予防と介護負担の軽減と，軽度・中等度脳性麻痺児の尖足など歩行機能の改善を目的に実施される症例が多くみられます．施行後には，施注筋の他動的伸張や拮抗筋の働きを促すなど，積極的な運動療法が重要となります．本治療の際には，治療の目的，施注筋の選択，その後の理学療法計画を，医師・患児とその家族・担当理学療法士間で，十分確認をしながら進めることにより，治療の効果をQOLの向上に結びつけることができると考えられます．

コラム③　髄腔内バクロフェン療法（Intrathecal baclofen therapy，ITB）

　脳脊髄疾患に由来する重度の痙性麻痺（脊髄損傷，外傷性脳損傷，脳性麻痺，脊髄梗塞など）のうち，他の治療でのコントロールが困難である症例が治療対象となります．GABA-B受容体のアゴニストであるバクロフェンを，外科的に腹部に設置した植え込み型持続注入ポンプから，カテーテルにて脊髄液腔内に持続的に注入することにより，脊髄の後角の抑制性神経細胞に作用させ，主に下肢の痙縮を緩和させる治療法です．2006年から保険適用となり，脳性麻痺への適応例も増加していますが，ポンプの植え込み術と数か月ごとのポンプへの薬物投与や投与量の微妙な調整が必要であり，施行できる医療機関はまだ限られています．本治療の際には，術前から痙縮の評価やADL評価を実施し，治療の目的や予想される効果を，十分に確認しながら進めることが大切です．また術後の管理方法・離脱症状などの合併症状を把握して関わる必要があります．症例によっては，痙性の緩和が支持性や固定性の低下および機能低下を招くこともあります．また二次的に他の部位の痙性が亢進した症例も報告されています．術前・術後の評価および理学療法が重要となります．

II. 脳性麻痺に対する評価
―意義・目的・方法―

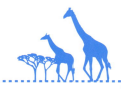

到達目標
- 脳性麻痺の理学療法評価に用いられる評価の目的と内容がわかる．
- 脳性麻痺の理学療法の目標設定・治療計画立案に，評価結果を反映させる流れを知る．
- 個々の評価法の概要と活用方法を知る．

理学療法を始める際には，患者の病態・運動機能・障害の程度などの評価と生活環境の情報をもとに理学療法の目標を設定し，治療計画（プログラム）を立てます．実際に理学療法を進めるなかで，必要に応じて再度評価を行い，治療計画を修正しながら目標の到達を目指します．標準化されている評価尺度も活用しますが，脳性麻痺の病態・重症度・機能障害は多様であり，脳性麻痺児の問題点に全般的に適合できる評価表はないため，記述的な評価が重要です．

1 評価・目標設定・治療計画立案の流れ

a 情報収集
理学療法の目標設定の手がかりとなります．
① 年齢，性別，診断名
② 発育状況（身長・体重・頭囲・体格・肥満度・栄養状況など）
③ 出生歴，現病歴，発達歴
④ 検査・画像所見（脳MRI，脳CT，脳波，聴性脳幹反応など）
⑤ 治療・理学療法経過
⑥ 家族環境・社会的環境
⑦ 家族（介護者）・本人のニーズ，困っていること，希望（やりたいこと）

b 機能障害の評価
障害の状況を把握し，目標設定や治療計画立案の手がかりとします（図1）．
① 障害の程度（脳性麻痺重症度の評価）
脳性麻痺児のための分類システム（GMFCS）があります．
② 神経学的検査（深部腱反射検査，病的反射検査，筋緊張の評価）
Modified Ashworth Scale（表7），Dubowitz神経学的評価法，Brazelton新生児行動評価などがあります．
③ 発達状況・基本的運動機能の評価
必要に応じて，暦年齢と比較した発達年齢，獲得した粗大運動の評価を行い，運動障害による困難さと獲得すべき課題の把握に役立てます．
遠城寺式乳幼児分析的発達検査，デンバーⅡ発達判定法，新版K式発達検査，運動年齢テス

表7 Modified Ashworth Scale：MAS（筋緊張テストバッテリー）

1	軽度の筋緊張の増加あり．屈伸に引っかかりと消失，あるいは最終可動域に若干の抵抗がある
1+	軽度の筋緊張あり．引っかかりが明らかで可動域1/2以下の範囲で若干の抵抗がある
2	筋緊張の増加がほぼ全可動域を通して認められるが，容易に動かすことができる
3	かなりの筋緊張の増加があり，他動運動は困難である
4	固まっていて，屈曲あるいは伸展ができない

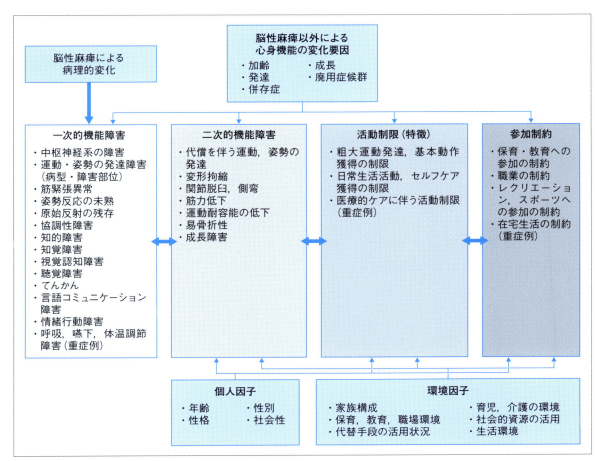

図1 脳性麻痺の障害構造

ト（MAT），Milani Comparettiの運動発達検査，粗大運動能力尺度（GMFM）などがあります．

④ 姿勢・動作分析

姿勢，動作の特徴・運動の質を捉え，また運動・姿勢への介入方法を検討します．ただ「座位保持不可」「座位保持可能」だけではなく，どこをどのくらい支えたらどんな姿勢での座位保持が可能か，どんな介助方法であればどのくらい歩行動作が可能であるか，などの評価が治療計画を立案するのに役立ちます．

⑤ 関節可動域テスト

変形拘縮の程度を評価し，発生原因を検討し，今後の進行の予防を検討します．

⑥ 筋力テスト

痙性麻痺に伴い，周囲や拮抗筋の筋力低下や不活発性を生じることがあります．また全体的な運動低下により廃用性の筋力低下も生じることがあります．しかし，姿勢により筋緊張が変動する患者や分離運動が困難な患者では，筋力テストや関節可動域テストを厳密に規定のポジションで行うことは困難です．

⑦ 感覚・認知機能の評価

重度な運動障害と知的発達の遅れを伴う児の感覚・知覚機能と認知発達を評価することは難しいものです．軽度の運動障害であれば，幼児期の視知覚の発達の評価にフロスティッグ視知覚発達検査が用いられることがあります．

c 生活機能の評価（日常生活動作能力の評価）

運動障害と発達の遅れに伴う日常生活動作能力の低下を評価し，実際の日常生活場面における困難さを把握し，理学療法の介入目的や方針を考える手がかりとします．

こどものための機能的自立度評価法（Wee-FIM），子どもの能力低下評価法（PEDI）

d 目標設定

理学療法評価に基づき，児と家族のニーズや希望・困っていることを考慮し，生活場面に合った機能的動作や活動を目標に挙げます．

e 問題点・課題の整理

評価をもとに，目標に到達できていない理由・到達のために必要な要素を挙げ，児の病態・障害状況に合わせた獲得方法を検討します．

f 理学療法の治療計画（プログラム）の立案

運動療法，補装具の適応，姿勢管理や環境調整，家族指導・支援など，総合的なリハビリテーションの1つとしての理学療法の治療計画を立案します．

g 再評価

理学療法実施後，目標の達成度を中心に再評価を行い，治療計画を見直します．

2 脳性麻痺に用いられる評価表

評価の目的・対象年齢・発達段階などを考慮し，評価表を選択します．

a 評価の目的

評価尺度には，それぞれ評価目的と対象年齢，対象となる発達段階や対象疾患があります．発達障害の早期発見・診断・予後予測を目的としたものや，次なる課題を把握し目標設定に役立てるためのもの，児の運動機能の変化を経時的に評価し変化を捉えるもの，QOLを評価するものなどがあります．

小児期の脳性麻痺児では，中枢性の病態により運動は阻害されながらも，同時に成長・発達も認められます．そのため，運動障害と発達の課程の両方を把握することが必要です．

b 脳性麻痺児の評価に用いる主な評価表
① Dubowitz神経学的評価法

対象年齢：早産児を含む新生児期

新生児の神経学的成熟度を，姿勢，筋緊張，反射，神経行動学的指標の項目を評価する方法です．全34項目からなり，①tone（10項目），②tone patterns（5項目），③reflexes（6項目），④movements（3項目），⑤abnormal signs（3項目），⑥behavior（7項目）の6つのカテゴリーを5段階で評価し，カテゴリースコアとトータルスコアから成熟度を評価します．

② Brazelton新生児行動評価（neonatal behavioral assessment scale：NBAS）

対象年齢：新生児期

新生児の能動的な行動能力や検者との相互作用の能力，外界から新生児が受ける影響を評価します．行動評価項目と神経学的評価項目とからなり，ハイリスク新生児の行動特徴を評価し，早期介入の計画・実施や，児の特徴に合わせた関わり方の指導などを通して，母子相互関係の確立の支援に役立てます．

③ 遠城寺式乳幼児分析的発達検査

対象年齢：0～4歳8か月

評価領域：6領域（運動［移動運動・手の運動］，社会性［基本的習慣・対人関係］，言語［発語・言語理解］）に分けてそれぞれについて発達指数（DQ＝発達年齢/生活年齢）を出し，分析的に発達の不均衡や発達の特徴を捉えることができます．

④ 運動年齢テスト（Johnson motor age test：MAT）

対象年齢：4か月～

Gesell, A. らによる正常運動発達尺度を基本に，Johnsonらにより作成されました．4～72か月の正常運動発達の到達項目と比較し，上肢・下肢の運動年齢（MA）と暦年齢（CA）から，運動指数（LMQ：MA/CA）を算出します．運動発達の到達度を捉えることができます．

⑤ Milani Comparettiの運動発達検査

対象年齢：0～2歳

運動発達を姿勢反応の出現と原始反射の消失の項目と合わせて，その相互関係を評価します．自発的行動として，頭部・四肢・体幹の運動発達（首のすわり，座位保持，起き上がり，歩行など）を評価し，運動発達に対し促通や抑制関係にあると考えられる反射・反応として，原始反射，立ち

直り反応，パラシュート反応，傾斜反応を評価します．

⑥ デンバーⅡ発達判定法

対象年齢：0〜6歳

評価領域：粗大運動，言語，微細運動−適応，個人−社会の4領域ごとの各項目を判定し，総合判断し，「正常」「疑い」「判定不能」と解釈されます．相対的な児の発達の早さ・遅さを簡便に判定できる評価法です．

⑦ 粗大運動能力分類システム（Gross motor function classification system：GMFCS）

対象年齢：18か月〜12歳

Palisano, R. らによって提唱された，脳性麻痺の重症度の判定・分類・予後予測のための評価尺度です．その到達レベルや機能の獲得の経過を暦年齢で追うことにより，重症度や予後予測が可能となるとされています．脳性麻痺の粗大運動能力から Level Ⅰ〜Ⅴに分類し，重症度や機能的な目標設定を提示しています．

⑧ 粗大運動能力尺度（Gross Motor Function Measure：GMFM）

脳性麻痺児のための評価的尺度．Russell, D. らにより，脳性麻痺の子どもたちの運動機能レベルを正常な発達基準と比較し評価するために作成されています．正常発達の5歳児で遂行可能な88項目の運動課題の達成度を観察評価します．粗大運動機能を質的，量的に評価するもので，経過観察・治療効果確認のためにも活用できます．特に中等度の障害で，立位や座位の障害が中心の症例で活用されます．近年発表された，GMFM−66では66項目に絞られ，尺度化スコアが算出できるようになっています．

⑨ こどものための機能的自立度評価法（Functional independence measure for Childern：Wee-FIM）

対象年齢：6か月〜7歳程度

成人用の FIM をモデルとした，18項目の観察式評価法です．評価項目は，運動項目13項目，認知項目5項目からなり，個々の項目について課題完了に必要な介助量に基づき7段階で採点することにより，機能的自立度を点数化することができます．

⑩ 子どもの能力低下評価法（Pediatric evaluation of disability inventory：PEDI）

対象年齢：6か月〜7歳半程度

日常の活動における子どもの能力とパフォーマンスを測定するために開発された，質問紙法の包括的機能評価法です．評価項目は，セルフケア，移動，社会的機能の3領域に分けられ，197項目と複合活動20項目からなっています．子どもの機能的状態を把握し，介助量を把握することができます．

Ⅲ. 脳性麻痺に対する理学療法

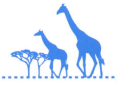

> **到達目標**
> - 脳性麻痺患者の理学療法アプローチの種類と目的を知る.
> - 脳性麻痺患者の理学療法評価に基づいた目標設定と,理学療法アプローチの選択方法を知る.
> - 脳性麻痺の病型ごとの発達特徴と理学療法のポイントや配慮すべき点を知る.
> - 重症心身障害児の理学療法を知る.
> - 脳性麻痺患者のライフステージに配慮した理学療法のポイントを知る.

脳性麻痺患者の理学療法は,対象児(者)の年齢,障害の重症度,病型,機能障害,知的障害の程度,生活(介護)環境などにより,目的やアプローチが異なります.

出生時からの障害に対し,学童期に至るまでの長期間にわたり,継続的・断続的に理学療法が関わる患者も多くいます.理学療法の技術の基本は,運動療法と生活環境支援です.年齢や重症度により,**発達の促進**と障害の軽減を図る時期もあれば,**二次的障害の予防**と機能低下予防が目的になる時期もあります.脳性麻痺は進行性病変ではありませんが,その機能障害の程度は,軽減や増悪へと変化します.それぞれのライフステージにおいて,短期的・長期的な予後を見据え,児の自己実現と快適な生活を支援することが,理学療法の目的となります.

1 理学療法アプローチ

脳性麻痺患者への理学療法の要点は以下のとおりです[10,17] (コラム④).
① 運動療法:**運動発達練習**,神経発達学的治療,関節可動域運動,筋力トレーニング
② 装具療法:短・長下肢装具,足底装具,体幹装具,上肢スプリント,歩行補助具
③ **姿勢管理(ポジショニング)**:姿勢保持具,**座位保持装置**,車椅子,日常生活用具
④ 生活環境支援:生活環境評価(退院前訪問指導:Home Evaluation),障害児通園,保育,学校,職場など,生活の場での環境調整
⑤ **家族(介護者)指導・支援**など:Home Exer-

コラム④ 理学療法診療ガイドライン

2011年に日本理学療法士協会のガイドライン特別委員会が作成した『理学療法診療ガイドライン 第1版』[17]では,疾患・領域の理学療法診療のガイドラインが提示されました.脳性麻痺の項目では,脳性麻痺の評価および理学療法介入について,これまでの研究報告のデータベースをもとに,個々の評価方法や理学療法内容について推奨グレードやエビデンスについて整理されています.本ガイドラインは,2009年に発行された『脳性麻痺リハビリテーションガイドライン』[10]を参考とし,理学療法士が治療方法を選択する際に具体的に役立つことを目的に作成されています.本章の内容は,2つのガイドラインに配慮していますが,臨床を通しての経験的な記載も含まれていることを付け加えておきます.

cises, 育児支援, 介護支援
⑥ 呼吸理学療法・摂食機能療法

ⓐ 運動療法
内容：運動発達の促進，神経発達学的治療，関節可動域運動，筋力トレーニング

　児の発達段階・運動障害に合わせ，姿勢・運動の発達と機能獲得を促し，同時に二次的障害の予防を目的に運動療法を行います．中枢神経障害に対する神経発達学的治療として，ボバース法が示されています．

ⓑ 装具療法
内容：短下肢装具，長下肢装具，体幹装具，上肢スプリント，歩行補助具

　機能障害を補う目的と，変形拘縮など二次的障害の軽減を目的に，装具療法を行います．脳性麻痺の場合，運動療法のなかで，装具療法の適合を検討します．装具の役割とその限界を把握し，活用することが重要です．小児期は，発達・成長に伴い，サイズや姿勢・歩容の変化が著しいため，装着状況を含め定期的な適合評価が欠かせません．

① 短下肢装具

　尖足・内反・外反足など足部の変形に対し，立位歩行時のアライメント修正，歩容の改善，痙性の軽減を目的に，短下肢装具を用います．特に，痙直型両麻痺の歩行機能の改善で効果が認められています．児の立位歩行の動作分析を行い，問題点を評価し，随意運動を制限しすぎないような装具やジョイント部を選択します．

② 体幹装具

　体幹部の運動障害による側弯の予防として適合を検討することがあります．固定性が強いと痛みや不快を生じることが多く，適合には工夫や細やかな調整が必要となります．

③ 上肢スプリント

　把握動作の機能的改善や変形予防に役立つとされていますが，課題に合わせたスプリントの選択が必要であり，作業療法士との連携が大切です．

ⓒ 姿勢管理（ポジショニング）
内容：姿勢保持具，座位保持装置，車椅子，日常

生活用具

　脳性麻痺では，定型的な姿勢と定型的な運動パターンを繰り返すことにより，関節拘縮，変形，呼吸障害など二次的障害を悪化させます．特に姿勢が限定されやすい臥位・座位レベルの患児の場合，1日の生活に合わせ，計画的に多様な姿勢（ポジショニング）を用意する必要があります（24時間の生活姿勢管理）．

ⓓ 生活環境支援
内容：生活環境評価（Home Evaluation），集団保育，学校，職場など，生活の場での環境調整

　患児の行動や活動，特に社会的活動を支援します．生活場面における実用性・自律性を重視し，たとえば車椅子や歩行器などの移動手段を提案します．

ⓔ 家族（介護者）指導・支援など
内容：ホームエクササイズ，育児支援，介護支援

　脳性麻痺の治療では，個別の理学療法場面以外での日常的な運動や，姿勢管理が重要です．小児期から始まる理学療法では，家族（介護者）との協力体制が不可欠であり，家庭で継続可能なプログラムの提案が必要です．児と家族に，プログラムの意図や目的を繰り返しわかりやすく説明することを心がけます．

ⓕ 呼吸理学療法・摂食嚥下練習

　呼吸障害は，重症心身障害児の生命予後を左右し，児やその介護者のQOLを低下させる一因となります．重度運動障害に合併する呼吸障害は，中枢性呼吸障害に加え，頚部・体幹部の運動障害に起因する閉塞性換気障害や拘束性換気障害が主な要因です．変形拘縮と姿勢の限定，呼吸器感染の反復や誤嚥が加わり，加齢に伴い呼吸障害が増悪する患者が多くいます．理学療法では，呼吸障害の増悪予防を目的に，ポジショニングの調整，頚部・体幹部の柔軟性・可動性の維持，姿勢筋緊張のコントロールに加えて，分泌物の貯留に対して排痰法を行い，家族（介護者）に家での呼吸ケアを提案します．

　また，脳性麻痺の摂食障害は，嚥下反射の消失

表8 脳室内出血（IVH）の重症度分類（Papile分類）

Grade Ⅰ	上衣下層の限局した出血
Grade Ⅱ	脳室拡大を伴わない脳室内出血
Grade Ⅲ	脳室拡大を伴う脳室内出血
Grade Ⅳ	脳実質出血を伴う脳室内出血

や遅延に加え，口腔器官（舌・口唇・下顎・喉頭など）の運動障害，頸部・体幹部などの運動障害により取り込み，咀嚼，送り込みなどの段階での難しさが多く認められます．栄養管理，摂食機能療法，食事姿勢の調整，口腔ケア，呼吸理学療法などの包括的アプローチが重要です．

2 脳性麻痺の病型と理学療法

ⓐ 痙直型四肢麻痺

痙直型四肢麻痺と痙直型両麻痺の病型の区別は，乳児期には難しく，理学療法の内容も乳幼児期前半には共通する点が多くあります．

① 発生原因

原因として，脳室内出血や脳室周囲白質軟化症に代表される頭蓋内病変や低酸素性虚血性脳症が挙げられます．脳室内出血の重症度分類のGrade（表8）が高いほど麻痺の程度も重度であり，脳実質に病変が及ぶ患者では，重度四肢麻痺の可能性が高くなります．

② 発達経過

痙直型四肢麻痺のうち，軽度な症例では，上肢下肢の運動パターンに制約がありながら，四つ這いやつかまり立ち，クラッチや歩行器を利用しての歩行を獲得する患者もいます．重度症例では，定頸や座位獲得は難しく，生命維持機能（呼吸・嚥下・体温など）の障害を合併することも多くあります．環境へ適応し，長期的に快適な生活を維持すること，自発的な運動・反応の表出，変形拘縮予防および介護負担の軽減が理学療法の目的となることもあります．

③ 理学療法のポイント

必要以上に痙性が亢進することを抑制しながら，運動感覚の学習を促し，抗重力活動と運動の多様性・分離性を誘導します．随意運動・外的伸張，精神的緊張などにより痙性は高まり，随意運動を阻害します．また痙性筋の周囲や拮抗筋の低緊張や不活発な筋により，分離運動・抗重力活動・バランス反応は阻害されます．姿勢や運動の固定化，筋の短縮，関節拘縮など二次的障害が生じます．頸部の伸展回旋に伴う肩甲骨後退，上肢の引き込み，側弯，股関節の内転屈曲拘縮，膝屈曲拘縮，外反足などの変形拘縮が，加齢とともに出現しやすくなります．持続的なストレッチングによる筋のリラクゼーションを行い，低緊張や不

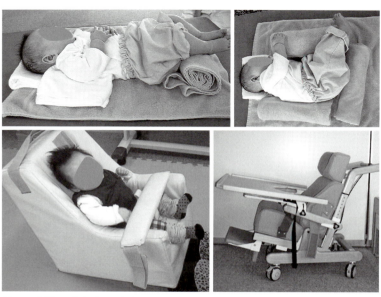

図2 痙性四肢麻痺のポジショニング・座位保持装置の提案

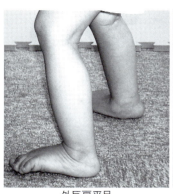 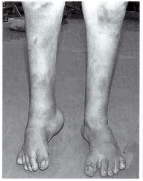 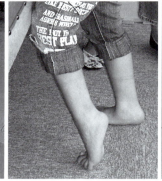 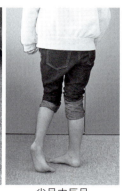

| 外反扁平足 | 内反足 | 尖足 | 尖足内反足 |

図3　足部変形

活発な筋の活動性を促すことと同時に，ポジショニングや座位保持装置を活用し，上体挙上位や腹臥位も取り入れ，多様な姿勢をとることが大切です（図2）．

b 痙直型両麻痺
① 発生原因
32週以前の早産児における低酸素性虚血性脳病変のひとつである脳室周囲白質軟化症は，痙直型両麻痺の主要な病態です．低出生体重児の両麻痺の場合，低緊張が継続し，抗重力活動が出現しにくい患者もいて，従来からの病態に変化がみられます．

② 発達経過
新生児期には体幹から下肢の活動性が低いのですが，下肢の伸展活動に伴い，足関節底屈や股関節内転の痙性が出現しやすくなります．下肢に比べ上肢体幹の障害が軽度であるため，座位姿勢の保持が可能となりますが，骨盤後傾位の保持や，**割座（w-sitting）**で骨盤前傾位・股関節内旋位での座位をとるなど，座位姿勢が限定されることが多くみられます．四つ這い移動では，股関節の内旋・屈曲の痙性により下肢の交互運動が制限され，立位姿勢では，股関節の内転・内旋・屈曲，膝関節の屈曲，足部の外反足・内反足・尖足（図3）などが出現しやすくなります．歩行時には，下肢が交叉する**はさみ足**などが出現することもあります．歩行を獲得した患者でも，股関節・膝関節・足関節の分離運動の困難さが課題となります．学童期後半ごろから，立位歩行に関わる機能低下を認める傾向があり，注意が必要です．

③ 理学療法のポイント
下肢運動の分離性と痙性の重症度，上肢体幹部の代償能力の程度により，立位・歩行能力が規定されます．運動麻痺に伴う筋力低下の要素も認められます．

姿勢コントロールを目的に活用される**PCW（姿勢コントロール歩行器）**（図4）やロフストランドクラッチ（図5），短下肢装具（図6）の適合を評価します．学童期には，学校生活での自立性・実用性から自走式車椅子（図7）の利用が増える患児もおり，日常生活のなかで立位歩行の機会が減少することも機能低下の一因となります．

痙直型両麻痺では，立位歩行の機能改善を目的として下肢の整形外科的治療が適応となる場合も多くあります．立位歩行の機能獲得を目指すだけではなく，長期間にわたる不良姿勢は機能低下の一因となるため，長期的予後を見据えた機能獲得や姿勢管理が重要です．

痙直型両麻痺の症例では，**視覚認知障害**や学習障害が社会や学校での不適合の一因となることもあります．生活上の実用的なADL能力を把握し，作業療法，心理療法，教育との連携が大切です．

c アテトーゼ型四肢麻痺
① 発生原因
周産期医療の進歩により，アテトーゼ型の主原因であった核黄疸はほとんど発症しなくなり，病

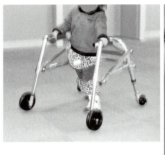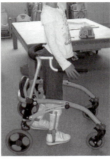

図4 痙直型両麻痺児のPCW（姿勢コントロール歩行器）の活用

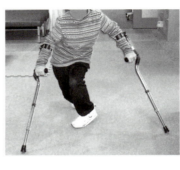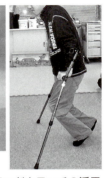

図5 痙直型両麻痺児のロフストランドクラッチの活用

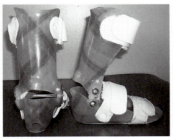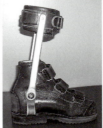

図6 短下肢装具

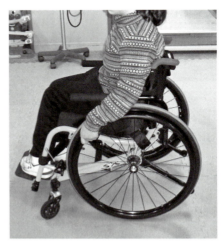

図7 痙直型両麻痺（年長）児の自走式車椅子の活用

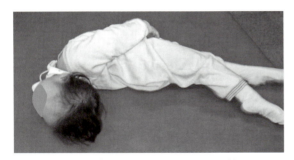

図8 アテトーゼ型四肢麻痺児の後弓反張位

コラム⑤ 脳性麻痺の病型分類

1998年に欧州で行われた脳性麻痺の多施設共同研究（SPCE：surveillance of cerebral palsy in Europe）においては，脳性麻痺の病型を，痙直型脳性麻痺（spastic CP），失調型脳性麻痺（ataxic CP）と，ジスキネティック型脳性麻痺（dyskinetic CP）に分類しています．

ジスキネティック型脳性麻痺は従来の「アテトーゼ型脳性麻痺」と分類されていたタイプのことを示し，ジスキネティック型は，さらにジストニック型（Dystonic）または舞踏様アテトーゼ型（Choreo-athetotic）に分類されます．ジストニック型は常に増大した筋緊張があり，動きが少なく活動の減少やこわばった運動を示します．舞踏様アテトーゼ型は，常に低下した筋緊張があり，動きが過剰で活動性の増大や激しい運動を示すと定義されています．

『理学療法診療ガイドライン』[17]によると，この病型分類は推奨グレードBで示されていることから，日本でも用いられることが増えてくると考えられますが，本章では，従来から既存の成書で多く用いられている「アテトーゼ型」の記載を用います．

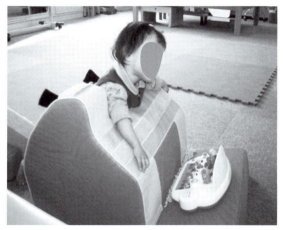

図9 アテトーゼ型四肢麻痺児の腹臥位での上肢操作練習

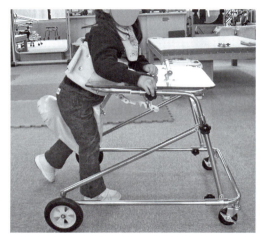

図10 アテトーゼ型四肢麻痺児のSRC歩行器の活用

型が大きく変化しています（**コラム⑤**）。近年の原因は，重症新生児仮死による基底核障害が多く，広範な脳障害に起因する運動障害，知的障害とともに重症心身障害や痙性が混在する混合型が多くなっています．

アテトーゼ型の特徴は随意運動が制御できない点であり，**姿勢制御機構の調整困難**，動揺性の筋緊張，非対称性緊張性頸反射（ATNR），ギャラント反射（Galant reflex），足底把握反射などの原始反射が残存しやすいことなどが特徴です．

② 発達経過

- 緊張型では，乳児期から緊張が強く，不穏，哺乳困難など育児困難な場合があります．背臥位で全身性の伸展が強く，**後弓反張位**（図8）をとることもあり，安楽な臥位保持が難しい患児もいます．また非緊張型の乳児期では低緊張が目立ち，自発運動や反応性が低いことがあります．

- 幼児，学童期の緊張型では，座位保持装置や車椅子での座位保持姿勢を早期から生活に導入することが必要です．緊張型では頸部コントロールが難しく，車椅子などでの頭部保持具（ヘッドレスト）の調整に工夫を要します．非緊張型では，不随意運動を固定しながら，座位や立位・歩行を獲得できる患児もいます．

- 立位歩行を頑張ることにより，頸部肩甲帯の固定性が高まり，上肢機能が低下する患児もいます．特に成人期では長時間の机上動作やパソコン操作などにより二次的障害を生じることがあります．側弯，股関節脱臼，**頸椎症脊髄症**などの二次的発症により痛みや機能低下が生じることもあり，生活管理や早期の対応が必要ですが，立位歩行は生活上必要な活動であり，対応が難しいのが現状です．

③ 理学療法のポイント

運動機能の獲得練習では，**非対称姿勢（捻れ）**を軽減すること，正中位の発達を促すこと，中枢部の支持性を高めること，動作のなかで姿勢の安定性を工夫することにより，動作が行いやすくなると考えられます．適度な補助や固定で，課題遂行の成功学習を積み重ねることも必要です．**膝立ち位の腹臥位姿勢**での上肢操作練習（図9）や**SRC歩行器**（腰かけ付き4輪歩行器，図10）の活用，電動車椅子の活用により，学校でのQOLをサポートします（**コラム⑥**）．移動手段を獲得することは，児の生活全般に対する能動性を高めることにつながるため，導入時期を逃さないようにします．

d 重症心身障害児

① 定　義

「**重症心身障害**」は，医学用語ではなく，「重度の障害が重複した」状態を示す行政用語ですが，医療現場でも便宜上使われることが多くあります．

重症心身障害児の定義は，「大島の分類（**表9**）

> **コラム⑥ 小児期の電動車椅子**
>
> 　脳性麻痺児の移動を支援する補装具として，杖，歩行器，車椅子，座位保持装置，電動車椅子などがあります．機能や麻痺の程度に合わせて，さまざまに工夫をされた歩行器が製品化されています．車椅子では，幼児期の弱い力でも操作可能な自走式車椅子や，姿勢保持機能を合わせた介助型車椅子などが多く出ています．
>
> 　電動車椅子についても，幼児期から操作可能なものが研究されていますが，日本での電動車椅子の給付は小学生程度が目安とされています．幼児期に安全で効率のよい移動手段を獲得することは，児の知的・社会的・情緒的発達の促進および自立性を育てるきっかけとなり，自ら判断し生活を選択していける障害児を育てる第一歩と考えられます．必要な児に対しては，発達の機会保障の意義からも，電動車椅子の早期導入と練習機会が提供ができる制度が望まれます．

> **コラム⑦ 重症心身障害児の理学療法評価**
>
> 　重症心身障害児に対する理学療法を実施する場合，その介入の目的設定と介入効果の評価が難しいことが問題となります．運動機能やADLの獲得が目的となることは難しく，QOLの改善と介護しやすさなどが目的となることが多くあります．既存の評価表では，重症心身障害児の快適性・活動性・社会参加などのQOLを捉えることが難しいことから，評価表の作成・標準化の試みが進められています．

表9　大島の分類

21	22	23	24	25	IQ 80
20	13	14	15	16	70 50
19	12	7	8	9	
18	11	6	3	4	35 20
17	10	5	2	1	0
走れる	歩ける	歩行障害	座れる	寝たきり	

表10　超重症児の判定基準（6か月以上継続する状態の場合にカウントする）

> 1. 運動機能：座位まで
> 2. 介護スコア
>   呼吸管理：レスピレータ管理，気管内挿管，気管切開，鼻咽頭エアウェイ，酸素吸入，吸引，ネブライザー
>   食事機能：中心静脈栄養，経管・経口全介助
>   消化器症状の有無
>   他の項目：血液透析，定期導尿，体位交換，過緊張に対する臨時薬

の1～4に該当する，もしくは5～9に属してかつ①絶えず医療管理下におくべきもの，②障害の状態が進行的と思われるもの，③合併症のあるもの，のいずれかに該当する場合」とされています（コラム⑦）．

　また，近年医療的ケアを必要としながら生活をする重度の運動障害児（者）が増えていることから，「超重症心身障害」という概念が，医療保険行政で制度化されています（表10）．

　重症心身障害の基礎となる疾患は多様ですが，その代表的な疾患が脳性麻痺です．合併する呼吸障害，嚥下障害，消化器障害，栄養障害などに対し，生命を維持するための日常的な医療ケアと介護が必要となります．近年，重症心身障害施設で生活する患者以外に，在宅で生活する患者が増えています．訪問看護ステーション・介護支援・訪問リハビリテーションやレスパイト（短期入所）など，地域での在宅支援が，少しずつ整備されてきています．

② 基礎疾患

　先天性の中枢性疾患（脳性麻痺など），神経筋疾患，代謝疾患，後天性脳障害（低酸素性虚血性脳症，脳外傷）など，多様な疾患に起因します．重度運動障害と重度知的障害に加えて，てんかん，呼吸障害，摂食嚥下障害，言語障害，視知覚障害などの合併も多くみられます．

③ 理学療法

　理学療法の内容としては，姿勢管理・体位変

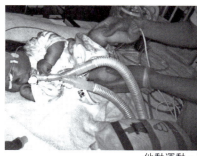
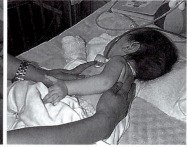
他動運動・呼吸ケアの指導

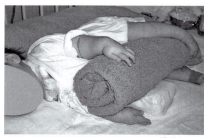
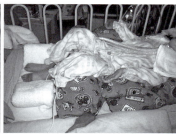
ポジショニングの提案

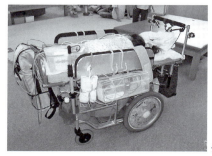
外出支援（介助型車椅子）

図11　重症心身障害児の理学療法

換，運動療法（筋緊張の調整と変形拘縮予防），呼吸理学療法，環境整備（座位保持装置，介助移動用の車椅子，入浴架台など介護負担の軽減）などです（図11）．安楽に過ごせる，音のほうに顔を向ける，抱っこしやすい，座位保持装置を利用して保育に参加できるなど，介護のしやすさや児のQOLの改善を目的に，細やかな発達の評価と関わりを提示します．自ら安楽な姿勢を調整することが難しいため，他動的に身体を動かされることに慣れ，可動性・柔軟性を維持することは大切です．年長児では，側弯や股関節脱臼などの変形拘縮の進行により，姿勢管理や体位変換がますます困難となります（図12）．

3 発達期（ライフステージ）と理学療法

脳性麻痺は，発達障害のひとつであるため，年齢，発達段階，障害の程度，社会的環境により，理学療法に求められるニーズや目標は異なってきます．発達期ごとの理学療法について，その主な目的と配慮点をまとめました．

a 新生児期（〜1か月ごろ）

目的：理学療法の導入期であり，環境への適合と母子関係の確立を支援すること．

配慮点：全身状態の安定と児の覚醒レベル(State)（表11）を確認し，理学療法を開始します．児のストレス反応に配慮しながら，ポジショニングにて心地よい安静を保つことから始めま

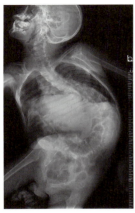
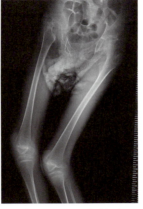

図12 重症心身障害児の変形（側弯・股関節脱臼）

表11 新生児の覚醒レベル（State）

State1	規則的な呼吸を伴った深い睡眠状態 驚愕反応以外の自発運動はない	睡眠
State2	目を閉じた浅い睡眠状態 呼吸は不規則で，まぶたの上から眼球運動が確認できる	睡眠
State3	眠そうな，また半眠りの状態 開眼していても活気はなく，活動性は変化しやすい	睡眠～覚醒
State4	輝きのある目つきをした敏活な状態	覚醒
State5	活動性が高く，短くぐずり泣く	覚醒
State6	強い啼泣状態	覚醒

す．運動発達を促していきますが，新生児早期より「抱きにくい」「落ち着かない」「反応がわかりにくい」「哺乳困難がある」など，育児のしにくさが母子関係の確立を阻害する場合もあるため，育児を支援する姿勢を大切にしながら抱き方やポジショニングを提案します．

b 乳児期（〜1歳半ごろ）

目的：運動発達の促進，姿勢運動の異常性の抑制と姿勢制御の促進，家族（介護者）との協力体制の確立

配慮点：児の姿勢・運動の発達と神経学的評価に基づき，運動発達練習を開始します．乳児期は，最も成長・発達がめざましい時期であり，運動感覚学習が最も行われる時期です．正常発達の流れを手がかりに，運動の多様性と機能的発達を促します．

c 幼児期（〜6歳ごろ）

目的：運動発達の促進，機能やADLの獲得，社会的生活への適合を促すこと．

配慮点：運動療法を中心に，必要に応じて装具療法を導入し，集団保育への適合の準備としてADL・移動手段の獲得を目指します．対象となる福祉制度がある場合は，必要に応じて**社会福祉制度の活用**，補装具，日常生活用具を提案し，生活の場の拡大を図ります．変形拘縮など二次的障害の予測も必要です．

d 学童期（〜12歳ごろ）

目的：学校・家庭など生活の場面に則した**代替手段の活用**も含めた，実用的な機能の獲得を目指すこと．機能低下・変形拘縮など二次的障害に対応すること．患児によっては自己管理（セルフコントロール）を促すこと．

配慮点：機能低下やQOL低下に直結する二次的障害や筋力低下に早めに対応し，生活のなかで実施可能なプログラムを提案し，学校生活を支援する体制を整えることが重要です．

e 青年期・成人期・高齢期（13歳〜）

目的：年代ごとに課題と問題点が生じますが，卒業後の生活の変化と加齢が一因と考えられる筋力低下，機能低下，痛み，呼吸障害，栄養障害など二次的障害の増悪への予防・対応を行うこと．

配慮点：特に在宅生活を送る脳性麻痺者では，二次的障害の予防・増悪の発見が難しく，悪化してからの受診・対処的治療が多くなります．成人脳性麻痺者のライフステージに合わせて理学療法が介入できる場は少なく，大きな課題です（コラム⑧）．

コラム⑧　成人脳性麻痺者のライフステージに応じた支援

　脳性麻痺にかかわらず，小児期発症の運動障害では，小児期から理学療法を開始することが多いものです．発達や変化が顕著である乳児期から幼児期には，理学療法が頻回に関わりますが，学童期になると学校生活が主体となり，理学療法の機会は減少します．卒業後は就労以外に作業所，通所施設，および自宅が生活の場となる患者が多く，加齢，運動量の低下，日常姿勢の限定などさまざまな原因により機能低下をきたす患者が多くみられます．変形拘縮や摂食障害，呼吸障害などの二次的障害に対し，外科的および内科的治療が行われる患者では，一時的に理学療法の機会が増えることもありますが，多くの場合，機能低下に至ってから対応がとられます．学齢期までは，歩行器を利用して毎日歩行していたものの，卒業後は在宅生活のなかで機能低下をきたして歩行不能となり，変形拘縮が進行する場合も少なくありません．脳性麻痺の理学療法は，早期の介入も重要ですが，一方で年長児の加齢に伴う機能低下に対し予防的な理学療法の介入が難しいことも現在の課題です．それぞれのライフステージに合わせた支援が必要であると思います．

コラム⑨　精神遅滞（知的障害）児の理学療法

　一般的に，「精神遅滞」という医学用語より，ほぼ同義の「知的障害」のほうが広く使われることが多いようです（表）．精神遅滞は，全体的な知的機能が明らかに平均以下で，適応能力の欠陥や障害を伴い，18歳未満に発症するものとされています．乳幼児期での確定診断は難しいため，「精神運動発達遅滞」の診断が多くなります．乳幼児期に，麻痺などの運動障害はないが運動発達が遅い，好む姿勢が限定されている，自発運動が限定されている，などの状態に対し，理学療法士が関わることがあります．乳児期は，原因不明の低緊張（フロッピーインファント），運動発達遅滞として理学療法が開始され，後に精神遅滞の診断や染色体異常の確定診断がつく場合も多くあります．

精神遅滞 (Mental Retardation) の定義

米国精神医学会「精神疾患と統計のためのマニュアル第4版」(DSM-Ⅳ, 1994)

A．明らかに平均以下の知的機能：知的検査で，およそ70またはそれ以下のIQ
（幼児においては臨床的判断による）

B．現在の適応機能の欠陥または不全が以下のうち2つ以上の領域で存在：
コミュニケーション，自己管理，家庭生活，社会的・対人的技能，地域社会資源の利用，自律性，発揮される学習能力，仕事，余暇，健康，安全

C．発症は18歳以下
軽度精神遅滞　　IQ50〜70　　教育可能
中等度精神遅滞　IQ35〜IQ50　練習可能
重度精神遅滞　　IQ20〜IQ35　要保護
最重度精神遅滞　IQ20以下　　生命維持

1．原因・発生頻度

　発生の原因が不明な児も多く，発生頻度は全人口の2〜3％とされています．主な要因として以下が挙げられます．
①先天性疾患：染色体異常（ダウン症候群など），脳内・頭蓋骨の奇形（脳梁欠損症，小頭症，狭頭症）
②周産期：感染症，中毒，低酸素性脳症，脳血管損傷，中枢神経系障害，脳炎脳症，早産児・低出生体重児

　脳性麻痺・てんかん・神経筋疾患との合併，小児期精神疾患，行動障害（自閉症，学習障害，注意欠如／多動性障害）との合併も多くみられます．

2．治療

①原疾患に対する治療：代謝疾患などに対する薬物療法，食事療法など
②リハビリテーション：理学療法，作業療法，心理療法，教育・生活プログラム
③合併症・随伴症状に対する治療：てんかんに対

（次頁へ続く）

（前頁より続く）

する薬物療法，問題行動に対する向精神薬などの薬物療法・心理療法

3. 理学療法

運動発達が遅れているのみではなく，運動発達の過程が特異的であったり，外的刺激に対して過敏であったり，反応が少なかったりすることがあります．

①身体的特徴：症例・発達時期により異なりますが，以下の特徴を認めることが多いです．

● 低緊張，力が抜けにくい，抗重力活動の低下（亢進）

● バランス反応・立ち直り反応の低下（過剰反応），新たな運動獲得に時間がかかる

● 運動のバリエーションが少ない，運動企画が拙劣である，動作のなめらかさに欠ける

②理学療法評価：特に乳幼児期の運動発達の遅れに対しては，発達検査を行い，暦年齢からの発達の遅れ以外に，領域ごとの発達のばらつきに注目します．運動面では，粗大運動の発達に比べ，上肢機能・巧緻動作の発達，または社会性や生活面の発達が遅れるのが特徴的です．

遠城寺式乳幼児分析的発達検査，新版K式発達検査，アルバータ乳幼児運動発達検査法（AIMS）などを活用すると，正常発達と解離している点を把握しやすくなります．

● 乳児期：低緊張の児が多くみられます．哺乳力が弱く寝ていることが多く，不活発な児もいますが，手足をまとまりなくバタバタと動かし，不機嫌・不穏な状態が多い児もいます．感覚の過敏性などの特徴に配慮しながら感覚運動遊びで自発性を促し，さまざまな姿勢への適応を練習するなかで粗大運動の発達を促します．抗重力活動や姿勢変換を嫌がることから，定頸・四つ這い・足部への体重支持などが遅れやすくな

ります．背這い，いざり（shuffling）を獲得した児では，立位歩行が遅れるのみではなく，四つ這い動作のなかで経験・学習する下肢の交互運動，骨盤の動き，立ち直り反応，上肢帯の体重支持などの経験の機会を逃すことになるため，児がいざりを獲得する前に腹臥位，四つ這いを促します．それぞれの発達段階での経験や学習の機会を失わないように，正常発達の段階に沿って促すことが必要です．立位歩行を目標に運動発達の促進を行う際にも，目標達成を急がず，姿勢変換のバリエーションを増やすなど，発達の過程を丁寧に促していくことが大切です．

また，乳児期の粗大運動の発達では，知的発達が進むことで，運動発達が引き上げられることも多いのです．たとえば，触って遊ぶおもちゃへの興味が明確になってくることで，手を伸ばす頻度が高くなり，その結果，移動手段の獲得が促されます．児の興味に合わせた遊びや感覚遊びを提示し，意欲を引き出すことが大切です．

● 幼児期：軽度・中等度の精神遅滞児では，目的をもった動作（日常生活動作）を想定した運動や遊び，応用歩行などの反復を通して，筋力・バランス・持久性・巧緻性の改善を促します．環境の変化への適応，集団への適応の準備も必要であり，作業療法・言語聴覚療法・心理療法との連携が必要となります．歩行獲得後にも，低緊張による外反扁平足に対し足底装具などの装具療法が必要な場合もあります．

● 学童期・青年期・成人期：低緊張，筋力低下による関節不安定性，姿勢や動作の限定による関節の痛みや機能低下に対して，理学療法が関わることがあります．また学童期・青年期には，生活管理が不十分な場合，肥満・低栄養・生活習慣病を生じる場合もあります．日常的な運動量の確保も含めた生活管理が大切です．

Ⅳ. ケーススタディ

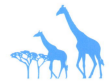

　脳性麻痺は，その病態・病型・重症度などにより獲得機能，発達の経過，問題点が全く異なります．以下に提示する症例は，ともに幼児例ですが，Case1は立位歩行の獲得と社会性の獲得を目指す痙性四肢麻痺です．Case2は重症心身障害児であり，介護負担の軽減と快適な生活の維持と同時に，児の自己実現や意思表示能力の獲得を目指した症例です．

Case1：A君（2歳，男児）

診断：新生児髄膜炎後遺症，脳性麻痺（痙性四肢麻痺）

出生歴：在胎週数36週4日，2,538g，アプガースコア8-9-10，呼吸障害，新生児黄疸，新生児けいれん，敗血症，髄膜炎，日齢34退院．

　ほぼ満期で出生し，新生児仮死も軽度であるが，出生直後に髄膜炎を発症し，脳病変を受傷した症例である．出生後の受傷による脳性麻痺．

神経学的所見：足クローヌス，下肢腱反射亢進（両側）．Ashworth評価点は下肢1，上肢は左肩〜手関節で1，右上肢0

　新生児期は，四肢の自発的な動きが多く，哺乳も可能であり，明らかな異常性が出現していなかった．ただし上肢の動きに左右差が認められ，下肢には腱反射の亢進や軽度の痙性が認められた．

頭部MRI所見（図13）
- 日齢25：両側大脳白質（右側優位）に多胞性嚢胞性病変，嚢胞辺縁部と右基底核に出血性壊死病変，脳室拡大を認める．
- 6か月時：白質軟化症は吸収され，右側を中心とした萎縮性病変として残存．右側脳室拡大，右大脳脚の萎縮，脳梁の非薄化を認める．

発達歴：定頸5か月・座位獲得12か月・四つ這い1歳4か月・つかまり立ち1歳5か月

経過：日齢26：理学療法を開始，10か月時：作業療法を開始，1歳5か月：障害児通園開始．

理学療法開始時（日齢26）
- 経口哺乳可能で，医療的ケアの必要はない．音への定位，注視は可能．
- 非対称性緊張性頸反射，緊張性迷路反射の影響が強く，背臥位では不穏で反り返ることが多く，音刺激に敏感であり，睡眠が持続しにくい傾向があった．
- 四肢の活発な自発運動を認めるが，動きは突発的で滑らかさに欠ける．
- 左上肢の低緊張と活動性の少なさ，左上肢活動

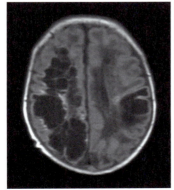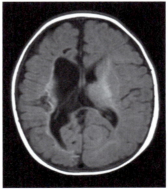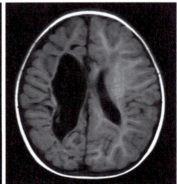

図13　A君の頭部MRI（左から生後1か月，6か月，1歳6か月）

- 時に左母指内転傾向を認める．
- 下肢の自発運動に左右差はなく，下肢の交互性kicking活動ができる．

新生児期には，脳実質のダメージを両側に認めるMRI所見の重症度が，臨床的所見としてあまり出現していない状況です．自発的な活動が増えるなかで，左上肢の引き込みや下肢の痙性などの異常所見が増強することを予測し，慎重に発達を促すことが必要です．

理学療法の目的：**自発運動に伴う痙性の亢進に注意しながら，上肢の両側性の活動を促し，定頸・寝返り・座位の獲得を目指す．家族の育児支援（抱き方，ポジショニング，遊ばせ方の提案）を行う**（図14）．

理学療法と運動発達の経過

新生児期：易刺激性で，なだめにくさを認めるため，家族に対しバスタオルでくるむなど，抱っこの方法を提案しました．左肩甲帯の後退に注意し，全身的に屈曲傾向のポジショニングにて安定を図ることを提案しました．

1〜9か月：背臥位・腹臥位（on elbows，air plane positionなど）・抱っこ座位で対称的な抗重力活動，正中位指向を促しました．左肩甲帯の後退と手指の屈曲傾向を抑制（母指内転を抑制）し，肩甲帯の支持性を促しました．左上肢の麻痺に対し，左のみの活動を促すのではなく，発達過程にある右上肢を合わせ，正中位での両手動作を促しました．下肢の交互性，体幹の立ち直りを促し，特に腹臥位での対称的な発達を進めました．

10か月〜1歳1か月：寝返り・ずり這い・座位

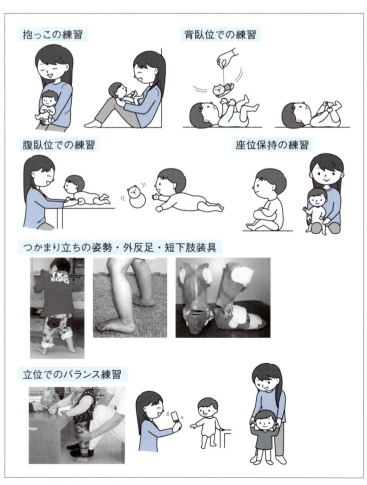

図14　運動発達練習例

保持をほぼ同時期に獲得しました．ずり這い動作の中で，左肩関節の屈曲の動きを誘導しました．またおもちゃへのリーチアウトの動作を誘導しながら，座位〜臥位の姿勢変換を練習しました．おもちゃの操作を通して両上肢による操作を促しました．

左上肢はコックアップスプリントにて筋緊張の抑制を図りました．

1歳2か月〜1歳4か月：四つ這いにて，下肢の交互運動と両上肢の手支持を獲得しました．立位・椅座位姿勢での体幹・股関節の抗重力活動と上肢操作練習を促しました．

1歳5か月〜1歳8か月：四つ這い，つかまり立ち，伝い歩きを獲得し，おもちゃを取る目的で自発的につかまり立ちをはじめました．

つかまり立ち位での股関節の伸展と左右下肢の分離，バランス反応を促しました．つかまり立ち姿勢では，股関節内転屈曲位，膝屈曲位，足部外反の緊張を認めました．股関節内転痙性の抑制を図り，足部外反踵足痙性に対して短下肢装具装着し，立位歩行練習を進めました．両手を使ったおもちゃによる課題遊びも促しました．

1歳6か月時の発達状況

遠城寺式乳幼児発達検査：移動11か月，手の運動1歳1か月，基本的習慣10か月，対人関係11か月，発語7か月，言語理解1歳4か月

GMFCS：レベルⅡ

GMFM：総合点　57.6％（A.臥位と寝返り88％，B.座位86％，C.四つ這いと膝立ち86％，D.立位15％，E.歩行・走行とジャンプ13％）

新生児期から理学療法を開始した症例です．上肢の麻痺に左右差のある，痙性四肢麻痺です．体幹部の痙性麻痺が中等度から軽度であるため，1歳6か月時点で座位，四つ這い，立位を獲得しています．下肢の股関節の内転痙性・膝屈曲・足部内反痙性や上肢の屈曲痙性の亢進を認めます．立位での股関節・体幹部の伸展活動やバランス練習と同時に歩行獲得を目指し，補装具（短下肢装具）を導入しました．筋緊張の亢進や変形拘縮の予防に配慮しながら，上肢機能の獲得と立位歩行を目指す症例です．

1歳6か月時の理学療法の目標：補装具を利用しての立位歩行の獲得，左上肢の操作性の向上，集団保育への適合

Case2：アテトーゼ混合型脳性麻痺（Athetosis with spasticity），5歳，女児

診断：脳室周囲白質軟化症および低酸素性虚血性脳症型脳性麻痺

合併症：難治性てんかん発作（強直発作，ミオクローニー発作），気管切開術，経管栄養

GMFCS：レベルⅣ　大島分類1の**準超重症心身障害児**

出生歴：在胎32週　子宮内発育不全を指摘
　　　　　在胎39週　正常分娩で出生．出生体重1,858g，アプガースコア score 9-9
　　　　　経口哺乳可能

頭部MRI所見（図15）：

日齢34：白質の容量減少と基底核および視床のT2延長像を認める．

3歳11か月：輪郭不整な側脳室の開大，白質容量の低下，髄鞘化遅延，視床の萎縮

神経学的所見：深部腱反射亢進，Babinski反射陽性，後弓反張

発達歴：追視11か月，頸定以降未獲得．発語未獲得．

経過：

生後3か月　徐々に痙性出現，体幹の持続的筋緊張亢進出現．理学療法を開始．

1歳6か月　全身性筋緊張亢進に対し，経口筋弛緩薬開始．覚醒時喘鳴の増強．

2歳5か月　経管栄養．後弓反張位に伴い**上気道狭窄**が増悪．

2歳6か月　ボトックス療法を実施するが効果不十分．

2歳7か月　気管切開術施行

4歳0か月　（図16）髄腔内バクロフェン療法を開始，体幹から下肢の筋緊張は低下し現在に至る．

理学療法

新生児期に低緊張，3か月頃から全身性の反り返りが出現しはじめ，1歳6か月頃には全身性の筋緊張亢進により，**後弓反張位**，経口摂食困難，

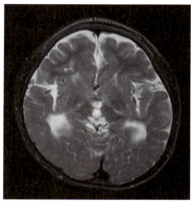
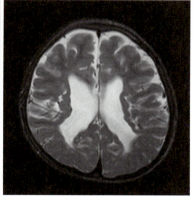

図15　MRI所見（日齢34，3歳11か月時）

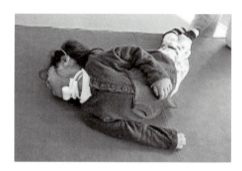

図16　3歳時　気管切開術後

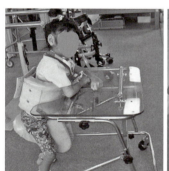
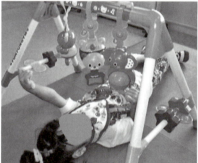
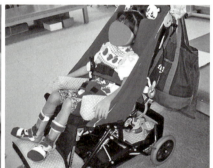

図16　5歳6か月時（髄腔内療法中）

呼吸困難が出現しました．ポジショニング，抱っこ位の工夫，運動療法の実施および座位保持装置の適合を図りましたが，筋緊張の抑制は一時的で，覚醒仰臥位では左右非対称な頸部・体幹の著明な反り返りと下肢の伸展がほぼ持続的に認められ，追視・おもちゃへのリーチ・精神的活動に伴い緊張が亢進しました．人やおもちゃに興味を示し，座位保持装置や抱っこ座位にて反り返りを抑制すると追視やぬいぐるみを引き寄せることに成功し笑顔が見られました．筋緊張亢進時には，反り返り，表情は苦痛様で発汗著明でした．母親の抱っこにて，緊張を軽減することはできましたが，持続しませんでした．本児は外出や通園での集団保育への参加を好み，喜ぶのですが，緊張が高まり喘鳴も増強することを繰り返していました．
Ashworth評点：下肢3〜5，上肢2〜4．

理学療法や経口筋弛緩薬での筋緊張の軽減では，児の精神的活動に対応できない状況であったため，髄腔内バクロフェン療法を開始しました．

5歳6か月時（髄腔内バクロフェン療法中）（図16）

筋緊張：体幹下部および下肢優位に筋緊張は著明に低下．刺激による突発的な筋緊張亢進を認めるが軽度．頸部の反り返りと上肢の筋緊張亢進は残存するが間欠的．

Ashworth 評点：下肢1，上肢2．

座位保持装置・臥位にて：左上肢の随意運動が増え，リーチが可能な時がある（テーブル上のおもちゃを引き寄せるなど）．

日常生活：座位保持椅子やバギーでの外出の時間が増え，更衣やおむつ交換などの介護が行いやすくなった．夜間の良眠が得られ体重増加が認められた．声かけに対する笑顔が増え，好きなお菓子を選ぶなどの表出が可能となりました．

髄腔内バクロフェン療法を開始後，体幹部から下肢の緊張は軽減し，介護負担も軽減しました．理学療法では，筋の短縮・拘縮予防，頸部〜体幹前面，股関節屈曲筋の活動を促し，歩行器（SRC），座位保持装置・プローンボードでの前傾立位での上肢の活動を促しています．児は，障害児通園での参加を楽しみにしています．

本症例では，安楽に生活を送るための筋緊張の軽減を目的に，経口筋弛緩薬，ボトックス療法，髄腔内バクロフェン療法と治療法に難渋しました．新生児期には必要としなかった医療的ケア（経管栄養，吸引，気管切開部ケア）が徐々に増え介護負担も大きいと考えられます．今後も髄腔内バクロフェン療法など薬物療法の調整が必要です．

理学療法の目的は，児と家族の快適な社会的生活の維持です．現在，作業療法士と協力して学校生活に向け，学校での活動時の姿勢などを準備中です．児の複合的な問題に対し，他の治療法と協力し，理学療法の役割を考えていく必要があります．

11章　文献

1) 穐山富太郎・川口幸義（編著）：脳性麻痺ハンドブック．医歯薬出版，2002．
2) 栗原まな：小児リハビリテーション医学．医歯薬出版，2006．
3) PEDI Research Group：Pediatric Evaluation of Disability Inventory（PEDI），Version 1.0．1992．
4) 里宇明元・他（監訳）：PEDI　リハビリテーションのための子どもの能力低下評価法．医歯薬出版，2003．
5) Martha C.Piper・Johanna Darrah：MOTOR ASSESSMENT of the DEVELOPING INFANT．Saunders，1994．
6) 上杉雅之・他（監訳）：乳幼児の運動発達検査　AIMS アルバータ乳幼児運動発達検査法．医歯薬出版，2010．
7) 荒井　洋：脳性麻痺［栗原まな（監修）：小児リハビリテーションポケットマニュアル］．診断と治療社，2011．
8) 渡辺昌英：理学療法［栗原まな（監修）：小児のリハビリテーションポケットマニュアル］．診断と治療社，2011．
9) 辻　清張：痙直型四肢麻痺児の理学療法評価と治療アプローチ［井上　保，鶴見隆正（編集）：子どもの理学療法　脳性麻痺の早期アプローチから地域理学療法まで］．三輪書店，2008．
10) 社団法人　日本リハビリテーション医学会（監修）：脳性麻痺リハビリテーションガイドライン．医学書院，2009．
11) 鳥取大学医学部脳神経小児科（編集）：小児神経科　小児神経疾患のプライマリケア．診断と治療社，2008．
12) 坂下　昇：発達・運動発達の評価と正常運動発達の演習［田原弘幸・他（編著）：小児理学療法学テキスト］．南江堂，2010．
13) 大城昌平・木原秀樹：新生児理学療法．メディカルプレス，2008．
14) 大野典也：脳性麻痺．総合リハビリテーション，39（1）：37〜41，2001．
15) 近藤和泉，福田道隆（監訳）：GMFM-粗大運動能力尺度　脳性麻痺児のための評価的尺度，医学書院，2000．
16) Sophie Levitt：Treatment of Cerebral Palsy and Motor Delay 5th ed．WILEY-BLACKWELL，2011．
17) 日本理学療法士協会：理学療法診療ガイドライン．2011．

（臼田由美子）

国家試験 過去問題

【1】47回PT午前13
 10歳の男児．脳性麻痺痙直型両麻痺．床上移動は交互性の四つ這いで自立している．移乗は手すりにつかまれば，かろうじて自力で可能である．主な移動手段は車椅子である．
 車椅子の作製で正しいのはどれか．2つ選べ．
 1．座面高は床からはい上がれる高さとする．
 2．フットレストはスイングアウト式とする．
 3．座幅は成長を見越して広くする．
 4．背もたれはリクライニング式とする．
 5．背もたれの高さは肩の高さまでとする．

【2】47回PT午前16
 4歳の女児．脳性麻痺．座位保持姿勢を図に示す．

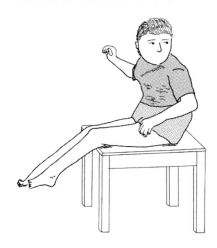

 姿勢の特徴で正しいのはどれか．
 1．片麻痺が疑われる．
 2．重心は前方に偏位している．
 3．ハムストリングスの短縮が疑われる．
 4．対称性緊張性頸反射の影響がみられる．
 5．頸部の立ち直り反応の低下が疑われる．

【3】47回PT午後17
 4歳10か月の男児．脳性麻痺．現在，割り座であれば床上で座位保持が可能であり，椅子上での座位は自立している．立位は，物につかまれば保持できる．歩行には車輪付きの歩行器を利用しており，介助があれば階段を昇ることができる．
 Gross Motor Function Classification System (GMFCS) によるレベルはどれか．
 1．レベルⅠ
 2．レベルⅡ
 3．レベルⅢ
 4．レベルⅣ
 5．レベルⅤ

【4】48回PT午後16
 6歳の女児．脳性麻痺痙直型両麻痺．手指の巧緻動作は拙劣だが上肢・体幹の機能障害は比較的軽度で，座位バランスは良好である．両手で平行棒につかまれば椅子から立ち上がることができ，平行棒内立位は片手支持でも安定して保持できる．歩き出そうとすると支持脚股関節・膝関節の屈曲が生じ，尻もちをつきそうになり歩けない．
 この患者の歩き出しの問題への対処として行う理学療法で適切なのはどれか．
 1．バルーン上座位保持練習
 2．バルーン上腹臥位での体幹伸展練習
 3．台上座位からの立ち上がり練習
 4．壁にお尻で寄りかかった立位での風船遊び
 5．低い台に片足を乗せるステップ動作の練習

【5】48回PT午後39
 脳性麻痺痙直型両麻痺児の歩行の特徴で正しいのはどれか．
 1．重心の上下動が小さい．
 2．骨盤の回旋が大きい．
 3．股関節の内転が大きい．
 4．歩幅が大きい．
 5．歩行率が小さい．

【6】49回PT午後29
 6歳までの脳性麻痺で最も多いタイプはどれか．
 1．痙直型
 2．失調型
 3．弛緩型
 4．混合型
 5．アテトーゼ型

【7】50回PT午後13
 5歳の男児．脳性麻痺で痙直型四肢麻痺である．粗大運動機能は側臥位までの寝返りが可能．背臥位と背臥位から引き起こしたときの状態を図に示す．

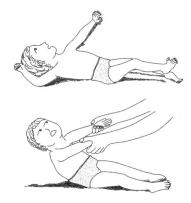

 臨床症状として可能性が低いのはどれか．
 1．足クローヌス陽性
 2．下肢の伸筋共同運動
 3．緊張性迷路反射の残存
 4．パラシュート反応陽性
 5．股関節外転の可動域制限

【8】50回PT午後28
 アテトーゼ型脳性麻痺について誤っているのはどれか．
 1．痙直型より少ない．
 2．原始反射が残存しやすい．
 3．不随意運動を主症状とする．
 4．上肢より下肢の障害が重度であることが多い．
 5．成人以降の二次障害として頸椎症性脊髄症がある．

【9】50回PT午後29
 PEDI (pediatric evaluation of disability inventory) で正しいのはどれか．
 1．機能的スキルを測定する．
 2．脳性麻痺は対象にならない．
 3．出生直後から使用可能である．
 4．社会的機能は評価項目に含まれない．
 5．評価に要する時間はWeeFIMより短い．

【10】51回PT午前36
 脳性麻痺の痙直型両麻痺で生じやすい肢位はどれか．
 1．踵足
 2．外反母趾
 3．股関節外転位
 4．股関節外旋位
 5．クラウチング肢位

【11】48回専門基礎午前83
　脳性麻痺で正しいのはどれか.
　1. アテトーゼ型では下肢より上肢の支持性が良い.
　2. アテトーゼ型では初期は低緊張である.
　3. 痙直型では出生直後から筋緊張が亢進する.
　4. 痙直型両麻痺では下肢より上肢の麻痺が重度である.
　5. 痙直型片麻痺では上肢より下肢の麻痺が重度である.

【12】49回専門基礎午前93
　脳性麻痺の周産期における危険因子として可能性が低いのはどれか.
　1. 緊急帝王切開による出生
　2. 脳室周囲白質軟化症
　3. 低カリウム血症
　4. 新生児仮死
　5. 低血糖

解　答
【1】1, 2　【2】3　【3】3　【4】5　【5】3　【6】1　【7】4　【8】4　【9】1
【10】5　【11】2　【12】3

Ⅳ

ケーススタディ

289

索 引

━━ 和 文 ━━

あ

アクソノトメーシス　244
アテローム（粥状）硬化　32
アプガースコア　263
安静時振戦　95, 96, 102
アンダーソン・土肥の基準　58
安定性限界　72, 97, 114, 133
アンマスキング　38

い

一次運動野　13
陰性徴候　40

う

運動学習　22
運動神経伝導速度　253
運動前野　13
運動耐容能　42
運動年齢テスト（MAT）　268
運動発現　26
運動分解　132

え

鉛管様現象　96
嚥下障害　200
遠城寺式乳幼児分析的発達検査　268
炎症性脱髄疾患　212

か

下位運動ニューロン　194
外側脊髄視床路　25
外側皮質脊髄路　13, 15
核上性顔面神経麻痺　249
覚醒　82
　　── レベル　279
下垂手　247

下垂足　247
課題指向型サーキットトレーニング　76
課題指向型トレーニング　75
活性酸素　34
合併症　56
過用症候群　186
過用性筋損傷　203
過用性筋力低下（overwork weakness）　179
観念運動失行　49, 84
観念失行　49, 84

き

気管切開下陽圧換気　204
偽性肥大　171
企図振戦　130
機能的電気刺激　215
逆説性歩行　97
球麻痺　200
強剛　95
協調運動障害　130
起立性低血圧　141
筋ジストロフィー機能障害度の厚生省分類　176

く

空間的多発性　212

け

痙縮　45
経皮的末梢神経電気刺激　215
血漿交換療法　213
原発性脳腫瘍　160

こ

後弓反張位　277
後索・内側毛帯系　25
高次脳機能　48
　　── 障害　81

抗重力運動　64
構成失行　50
拘束性換気障害　97
巧緻性障害　132
行動性無視検査（Behavioural Inattention Test：BIT）　51
絞扼性末梢神経障害　246
誤嚥性肺炎　97
小刻み歩行　96
呼吸筋トレーニング　204
固縮　95, 96
こどものための機能的自立度評価法（Wee-FIM）　269, 271
子どもの能力低下評価法（PEDI）　269
固有受容性神経筋促通法（PNF）　148, 237
誤用症候群　58

さ

猿手　247

し

視蓋脊髄路　15
視覚性失認　51
視覚的手がかり　85
視覚認知障害　275
時間的多発性　212
視空間失認　51
軸索断裂　244
軸索変性　230
軸索離断　244
視床痛　36
姿勢反射障害　95, 96
肢節運動失行　49
持続的注意　83
失行症　49
失語症　49
失認　50
シナプス　3
重症心身障害　277
重錘負荷法　146, 148

集中的注意　83
出血性梗塞　33, 34
上位運動ニューロン　194
上肢機能障害度分類（9段階法）　176
上肢把持用装具　183
触覚性失認　51
自律神経障害　132
神経遮断　244
神経腫　246
神経断裂　244
新生児仮死　263
身体失認　51
伸張反射　22

す

随意運動　10
髄腔内バクロフェン療法　266
すくみ足　96, 120
　　── 質問紙　102
ステロイドパルス療法　213
スプラウティング　38

せ

精神運動発達遅滞　281
精神遅滞　281
赤核脊髄路　15
脊髄小脳変性症　128
脊髄小脳路　25
咳の最大流量（cough peak flow：CPF）　185
セル・アセンブリ仮説　5
遷延性意識障害　157
線条体　18
剪断損傷　156
前庭脊髄路　15
前皮質脊髄路　13, 15

そ

装具療法　256
相反性神経支配　25
粗大運動能力尺度（GMFM）　269

た

ダイアスキーシス　38
体幹筋の制御能力　68
体重免荷型トレッドミル　74
体重免荷によるトレッドミル歩行トレーニング　75
帯状皮質運動野　13
対側損傷　156
ダイナミック・リバーサル　148
大脳基底核　15
多系統萎縮症　128
脱神経筋　253
脱髄　230
他動的関節運動　236
多発神経炎　230
多発性単神経炎　230
単神経炎　230
弾性緊迫帯法　146, 148
断綴性発語　131

ち

着衣失行　50
注意障害　81
中枢神経系　2
中枢性顔面神経麻痺　249
中枢性パターン発生器　22
聴覚性失認　51
超重症心身障害　278
直接損傷　156
治療的電気刺激　215

つ

強さ-時間曲線　253

て

低緊張　281
ディコンディショニング（deconditioning）　60
手がかり刺激　120
デュシェンヌ型筋ジストロフィー症　171, 178
転移性脳腫瘍　160

と

統一多系統萎縮症評価尺度　135
統一パーキンソン病評価尺度（UPDRS）　100
統合・解釈　55
登はん性起立　172
突進現象（加速歩行）　96
ドパミン　18, 95

に

二次的合併症　37
二重課題　105
ニューラプラキシア　244
ニューロトメーシス　244
ニューロン　2
認知運動戦略　118

の

脳挫傷　157
脳循環の自動調節能　62
脳卒中地域連携パス　36
脳浮腫　157
ノルディックウォーキング　119

は

バイオフィードバック療法　251
廃用症候群　58
パーキンソニズム　96
パーキンソン病　18, 94
歯車様現象　96
はさみ足　275
バランス障害　132
バランストレーニング　72
半側空間無視（失認）　83
半側視空間失認（半側空間無視）　51
半側身体失認　51, 84
ハンチントン病　18
ハント（Ramsay Hunt）症候群　249
反復運動障害　132

291

ひ

皮質延髄路（皮質核路）　13
皮質性小脳萎縮症　128
非侵襲的陽圧換気（Noninvasive positive pressure ventilation： NPPV）　185, 186, 204
びまん性軸索損傷　157
表情筋トレーニング　251
病態失認　51
病的共同運動　41, 251, 252

ふ

福山型筋ジストロフィー症　172
プッシャー現象（プッシャー症候群）　85
ブリッジ運動　61
ブレーシング　61
フレンケル体操　146
フロッピーインファント　177, 281
分割的注意　83

へ

併存疾患　56
ヘブの学習則　6
ベル（Bell）麻痺　249

ほ

ポジショニング　272, 273
補装具　70
補足運動野　13
ボトックス（BTXA）療法　266
ホルネル（Horner）徴候　248

ま

末梢神経系　2
末梢性顔面神経麻痺　249
慢性炎症性脱髄性多発ニューロパチー　231

み

ミラーニューロン　13

む

無視症候群　51
矛盾性運動　97
無動　95, 96

め

酩酊歩行　131
免疫調整療法　231

も

網様体脊髄路　15

ゆ

有酸素運動　203

よ

陽性徴候　40
予後予測　56
予測的姿勢調節　16, 115

ら

ラクナ梗塞　32

り

リズミック・スタビリゼーション　148
リハビリテーション開始基準　57
リハビリテーション中止基準　57
臨床思考過程　54

れ

連合運動　41
連合反応　41

わ

鷲手　247
ワーラー変性　246, 247
割座　275
腕神経叢損傷　244

数字

6分間歩行テスト　104

欧文

A

AFO　70
ALS Functional Rating Scale （ALSFRS-R）　198
ALSAQ-40（ALS Assessment Questionnaire）日本語版　201
axonotmesis　244

B

Balance Evaluation Systems Test（BESTest）　135
Barthel Index　52
Berg Balance Scale　104
Borgスケール　217
Brazelton新生児行動評価　268
Brunnstromステージ　43

C

CIセラピー（Constraint induced movement therapy）　75

D

Dubowitz神経学的評価法　268
Duchenne muscular dystrophy （DMD）　171

F

Faren（ファレン）徴候　254
freezing of gait questionnaire （FOGQ）　102
Friedreich運動失調症　131
Froment（フローマン）徴候　254
Fugl-Meyer Assessment　48
Functional Assessment of MS （FAMS）　220
functional electrical stimulation （FES）　215

Functional Independence
Measure（FIM） 51

G

Gowers（ガワーズ）徴候 172

H

Hoehn & Yahr の重症度分類
100, 110
Hughes の機能グレード尺度 233

I

ICIDH 54
ITB療法 266

K

KAFO 70
Karnofsky Performance Status
（KPS） 162
kicking 61
Kurtzke総合障害度評価尺度
217

M

Milani Comparetti の運動発達検
査 268
Mini-Mental State Examination
（MMSE） 105

Modified Ashworth Scale 45, 268
Modified Norris Scale 197
Motricity Index 44

N

neurapraxia 244
neuroma 246
neurotmesis 244
non-invasive positive pressure
ventilation：NIPPV 185, 186,
204

O

on-off現象 98

P

Parkinson activity scale 106
Parkinson's Disease Questionnaire
（PDQ-39） 108
PNF 146, 148
Pull test 104

S

Scale for the Assessment and
Rating of Ataxia（SARA） 135
SCD の重症度分類 135
Seddon の分類 244
SF-36 201
Stops Walking when Talking

（SWWT） 105
Stroke Impairment Assessment
Set（SIAS） 48

T

therapeutic electrical
stimulation（TES） 215
Timed Up and Go Test 104
Tinel（ティネル）徴候 254
tPA（組織プラスミノーゲンアク
チベーター） 33
trachetomy positive pressure
ventilation：TPPV 204
Trail Making Test（TMT） 105
transcutaneous electrical nerve
stimulation（TENS） 215

U

Uhthoff徴候 212
unified multiple system atrophy
rating scale（UMSARS） 135
UPDRS 100

V

Visual Analogue Scale（VAS） 217

W

Waller degeneration 247
wearing-off現象 98

索引

【編者略歴】

潮見泰藏（しおみ たいぞう）

1982年	国立療養所東京病院付属リハビリテーション学院 理学療法学科卒業
同　年	埼玉医科大学付属病院リハビリテーション科勤務
1988年	埼玉医科大学短期大学理学療法学科勤務
1990年	日本大学大学院理工学研究科博士前期課程修了
1993年	杏林大学大学院保健学研究科博士後期課程修了
1995年	国際医療福祉大学保健医療学部理学療法学科勤務
2008年	杏林大学保健学部理学療法学科教授
2012年	杏林大学大学院保健学研究科保健学専攻リハビリテーション科学分野教授
2014年	北海道千歳リハビリテーション学院理学療法学科教授

ビジュアルレクチャー
神経理学療法学　　　　　　　ISBN978-4-263-21813-6

2017年3月10日　第1版第1刷発行

編　者　潮　見　泰　藏
発行者　白　石　泰　夫
発行所　医歯薬出版株式会社

〒113-8612　東京都文京区本駒込1-7-10
TEL.（03）5395-7628（編集）・7616（販売）
FAX.（03）5395-7609（編集）・8563（販売）
http://www.ishiyaku.co.jp/
郵便振替番号 00190-5-13816

乱丁，落丁の際はお取り替えいたします．　　　印刷・真興社／製本・愛千製本所
© Ishiyaku Publishers, Inc., 2017. Printed in Japan

- -

本書の複製権・翻訳権・翻案権・上映権・譲渡権・貸与権・公衆送信権（送信可能化権を含む）・口述権は，医歯薬出版（株）が保有します．
本書を無断で複製する行為（コピー，スキャン，デジタルデータ化など）は，「私的使用のための複製」などの著作権法上の限られた例外を除き禁じられています．また私的使用に該当する場合であっても，請負業者等の第三者に依頼し上記の行為を行うことは違法となります．

JCOPY ＜（社）出版者著作権管理機構 委託出版物＞

本書をコピーやスキャン等により複製される場合は，そのつど事前に（社）出版者著作権管理機構（電話03-3513-6969，FAX 03-3513-6979，e-mail：info@jcopy.or.jp）の許諾を得てください．

ビジュアルレクチャーシリーズ

「わかる つながる できる」をめざしたコアカリ準拠のテキスト

- 理学療法モデルコアカリキュラムに準拠した項目立て・ページ配分
- レクチャー方式（講義調）で語りかけるようなわかりやすい文章表現
- イラストや写真を多用したビジュアルな誌面
- 臨床につながる内容，豊富な症例・事例で，患者像をイメージ
- 重要語句を色字，重要トピックをコラムとして学習をサポート
- 新国試出題基準に対応

シリーズ新刊

ビジュアルレクチャー 神経理学療法学
潮見泰藏 編著
■B5判 308頁
定価（本体4,800円＋税）
ISBN978-4-263-21813-6

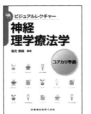

ビジュアルレクチャー 内部障害理学療法学 第2版
高橋哲也 編著
■B5判 308頁
定価（本体4,800円＋税）
ISBN978-4-263-21812-9

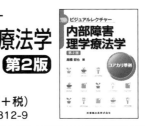

〈好評既刊書〉

ビジュアルレクチャー 基礎理学療法学
大橋ゆかり 編
■B5判 164頁
定価（本体2,800円＋税）
ISBN978-4-263-21805-1

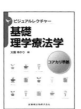

ビジュアルレクチャー 理学療法基礎評価学
臼田 滋 編著
■B5判 288頁
定価（本体4,500円＋税）
ISBN978-4-263-21810-5

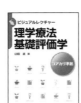

ビジュアルレクチャー 地域理学療法学 第2版
浅川育世 編著
■B5判 152頁
定価（本体2,500円＋税）
ISBN978-4-263-21811-2

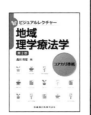

ビジュアルレクチャー 理学療法基礎治療学（3分冊）

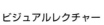

I 運動療法
中山 孝 編著
■B5判 152頁
定価（本体2,800円＋税）
ISBN978-4-263-21806-8

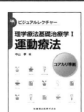

II 物理療法
中山 孝／菅原 仁 編著
■B5判 100頁
定価（本体2,000円＋税）
ISBN978-4-263-21807-5

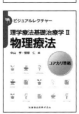

III 補装具療法
中山 孝／土屋辰夫 編著
■B5判 118頁
定価（本体2,400円＋税）
ISBN978-4-263-21808-2

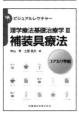

医歯薬出版株式会社　〒113-8612 東京都文京区本駒込1-7-10　TEL03-5395-7610　FAX03-5395-7611　http://www.ishiyaku.co.jp/